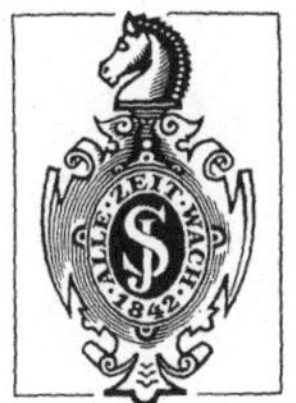

Psychosomatische Probleme in der Gynäkologie und Geburtshilfe 1985

Herausgegeben von
B. Fervers-Schorre, H. Poettgen und
M. Stauber

Springer Verlag
Berlin Heidelberg New York Tokyo

Dr. med. Barbara Fervers-Schorre
Frauenärztin und Psychotherapeutin
Schildergasse 24–30, 5000 Köln 1

Dr. med. Herwig Poettgen
Frauenarzt und Psychotherapeut
Ubier Straße 6, 5160 Düren

Prof. Dr. med. Manfred Stauber
Universitätsfrauenklinik Charlottenburg
Pulsstraße 4–14, 1000 Berlin 19

---

14. Fortbildungstagung für psychosomatische Geburtshilfe und
Gynäkologie, Köln 13.–16. März 1985.
In Zusammenarbeit mit der Deutschen Sektion
für psychosomatische Geburtshilfe und Gynäkologie

ISBN-13: 978-3-540-16237-7   e-ISBN-13: 978-3-642-70985-2
DOI: 10.1007/978-3-642-70985-2

CIP-Kurztitelaufnahme der Deutschen Bibliothek. Psychosomatische Probleme in der
Gynäkologie und Geburtshilfe .../... Fortbildungstagung für Psychosomat. Geburtshilfe
u. Gynäkologie. In Zusammenarbeit mit d. Dt. Sekt. für psychosomat. Geburtshilfe u.
Gynäkologie. – Berlin; Heidelberg; New York; Tokyo: Springer. 12 u. 13, Kongressname:
Seminarkongress für pychosomat. Probleme in d. Gynäkologie u. Geburtshilfe
NE: Fortbildungstagung für psychosomatische Geburtshilfe und Gynäkologie;
Seminarkongress für Psychosomatische Probleme in der Gynäkologie und Geburtshilfe 14.
1985. Köln, 13.–16. März 1985.–1986. –
ISBN 3-540-16237-2 (Berlin, Heidelberg, New York, Tokyo)
ISBN 0-387-16237-2 (New York, Heidelberg, Berlin, Tokyo)

Gesamtherstellung: Appl, Wemding. 2119/3140-543210

Vorwort

Der vorliegende Band enthält die Vorträge der 14. Fortbildungstagung für psychosomatische Gynäkologie und Geburtshilfe in Köln.

Nach diesem 4. Band der Kongreßreihe sollen in den nächsten Jahren die weiteren Bände zu einer Präsenzbibliothek führen, die zu den wichtigsten Themen der psychosomatischen Gynäkologie und Geburtshilfe Auskunft geben kann.

Die beiden großen Hauptthemen der 14. Fortbildungstagung waren einerseits – und dies als Fortsetzung des 13. Seminarkongresses – die Problematik der In-vitro-Fertilisation, insbesondere unter psychosomatischem, historischem, ethischem und juristischem Aspekt, und als Gegenpol das Thema der Kontrazeption, der ungewollten Schwangerschaft und des Schwangerschaftsabbruchs.

Des weiteren wurde die Psychologie des Wochenbetts und der frühen Mutter-Kind-Beziehung diskutiert.

Wie in jedem Jahr galt die Aufmerksamkeit auch neuen Ergebnissen aus Forschung und Praxis.

Mit diesem Buch soll nicht nur den Teilnehmern des Kongresses die Gelegenheit geboten werden, das Gehörte noch einmal nachzulesen und zu vertiefen, sondern es sollen damit auch alle sonstigen Interessenten die Möglichkeit haben, durch das Studium der Vorträge ihre Kenntnisse zu erweitern und möglicherweise auf diesem Wege selbst in die Diskussion einzutreten.

Wir möchten an dieser Stelle allen Referenten, Gruppenleitern und Teilnehmern des Kongresses noch einmal für ihren Beitrag zum Gelingen des Kongresses danken.

November 1985   B. Fervers-Schorre, H. Poettgen und M. Stauber

Inhaltsverzeichnis

Adressen der erstgenannten Beitragsautoren

Buddeberg, Claus, Dr. med.
Psychiatrische Poliklinik, Universitätsspital, Pestalozzistraße 10,
CH-8032 Zürich

Dmoch, Walter, Dr. med.
Leitender Arzt der psychosomatischen Abteilung, Frauenklinik
Lukaskrankenhaus, Bromberger Straße 22, 4000 Düsseldorf

Falck, Hanns-Richard, Dr. med. habil.
Frauenarzt und Psychotherapeut, Schwalenbergerstraße 4,
3000 Hannover 91

Fervers-Schorre, Barbara, Dr. med.
Frauenärztin und Psychotherapeutin, Schildergasse 24–30,
5000 Köln 1

Freud, W. Ernest, Dipl.-Psych.
Psychoanalytiker, Giselbertstraße 20, 5060 Bergisch-Gladbach 1

Gabelmann, Jörg, Dr. med.
Frauenarzt und Psychotherapeut, Carl-Beck-Straße 19,
6903 Neckargemünd

Goebel, Peter, Priv.-Doz., Dr. med.
Institut für soziale Medizin der Freien Universität Berlin,
Südendstraße 3, 1000 Berlin 41

Haupt, Claus, Dipl.-Psych.
Frauenklinik Charlottenburg, Pulsstraße 4, 1000 Berlin 41

Jürgensen, Ortrum, Dr. med.
Psychoanalytikerin, Abteilung für Endokrinologie, Zentrum für
Geburtshilfe und Frauenheilkunde, Theodor-Stern-Kai 7,
6000 Frankfurt 70

Merz, Markus, Dr. med.
Psychiatrie und Psychotherapie für Kinder und Jugendliche FMH,
Heinrichgasse 6, CH-4055 Basel

Molinski, Hans, Prof. Dr. med.
Leitender Arzt der psychosomatischen Abteilung,
Universitätsfrauenklinik, Moorenstraße 5, 4000 Düsseldorf 1

Munk, Ilse, Dr. med.
Ärztin bei der Pro Familia, An der Körnerwiese 5, 6000 Frankfurt

Nijs, Piet, Prof. Dr. med.
Academische Zieckenhuisen, 33 Kapucijnenvoer,
B-3000 Leuven/Belgium

Oeter, Karl, Priv.-Doz., Dr. med.
Medizinische Hochschule, Abteilung für Medizinsoziologie,
Konstanty-Gutschow-Straße 8, 3000 Hannover 61

Pfürtner, Stephan H., Prof. Dr. theol.
Sozialethisches Seminar der Universität, Lahntor 3, 3550 Marburg

Pingsten, Klaus, Dr. med.
Frauenarzt, Freiligrathstraße 3, 4930 Detmold 1

Poettgen, Herwig, Dr. med.
Frauenarzt und Psychotherapeut, Ubier Straße 6,
5160 Düren

Rothkopf, K., Dr. med.
Bromberger Straße 22, 4000 Düsseldorf 13

Schmid-Tannwald, Ingolf, Priv.-Doz.
Klinikum Großhadern, Frauenklinik der Universität,
8000 München

Schuth, Walther, Dr. med. Dipl. Psych.
Universitätsfrauenklinik, Hugstetterstraße 55, 7800 Freiburg i. Br.

Seidler, Eduard, Prof. Dr. med.
Institut für Geschichte der Medizin, A.-L.-Universität,
Stefan-Meier-Straße 26, 7800 Freiburg i. Br.

Stauber, Manfred, Prof. Dr. med.
Universitätsfrauenklinik Charlottenburg, Pulsstraße 4–14,
1000 Berlin 19

Tauchmann, Brigitte, Dr. med.
Ärztin und Ethnologin, Universitätsfrauenklinik,
Mettfelderstraße 30, 5000 Köln 50

Uexküll, Thure von, Prof. Dr. med.
Sonnenhalde 15, 7800 Freiburg i. Br.

Wille, R., Prof. Dr. med. Dr. jur.
Sexualmedizinische Forschungsstelle, Universitätsklinikum Kiel,
Hospitalstraße 17, 2300 Kiel

Historische und allgemeine Aspekte

Zum 60. Geburtstag von Professor Dr. Hans Joachim Prill

M. Stauber

Verehrte Gäste, meine sehr verehrten Damen und Herren!

An den Anfang der diesjährigen Tagung unserer Gesellschaft haben wir eine Geburtstagsfeier gelegt. Unser Gründungsmitglied Prof. Dr. Hans Joachim Prill ist 60 Jahre alt geworden. Wir nehmen dies zum Anlaß, ihm in dieser Stunde für seine Verdienste um die psychosomatische Geburtshilfe und Gynäkologie zu danken und ihn zu ehren.

Lieber Hans Joachim Prill,

als einer Deiner Schüler erlebe ich es als eine große Ehre, dem Lehrer in diesem festlichen Rahmen danken zu können. Ich hoffe, es ist uns die Überraschung gelungen, Dir zu Beginn dieser Feierstunde, Dein Lieblingskonzert - das 2. Brandenburgische Konzert - zu präsentieren.
Es soll Dich auch an eine der Sternstunden in Deinem wissenschaftlichen Leben erinnern, nämlich an den von Dir veranstalteten „Internationalen Kongreß für psychosomatische Geburtshilfe und Gynäkologie", 1980 in Berlin, der mit der gleichen Musik eingeleitet wurde.
(Es musiziert das Westdeutsche Kammerensemble.)

Lieber Jubilar, meine sehr verehrten Damen und Herren!

Die Bachsche Musik hat uns festlich eingestimmt. Wir haben noch im Ohr die strahlende Helligkeit der Trompete, den mitreißenden Schwung, die Kraft, das Tempo, die Begeisterung und Zielstrebigkeit. Und in der Tat erscheinen im Charakter dieser Musik viele Züge, die wir auch unserem Jubilar zuschreiben: der mitreißende Schwung, die Energie, die Zielstrebigkeit. Und wir dürfen annehmen, daß es speziell diese Eigenschaften waren, die erst die Voraussetzung für seine großen Leistungen schufen, die der Jubilar für unser Fach, die psychosomatische Geburtshilfe und Gynäkologie, vollbracht hat.
Wie war nun „der psychosomatische Weg zur gynäkologischen Praxis" unseres Jubilars (eben diesen Titel trägt sein Buch, das er gemeinsam mit Herrn Prof. Dr. Langen herausgegeben hat)?
Hans Joachim Prill absolvierte neben seinem Medizinstudium, das er 1951 in Würzburg abschloß, ein Psychologiestudium bis zum Vordiplom. Er begann dann 1952

seine wissenschaftliche Assistentenzeit an der Universitätsfrauenklinik in Würzburg. Der damalige Ordinarius war Prof. Burger, den der Jubilar selbst seinen wesentlichen Lehrer nennt. Parallel zu seiner Assistentenzeit machte er über 3 Jahre
Lehr- und Kontrollanalysen bei Professor v. Gebsattel, der den Lehrstuhl für anthropologische Medizin und Psychotherapie in Würzburg innehatte. Prills wissenschaftlicher Schwerpunkt lag zu Beginn auf dem Gebiete der Schmerzerleichterung
bei der Geburt. Er setzte sich kritisch mit den üblichen Methoden auseinander und
führte das autogene Training in die Geburtshilfe ein. Frau Prill – die heute auch unter uns ist und Ihrem Mann in guten und schweren Zeiten zur Seite stand – hat mir
in diesem Zusammenhang von einem Treffen ihres Mannes mit Grantly Dick-Read
und Roemer in Tübingen erzählt, bei dem sehr heiß diskutiert worden sein soll.
Herr Prill kritisierte damals die Überbetonung der Schwangerengymnastik im Rahmen der Geburtsvorbereitung und beruhigte sich aber wieder als Dick-Read ihm
versicherte, daß die Angstreduktion durch den Arzt der entscheidende therapeutische Schritt hierbei sei. Herr Prill entwarf dann erste Konzepte für eine psychosomatische Geburtsvorbereitung, die er zielstrebig in gynäkologischen Gesellschaften
vertrat. 1955 – also vor 30 Jahren – hat er auf dem Bayrischen Gynäkologenkongreß
eines der Hauptreferate gehalten mit dem Thema: „Die psychosomatische Geburts-
schmerzerleichterung".
Wie mir erzählt wurde, war die Einführung psychosomatischen Gedankengutes in
die Universitätsfrauenklinik für Hans Joachim Prill noch bedeutend schwieriger als
wir es jetzt erleben. Die Abwehr zeigte sich im typischen Witzeln, und so kursierten
nicht nur in Studentenkreisen flotte Sprüche, wie z.B. „Morbus Prill" oder – in Anlehnung an den bekannten Werbeslogan: – „Prill entspannt die Frauen".
Im Laufe seiner gynäkologischen Ausbildung stellte er eine Sammlung poliklini-
scher psychosomatischer Fälle zusammen, die er schließlich in seiner Monographie
mit dem Titel Psychosomatische Gynäkologie 1964 herausbrachte. Dieses Buch ist
ein weltweit zitiertes Werk für gynäkologisch-psychosomatische Symptome geworden. Leider ist es seit Jahren vergriffen und wir – lieber Hans Joachim Prill –
wünschten uns sehnlichst eine zweite Auflage davon. Vielleicht wäre dies aus Deinem heutigen Blickwinkel eine reizvolle Aufgabe für die Zukunft.
An der Universitätsfrauenklinik Würzburg war Hans Joachim Prill über Jahre Pri-
vat- und Vorlesungsassistent von Prof. Burger. Sein Wunsch, sich auf dem Gebiete
der psychosomatischen Gynäkologie zu habilitieren, wurde von dem damaligen
psychiatrischen Ordinarius Prof. Scheller vorzeitig vereitelt, und zwar mit dem Argument: „Psychisch bedingte Krankheiten können nur vom Psychiater diagnosti-
ziert und behandelt werden". So war der direkte Weg zur psychosomatischen Forschung in der Gynäkologie vorerst versperrt.
Und an dieser Stelle möchte ich von schmerzlichen Pioniererfahrungen unseres Jubilars sprechen. Für ihn trifft das Sprichwort zu:

> Den ersten trifft noch der Tod,
> den zweiten trifft die Not,
> und den dritten trifft erst das Brot.

Der Berufsweg von Hans Joachim Prill weist wiederholt schwere Schläge gegen
sein Engagement für eine integrative psychosomatische Geburtshilfe und Gynäkologie auf, Schläge, die für ihn große Not und manchmal sogar einen partiellen Tod

bedeuteten. Wir sollten anerkennen, daß sein psychosomatischer Weg in die gynäkologische Praxis steiniger und hindernisreicher war, als unser jetziger Weg. - Um im Bild vom Weg zu bleiben: es war seine Leistung, eine Bresche in das herkömmliche krankheitsorientierte Lehrgebäude geschlagen zu haben, die wir nun weiter ausbauen können.

Erlauben Sie mir an dieser Stelle eine kurze Bestandsaufnahme der heutigen Situation der psychosomatischen Geburtshilfe und Gynäkologie:

- Zunächst einmal ist die Praxis einer integrierten psychosomatischen Medizin anerkannt (Herr Prof. Uexkuell und Dr. Poettgen werden mehr darüber berichten).
- Zum anderen kann auch ein Somatiker auf dem Gebiete der psychosomatischen Geburtshilfe und Gynäkologie promovieren oder sich habilitieren, was Herrn Prill noch verwehrt war.
- Und schließlich gibt es eine beachtlich ansteigende Zahl von psychosomatisch orientierten Kollegen in unserem Fach. Es waren übrigens mehr als 100 neue Kolleginnen und Kollegen, die unserer Gesellschaft im Laufe des letzten Jahres beigetreten sind.

Als ich im letzten Jahr mein Amt als Vorsitzender dieser Gesellschaft angetreten habe, zeigte eine Bestandsaufnahme, daß nur in wenigen Universitätsfrauenkliniken psychosomatische Arbeitsgruppen existieren. Dies muß zwangsläufig zu einer Verarmung der zukünftigen psychosomatischen Versorgung in unserem Bereich führen, da einmal die praxisnahe Weitergabe im Studentenunterricht fehlt, und zum anderen keine Forschung und Erprobung psychosomatischer Inhalte betrieben wird.

Ich habe deshalb vor einigen Monaten einen Brief an die bundesdeutschen Ordinarien geschrieben und die Ziele unserer Gesellschaft aufgezeigt. In diesem Brief habe ich um Verständnis dafür geworben, daß bei Neueinstellungen von gynäkologischen Assistenten ein gewisser Prozentsatz (ca. 10-20%) mit dem wissenschaftlichen Schwerpunkt „psychosomatische Medizin" ausgewählt werden sollten. Hierdurch könnte allmählich das Defizit an Lehre und Forschung in der psychosomatischen Geburtshilfe und Gynäkologie ausgeglichen werden.

Das Echo auf meinen Brief war insgesamt doch ermutigend. Eine Reihe der Lehrstuhlinhaber schrieb mir, daß sie im Ärztekreis hierüber diskutiert haben und diesen Weg begehbar sehen. Einige Ordinarien zeigten ihre Situation an der Klinik auf und unterstrichen die allgemeine Notwendigkeit einer stärkeren Integration psychosomatischer Aspekte in die Gynäkologie. Und der Präsident der deutschen Gesellschaft für Gynäkologie und Geburtshilfe, Prof. Beck, ist Mitglied unserer Gesellschaft geworden und teilte mir mit, daß er uns bei der Planung einer psychosomatischen Sitzung auf der Tagung 1986 einbeziehen will. Soviel zu unseren Zeilen und zum aktuellen Stand der Situation.

Nun aber zurück zu unserem Jubilar! Nachdem sein psychosomatisches Habilitationsthema im Keim erstickt wurde, habilitierte sich Hans Joachim Prill kurzerhand mit einer experimentellen Arbeit über Durchblutungsschwankungen am Uterus (1958).

Es kam dann zum Chefwechsel an der Würzburger Universitätsklinik, der für den psychosomatischen Weg des Jubilars weitere Hindernisse brachte. Prof. Schwalm wollte ihm eine psychosomatische Abteilung „ohne" klinische Kompetenz zuweisen. Da Hans Joachim Prill darin keine effiziente Perspektive für eine integrierte

Psychosomatik sah, lehnte er ab. Das bedeutete aber für ihn – wie es im Klinikjargon heißt – den Weg in den Keller antreten zu müssen. Wenn Hans Joachim Prill heute darüber erzählt, dann fügt er immer hinzu: „Eine eigene Abteilung ohne direkten Bezug zur gynäkologischen Klinik bleibt ein Fremdkörper."
In der Folgezeit machte er sich mit dem Gedanken vertraut, die Universität zu verlassen und sich nach einer Chefarztposition umzusehen. Er hat mir auch einmal die scherzhafte Frage bejaht, ob er in dieser Zeit stets bei offenem Fenster geschlafen habe, um den Ruf auf eine neue Position nicht zu überhören. Vor seinem Weggang hatte er aber noch eine wissenschaftlich rege Zeit. Es entstand eine umfassende repräsentative Studie zum Thema Klimakterium. Sie führte zu insgesamt sechs Doktorarbeiten, einem Handbuchartikel und einer Reihe von Publikationen.
Eine reizvolle Aufgabe kam Herrn Prill dann noch zu, als er den Lehrstuhl für anthropologische Medizin und Psychotherapie von Herrn v. Gebsattel in den Jahren 1965 und 1966 vertreten konnte. Ich war damals einer seiner Zuhörer in den überfüllten Vorlesungen über Neurosenlehre und bemühte mich dann auch bei ihm um eine Doktorarbeit.
Als Neuanfang bezeichnete Hans Joachim Prill seine Ernennung zum gynäkologischen Chefarzt in Siegen und später in Bonn-Bad Godesberg.
1972 wurde dann der 1. psychosomatische Seminarkongreß in Gießen abgehalten. Ein Blick in das damalige Programmheft zeigt einen Einführungsvortrag von H. J. Prill über die psychosomatische Diagnostik in der gynäkologischen Sprechstunde. Es folgt ein Referat von Herrn Prof. Molinski über „Psychogene Störungen von Schwangerschaft und Geburt". Weitere Namen in diesem Programm sind u. a. Derbolowsky, Henseler, Möller, Fürstenau und Overbeck. Der 2. Seminarkongreß für psychosomatische Geburtshilfe und Gynäkologie folgte 1973 wiederum in Gießen.
Die nächsten 8 Seminarkongresse fanden dann unter der gemeinsamen Leitung von Prof. Prill und Prof. Langen, dem Leiter der Klinik und Poliklinik für Psychotherapie in Mainz statt. Wie mir Frau Langen vor kurzem mitteilte, handelte es sich um eine sehr harmonische und fruchtbare Arbeit, die Prill und Langen für die Vorbereitung dieser Tagungen gemeinsam leisteten. Wenn man die einzelnen Programme Revue passieren läßt, dann sind die Vielfalt der Themen und die Namen erfahrener Referenten augenfällig. Das Grundkonzept dieser Tagungen ist aber immer gleichgeblieben: nämlich eine Kombination von wissenschaftlichen Vorträgen und kleinen Arbeitsgruppen, meist Balint-Gruppen. Eine Auwahl der Vorträge haben Prill und Langen schließlich auch unter dem Titel *Der psychosomatische Weg zur gynäkologischen Praxis* im Schattauer-Verlag herausgegeben.
Alle Mainzer Tagungen waren gut besucht und fanden ihre Begrenzung im Fassungsvermögen des dortigen Hörsaals. Wie ich aus einem Bericht der Internationalen Gesellschaft für psychosomatische Geburtshilfe und Gynäkologie erfahren habe, hat Herr Prill dieser Gesellschaft alle finanziellen Überschüsse aus den Mainzer Tagungen zur Förderung dieses Fachbereichs überwiesen.
Und ohne Zweifel hat Hans Joachim Prill die Internationale Gesellschaft für psychosomatische Geburtshilfe und Gynäkologie nicht nur finanziell, sondern auch mit Ideen und Tatkraft unterstützt. Sein Engagement ging manchmal so weit, daß ich ihn einige Male zu bremsen versuchte. In den Jahren von 1980 bis 1983 war er Präsident dieser Gesellschaft, und er leitete auch den bisher größten internationalen Kongreß auf diesem Gebiet in Berlin 1980; da ich ihm dabei assistieren durfte, habe

ich die anfangs beschriebenen Charakterzüge besonders verspürt: seinen Ideen-
reichtum, seine Energie, seine Begeisterungsfähigkeit, seinen mitreißenden
Schwung. Als damals 3 Monate vor Kongreßbeginn die Kongreßhalle einschließlich unseres Kongreßbüros einstürzte, kamen diese Eigenschaften besonders zum
Tragen. Dieser Kongreß wurde für ihn und für die Besucher ein Erlebnis. 1200 Teil-
nehmer aus 50 verschiedenen Ländern demonstrierten für eine patientenorientierte
Medizin in der Frauenheilkunde.
Obwohl die internationale Gesellschaft seit 1962 bestand – der Jubilar war übrigens
damals eines der Gründungsmitglieder in Paris – gab es bis 1980 offiziell keine
deutsche Gesellschaft für unser Fach. Am 19.11. 1980 kam es dann aber in der
Wohnung von Hans Joachim Prill zur offiziellen Gründung der DSPGG. Unsere
Intention war es, sowohl eine Sektion der deutschen Gesellschaft für Gynäkologie
zu sein als auch in der ISPOG – dem internationalen Verband unseres Faches – als
nationale Gesellschaft zu verbleiben. Hans Joachim Prill hat einen wesentlichen
Grundstein hierfür gelegt – wir danken ihm dafür.
Eine Laudatio weckt so leicht die Vorstellung eines Abgesangs oder – um in unserem Bild zu bleiben – als wäre der Weg zu Ende. Daß dies für unseren Jubilar nicht
zutrifft, ja daß er zielstrebig – wie beschrieben – weitergeht, zeigen seine jüngsten
Vorschläge für die Zukunft unserer Gesellschaft. Da er weiß, daß wir nach attrakti-
ven Tagungsorten Ausschau halten, hat er vorgeschlagen, in einem der nächsten
Jahre eine Tagung in seiner früheren Wirkungsstätte Würzburg abzuhalten. Die er
auch aktiv mitorganisieren will. Weiterhin schlug er vor, daß wir dem therapeutischen Aspekt in unseren Forschungsansätzen mehr Raum geben müßten. Auch der
Einsatz modernster Medien ist ihm ein wichtiges Anliegen.
Wir sehen also, daß meine Laudatio eher ein Etappenbericht als eine Schlußbilanz
ist. So freuen wir uns, daß Du, Hans Joachim Prill, den psychosomatischen Weg
weiter mit uns gehen wirst und uns Deine Erfahrungen zur Verfügung stellen
willst.
Anläßlich Deines 60. Geburtstages hat mir der derzeitige Vorstand der Internationalen Gesellschaft für psychosomatische Geburtshilfe und Gynäkologie – gezeichnet
von Prof. v. Hall und Dr. Dennerstein – ein Telegramm übermittelt, in dem Dir
herzliche Glückwünsche übermittelt werden.
Als Geschenk unserer Gesellschaft in Anerkennung Deines Wirkens für die psychosomatische Geburtshilfe und Gynäkologie möchten wir Dich besonders ehren.
Wir tun dies mit der „Verleihung der Ehrenpräsidentschaft".
Ich darf die Ehrenurkunde für unseren Jubilar hierzu verlesen:
„Die Deutsche Sektion für psychosomatische Geburtshilfe und Gynäkologie verleiht Ihrem Gründungsmitglied Herrn Professor Dr. med. Hans Joachim Prill wegen seiner großen Verdienste um dieses Fachgebiet die Würde eines Ehrenpräsiden-
ten.
Als Erinnerung überreichen wir einen Tonkrug mit aufgesetztem Figurenschmuck –
einer Geburtsszene aus der peruanischen Kultur des 3.–5. Jahrhunderts. Das Origi-
nal dieser Nachbildung steht im Museum für Völkerkunde in Berlin-Dahlem (Inv.
Nr. V a 47 912).

Ich sage im Namen aller dem Jubilar herzlichen Glückwunsch und herzlichen
Dank!

Einführung

B. Fervers-Schorre

Als wir das Programm für die diesjährige Tagung planten, war mir sehr bald klar, was m. E. eines der zentralen Themen sein mußte: der große, bedrängende und manchmal kaum zu ertragende Widerspruch zwischen dem gesellschaftlichen und persönlichen Aufwand, der getrieben wird, um neues Leben entstehen zu lassen – und hierbei denke ich insbesondere an die In-vitro-Fertilisation (IVF) – und dem ebenso großen gesellschaftlichen und persönlichen Aufwand, der erforderlich ist, bestehende Schwangerschaften abzubrechen.

Es ist dies ohne Zweifel ein sehr umfassendes Thema, aber ich meine, daß es uns nicht schrecken sollte; daß wir es wagen sollten, Gedanken und Gefühle darüber zu äußern und uns auch damit abzufinden, daß wir zunächst wohl mehr Fragen als Antworten haben werden.

Wir werden zur Problematik sowohl der IVF wie des Schwangerschaftsabbruchs im Verlaufe noch vieles diskutieren, dem ich nicht vorgreifen möchte. Daher sei hier nur ein spezieller Aspekt angesprochen: die mögliche psychische Problematik der mit dem Thema beschäftigten Ärzte.

Meines Erachtens gibt es zwei große psychische Probleme. Das eine ist das Ertragen der Ambivalenz zwischen Helfen zum Leben und Helfen zum Tode, wie Prof. Hepp es in seiner Antrittsvorlesung in München („Die extrakorporale Befruchtung. Fortschritt oder Bedrohung des Menschen?") unlängst nannte, und das andere: die Bewältigung der großen Versuchung narzißtischer Allmachtsphantasien.

Mit den schnell sich entwickelnden technischen Möglichkeiten sind plötzlich nicht mehr nur Geburt und Tod eines Menschen die Extreme, zwischen denen ärztliches Tun sich bewegt, sondern der Beginn des Lebens selbst ist in der Petri-Schale verfügbar geworden. Ungeachtet der komplexen Problematik, die diese Art der Zeugung in allen Variationsmöglichkeiten für Mutter, Vater und Kind ganz ohne Zweifel mit sich bringt, birgt sie m. E. auch eine ganz besondere Gefahr für das ärztliche Bewußtsein, nämlich die eben schon angedeutete der ungezügelten Größenphantasien. Ein Photo, das ich kürzlich in einer Illustrierten sah, mag dies verdeutlichen.

„Alles mein Werk", ein Arzt – wie ein Pascha, – umringt von Frauen mit Kindern; die biologischen und sozialen Väter dieser Kinder sind völlig ausgeschlossen – konkurrenzlos sitzt er auf dem Thron: „Alles mein Werk".

Die Absurdität dieser blinden Selbstüberschätzung wäre fast komisch, wenn sie nicht auch gefährlich wäre. Größenphantasien, Allmachtsgedanken dienen der Abwehr narzißtischer Kränkung. Ich glaube, daß die Versuchungen dieser Form der Abwehr besonders durch die z. T. ihrerseits den Allmachtsphantasien huldigende

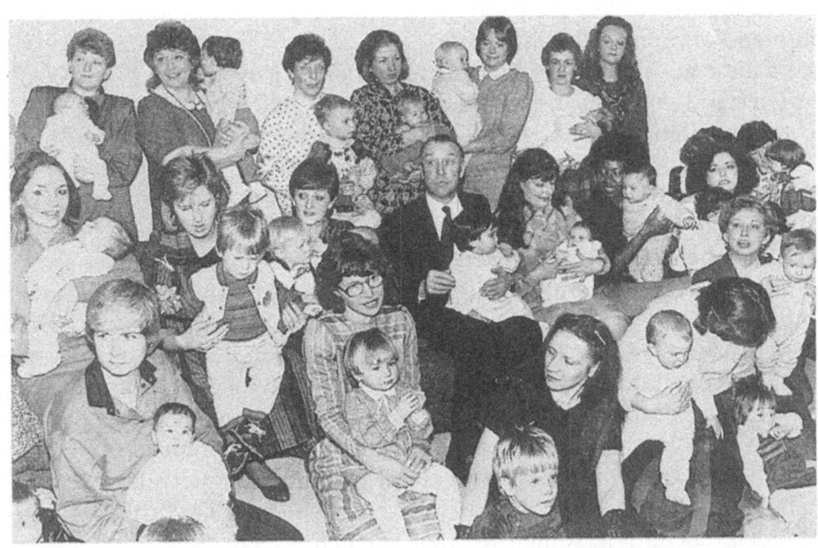

öffentliche Bewunderung sehr groß ist und eine kritische Auseinandersetzung der
mit der IVF befaßten Ärzte mit ihrem Tun möglicherweise erschwert. Diese kritische Auseinandersetzung, die Grenzziehung, der mögliche Verzicht auf einen Teil
des Machbaren scheint mir jedoch unabdingbar. „Wir haben die Natur voll im
Griff" war der Ausspruch eines bekannten Ordinarius der Gynäkologie bei einem
Symposion über die IVF während des Deutschen Gynäkologenkongresses in
Frankfurt am Main 1984. Auch dieser Ausspruch, so scheint mir, zeigt deutlich, wie
abrupt und total die Beunruhigung durch kritische Betrachtung abgewehrt werden
muß. Zugegeben, die Problematik ist außerordentlich beunruhigend, und je mehr
man sich auf sie einläßt, desto gravierender wird sie. Visionen, die dem Kabinett
von Dr. Mabuse entnommen scheinen, entsprechen ganz und gar den realen Möglichkeiten. Es bedarf großen Mutes und ich glaube auch der Fähigkeit zur persönlichen Bescheidenheit, um dieser Problematik zu begegnen und ihr nicht auszuwei-
chen.
Zwei Formen der Abwehr scheinen mir derzeit klar erkennbar: einmal die All-
machts- und Größenphantasien, der kritiklose Fortschrittsglaube, zum anderen der
Versuch, alles ungeschehen zu machen, der Glaube, mit allgemeinen Verboten das
Problem beseitigen zu können.
Noch ein paar Worte zu der anderen großen Problematik, dem fast tragischen Konflikt der beiden Pole Abtreibung und Verfügbarkeit des neuen Lebens in der Petri-
Schale: Einige Zahlen mögen die Annäherung erleichtern. In der Bundesrepublik
Deutschland werden jährlich etwa 193 Mio. DM für Schwangerschaftsabbrüche
ausgegeben, und es werden etwa 250 000 Interruptiones pro Jahr durchgeführt. Auf
der anderen Seite sind bis zum Juli 1984 im Rahmen der IVF 9641 Zyklen therapiert
worden, mit einer Eizellgewinnrate von 24 037. Nach erfolgreicher Befruchtung erfolgte bisher 7733 Mal ein Embryotransfer. Danach kam es in 1209 Fällen, das sind
15,5% (bezogen auf den Trasfer) zu klinischen Schwangerschaften. 562 Kinder (bei

517 Geburten) wurden bis dahin geboren (die Zahlen übernehme ich aus der erwähnten Vorlesung von Prof. Hepp).

Allein diese nüchternen Zahlen so scheint mir, zeigen einen Teil des Konfliktes, den der Umstand mit sich bringt, daß eine Person gleichermaßen zur Entstehung von Leben verhelfen und keimendem Leben Tod bringen soll. Selbst wer für sich die Interruptio ablehnt, wird, wenn er mit der IVF befaßt ist, diesen Widerspruch ertragen müssen. Prof. Zander hat dies in aller Klarheit und schonungslos ausgesprochen: „Die extrakorporale Befruchtung beinhaltet Handlungen zum Leben, die unmittelbar übergehen können zum Tode" (Zitat nach Hepp). Wie schwer erträglich diese Wahrheit ist, zeigt die Sprache. Es ist die Rede von „Material", von „überzähligen Embryonen" und von „Embryoreduktion". Diese technologische Distanziertheit kann fast vergessen machen, daß auch im Rahmen der äußersten Bemühung um Fertilität Abtreibung stattfindet. Diese widersprüchliche Wahrheit ist schwer erträglich und führt deshalb häufig zur Verleugnung, d.h. zur Weigerung des Subjekts, die Realität einer traumatisierenden Wirklichkeit wahrzunehmen.

Sicherlich ist die Forderung nach ständiger äußerster Bewußtheit unerfüllbar, sicherlich ist ein gewisses Maß an Abwehr für das seelische Leben unabdingbar. Dennoch scheint mir, sollten wir den Versuch wagen, ein größtmögliches Maß an Bewußtheit zuzulassen, Konflikte zu sehen und nicht zu verleugnen. Es ist und bleibt m.E. einer der großen, besonders von den Gynäkologen auszuhaltenden Widersprüche, zur Entstehung von Leben und gleichzeitig zur Tötung einen Beitrag zu leisten. Ich glaube nicht, daß diesem Konflikt dadurch beizukommen ist, daß man ihn verleugnet durch Sprache oder Verbot; es geht vielmehr darum, ihn als solchen zuzulassen und zu verkraften.

Zum Verständnis dieses Spannungsfeldes zwischen IVF und Abtreibung gehört auch das Verständnis eines wichtigen anderen Aspekts des generativen Verhaltens: die Kontrazeption.

Wir alle können in den letzten Jahren eine Veränderung bezüglich des Umgangs mit Kontrazeptiva beobachten. Bei einem großen Teil der jungen, insbesondere der kritischen jungen Frauen, besteht eine zunehmende Abneigung gegen Ovulationshemmer und eine zunehmende Tendenz zu sog. „natürlichen" Verhütungsmitteln – was aber auch bedeutet: eine Abwendung von sicherer zu unsicherer Verhütung. Mir scheint sehr wichtig, darüber nachzudenken, was die Frauen zu dieser Verhaltensänderung bewegt, welche vernünftigen und welche möglicherweise auch irrationalen und ideologischen Gründe sie dafür haben.

Zum generativen Verhalten gehört auch die Einstellung zu Schwangerschaft, Geburt und Wochenbett. Auch sie hat in den letzten Jahren eine wesentliche Veränderung und viel Aufmerksamkeit erfahren. Dabei scheint in der allgemeinen, sicherlich wichtigen und verständlichen euphorischen Aufbruchsstimmung zu neuen Gefilden der Beziehung zum Kind die mögliche Problematik manchmal fast vergessen. Die Devise ist „Glück und Erfüllung", und wer die nicht oder doch zumindest nicht ausschließlich erlebt, findet nur schwer ein offenes und verständnisvolles Ohr. Wir wollen uns diesmal um das Verständnis der psychischen Problematik des Wochenbettes und der frühen Mutter-Kind-Beziehung bemühen und darüber hinaus die mögliche krisenhafte Veränderung nicht einfach verschweigen, die ein Paar oder eine Familie durch die Geburt eines Kindes zu bewältigen hat. Es ist ein großer Bogen, den zu bedenken und zu dessen Verständnis beizutragen

wir uns vorgenommen haben, aber im Grunde handelt es sich dabei ja um nichts anderes als um einen Teil des gynäkologischen Alltags.
Herr Prof. Kaiser und Herr Prof. Bolte haben im Namen der Universitätsfrauenklinik Köln die Schirmherrschaft über diesen Kongreß übernommen. Ich möchte Ihnen beiden an dieser Stelle sehr herzlich dafür danken.

Zur Geschichte der Psychosomatik

Th. von Uexküll

Zwei Thesen als Vorbemerkung

Die Geschichte der psychosomatischen Medizin kann nur auf dem Hintergrund der Geschichte der Heilkunde und diese wiederum nur auf dem Hintergrund der menschlichen Kulturgeschichte verstanden werden. Wenn dieser Anspruch den Versuch einer Darstellung der Geschichte der psychosomatischen Medizin überhaupt (zumal in den engen Grenzen dieses Beitrags) nicht blockieren soll, sind Vereinfachungen und subjektive Akzentsetzungen unvermeidlich.
Ich beginne mit zwei Thesen, einer philosophisch-erkenntnistheoretischen und einer historischen:

Die erste These geht von der Feststellung aus, daß Menschen aufgrund ihrer psychophysischen Konstitution über zwei grundsätzlich verschiedene Möglichkeiten zur Lösung ihrer Probleme verfügen und daß diese beiden Möglichkeiten auch die Art und Weise bestimmen, wie sie die umgebende Natur und die dort für sie entstehenden Probleme deuten.
Die zweite These behauptet, daß sich diese beiden Formen, die Natur und die dort entstehenden Probleme zu deuten, in der Geschichte der Heilkunde als zwei einander bekämpfende oder ergänzende Betrachtungsweisen nachweisen lassen und daß die Entstehung der psychosomatischen Medizin mit der wechselnden Gewichtung dieser beiden Betrachtungsweisen zu tun hat.

Mit der ersten der beiden Thesen ist eine sehr einfache Feststellung gemeint: Wir können Phänomene durch unsere Hand – und das heißt durch direkte oder indirekte physische Einwirkungen verändern, und wir können Veränderungen bei Phänomenen durch Worte oder Gesten, d.h. durch Zeichen, die verstanden und beantwortet werden, herbeiführen. Diesen beiden verschiedenen Lösungsmöglichkeiten entsprechen zwei menschliche Grunderfahrungen. Sie gingen in der Frühzeit der Geschichte in Mythen ein. Seit dem Entstehen der Philosophie kreisten die Diskussionen der Philosophen um die Frage, wie wir die rätselvollen Vorgänge deuten sollen, welche die Veränderungen der Naturphänomene bewirken. Es entstanden die Begriffe „Ursache" und „Verursacher". Plato und Aristoteles haben die Begriffe und die damit verbundenen Fragestellungen von den Vorsokratikern übernommen, und die Antworten, die sie gaben, haben die Entwicklung der Naturwissenschaft und Medizin für Jahrhunderte bestimmt.
Schon Plato unterschied zwei grundsätzlich verschiedene Ursachen; zunächst die

mechanischen Einwirkungen, bei denen die Veränderung der beobachteten Phänomene als passive Folge der Einwirkung gedeutet wird; dies entspricht der ersten Art
menschlicher Grunderfahrung. Von diesen Ursachen unterscheidet er die „Überredung", mit der er die zweite Art menschlicher Grunderfahrung in Naturphänomene
projiziert; denn alle uns zur Verfügung stehenden Metaphern, um Einwirkungen zu
deuten, welche die Phänomene verändern, stammen aus unserer menschlichen
Selbsterfahrung. Sie sind in einem prinzipiellen Sinn anthromorph. Das gilt für den
Begriff der Überredung ebenso wie für den Begriff der mechanischen Einwirkung.
Kausalität läßt sich, wie schon Hume feststellte, keineswegs in der Natur beobachten (Spaemann u. Löw 1981).
In diesen beiden Metaphern des „Handgriffs" und der „Überredung", besitzen wir
zwei verschiedene „Muster um Phänomene zu verbinden" (Bateson 1982).
Für die Heilkunde folgt aus dieser Feststellung, daß der Arzt zur Rettung oder Erhaltung menschlichen Lebens die vorgefundenen Phänomene entweder nach dem
mechanischen Ursachen- oder nach dem Überredungskonzept deuten muß, um sie
seinen Zielsetzungen entsprechend verändern zu können. Seine Deutungsanwei-
sungen (Diagnostik) und die daraus entspringenden Handlungsanweisungen (The-
rapeutik) werden sehr verschieden aussehen, je nachdem ob er von dem einen oder
dem anderen Konzept ausgeht.
Soviel zu meiner ersten These über die philosophisch-erkenntnistheoretischen Wur-
zeln der psychosomatischen Medizin.

Philosophische Grundannahmen als Triebkräfte in der Geschichte der Heilkunde

Ich komme jetzt zu der *zweiten These,* die behauptet, daß die Metaphern des
„Handgriffs" und der „Überredung" in Gestalt der Vorstellung von mechanischen
Ursachen und Zeichenursachen durch die wechselnde Gewichtung, welche die beiden Konzepte erfahren haben, die Geschichte der Heilkunde vorangetrieben und
schließlich auch das Entstehen der psychosomatischen Medizin bestimmt haben.
In den Diskussionen über die Geschichte der psychosomatischen Medizin machen
wir häufig einen Fehler: wir machen Descartes mit seiner Lehre einer „res extensa",
materielle Phänomene betreffend, und einer „res cogitans", Seelisches/Geistiges
betreffend, für den psychophysischen Dualismus und dessen heutige Konsequenz
einer organischen Medizin für Körper ohne Seelen und einer Psychotherapie für
Seelen ohne Körper verantwortlich. Weiner (1984) nimmt Descartes gegen diesen
Vorwurf in Schutz und zitiert zum Beweis seiner Behauptung, der Philosoph habe
ganz andere Vorstellungen entwickelt, sobald es um Probleme der Medizin ging,
einen Satz aus der 6. Meditation. Dort heißt es:

„Die Natur lehrt mich durch die Erfahrung von Schmerz, Hunger, Durst usw. ..., daß ich in meinem Körper nicht wie der Kapitän in einem Schiff wohne, sondern daß ich innig mit ihm vereint,
sozusagen mit ihm vermischt bin, so daß ich mit ihm zusammen eine Einheit zu bilden scheine."

Nach Weiner ist der Dualismus von den Ärzten selbst verschuldet, die von Galen
über Morgagni und Virchow bis heute die Erklärung für Krankheitssymptome in
den anatomischen Strukturen von Leichen suchen würden und nicht in veränderten
Lebensfunktionen. Die eigentliche Kluft liege daher gar nicht zwischen Körper und

Seele, sondern zwischen Ärzten, die kranke Menschen und deren Lebensfunktionen untersuchen und behandeln würden, auf der einen Seite, und Ärzten auf der anderen, welche Leichen auf den Tischen der Pathologie sezieren und die dort erhobenen Befunde auf Lebende übertrügen. Pathologen, sagt er, könnten Strukturveränderungen in toten Organen, Geweben und Zellen, aber nicht deren Funktionen beobachten und beschreiben. William Harvey hätte es schwer gehabt, den Blutkreislauf an einer Leiche zu demonstrieren.

Die beiden Metaphern – „Handgriffs-" und „Überredungsursache" erscheinen hier im Zusammenhang mit zwei anderen Vorstellungen: der Vorstellung der Struktur und der Vorstellung der Funktion. Gleichzeitig taucht mit ihnen das Problem auf, welcher der beiden Vorstellungen der Vorrang bei der Entstehung der Veränderungen gebührt, die der Arzt bei gesunden und krankhaften Vorgängen beobachtet.

Zu der Frage nach dem Zusammenhang zwischen den beiden Ursachenbegriffen und den Begriffen Struktur und Funktion ist folgendes zu sagen:

1. Struktur ist in der Anatomie und Pathologie als räumliche Ordnung definiert, und diese Ordnung hängt aufs engste mit der menschlichen Grunderfahrung der Willkürbewegung zusammen. Wir projizieren den dreidimensionalen Raum als Orientierungsschema für unsere Bewegungen in die Phänomene, und die Anatomie projiziert ihn als räumliches Orientierungsschema für manuelle Eingriffe in den menschlichen Körper. Der Strukturbegriff hängt also eng mit den mechanischen oder „Handgriffsursachen" zusammen (Uexküll 1982).

2. Der Begriff der Funktion hat mit einer ganz anderen Körpervorstellung zu tun. Hier gehen wir von der Erfahrung aus, daß lebende Strukturen einem ständigen Umbau unterliegen, also nichts Primäres sind. Man kann Strukturen, wie es Bertalanffy (1968) formuliert hat, als langsame Funktionen auffassen. Dahinter steht das Konzept eines Körpers als System von Prozessen, die sich aufgrund gegenseitiger Beeinflussung zu einem Fließgleichgewicht erhalten. Die Verbindung mit der Metapher der „Überredungsursache" zeigt sich mit der Feststellung, daß derartige Systeme auf Einwirkungen von außen nicht passiv – wie mechanische Phänomene – reagieren, sondern daß sie Einwirkungen in Stimuli, Signale und das heißt in Zeichen verwandeln, auf die sie ihrer Reizbereitschaft entsprechend antworten.

Die Geschichte der Medizin lehrt uns, daß diese beiden Konzepte erst im Laufe der historischen Entwicklung zunächst der Physik und dann der Biologie genauer formuliert werden konnten, und daß – obgleich ihre Gewichtung im Laufe der Zeiten wechselte – eine wirkliche Polarisierung erst ein relativ spätes Ereignis war. Die Anhänger der Strukturlehre konnten ihre Position erst genauer formulieren, als es der Physik im 17. Jahrhundert gelungen war, eine in sich geschlossene Lehre der mechanischen Kräfte aufzustellen und den Begriff der Kausalität von den ihm noch anhaftenden metaphysischen Vorstellungen zu befreien (Tsouyopulos 1981). Daraufhin entstand das Paradigma der Maschine als Erklärungsmodell für Lebensvorgänge, das vorher den Iatromechanikern nur relativ vage vorgeschwebt hatte. Dieses Erklärungsmodell ist für Ärzte besonders attraktiv, weil sich von ihm klare und einfache Deutungs- und Handlungsanweisungen ableiten lassen: Krankheit kann als Betriebsstörung infolge eines Maschinenschadens gedeutet werden, den man aufgrund des räumlichen Orientierungsschemas der Anatomie für die Handgriffe des

Arztes lokalisieren und beseitigen – oder wenn das nicht möglich ist, wenigstens reparieren kann.

Die Lehre hat zudem den Vorteil, immer modern zu sein; denn sobald die Technik eine neue, noch kompliziertere und noch leistungsfähigere Maschine erfunden hat, kann die Medizin ihr Bild des Maschinenkörpers entsprechend verfeinern. Dabei braucht sie das Grundprinzip nie aufzugeben, wonach die gestörte Struktur, die der Pathologe in den Organen Verstorbener findet, als Ursache der Krankheit gilt, an welcher der Patient verstorben ist. Es hat den Glauben an dieses Prinzip nie gestört, daß der Pathologe bei der Sektion Verstorbener in vielen Fällen keine Strukturveränderungen findet, die deren Tod erklären.

Das macht es verständlich, warum die Anhänger der Funktionslehre es so schwer hatten, sich gegen diese Entwicklung durchzusetzen. So blieb auch die Tatsache lange Zeit ohne Einfluß, daß dem Begründer der modernen Physiologie, Johannes Peter Müller (1801–1858) mit seinem Gesetz der spezifischen Sinnesenergie[1] die Abgrenzung des Funktionsbegriffs von dem Begriff des Mechanismus gelungen war. Nur so ist es zu verstehen, daß Müllers Lehre von keinem seiner Schüler begriffen und fortgesetzt wurde, obgleich diese Schüler zu den bedeutendsten Physiolo-

---

[1] Die entscheidende Formulierung dieses Gesetzes lautet:
„Die Sinnesempfindung ist nicht die Leitung einer Qualität oder eines Zustandes der äußeren Körper zum Bewußtsein, sondern die Leitung einer Qualität, eines Zustandes, eines Sinnesnerven zum Bewußtsein, veranlaßt durch eine äußere Ursache, und diese Qualitäten sind in den verschiedenen Sinnesnerven verschieden, die Sinnesenergien."
Damit war ein Gesetz formuliert, welches das Subjekt der Sinnesempfindung nicht eliminiert, sondern als Teilnehmer an der Sinnesfunktion auffaßt. Ausdrücklich wird betont, daß die „äußere Ursache" keine mechanische Einwirkung und die Funktion des Sinnesnerven nicht deren passive Folge ist. Die äußere Ursache „veranlaßt" das In-Funktion-Treten des Nervs als dessen autonome Antwort. Sie verhält sich als „Überredungsursache", mit der ein physikalischer Prozeß in zelleigene Signale übersetzt wird.
J. v. Uexküll (1947) hat darauf aufmerksam gemacht, daß zu Müllers Zeiten das physikalische Gesetz der Erhaltung der Energie noch unbekannt war und daß dies sich nur auf die übertragbare, überall gültige Energie bezieht. „Müller hat dagegen für alle Änderung der lebenden Substanz – z. B. des Muskels bei der Kontraktion – festgestellt, daß sie völlig spezifisch auf jeden Eingriff jedes beliebigen äußeren Reizes eintritt. Die spezifischen Energien der Sinnessubstanzen aber erkannte er in den Sinnesqualitäten." ...
„Die spezifische Energie, die Müller im Sinne hatte, ... ist ein subjektiver Faktor, der bei allen lebenden Substanzen, die von außen eindringenden Wirkungen wie gleichartige Reize behandelt und in spezifischer Weise beantwortet.
Diese von ihm gefundene Grundwahrheit hat Müller für die Sehsinnessubstanz in der Einleitung zu seiner vergleichenden Physiologie des Gesichtssinns in folgenden Worten dargestellt: ‚Daß das Dunkle, das Lichte, das Farbige als die wesentlichen Energien des Sinnes diesem immanent sind, daß sich das Sehorgan im Zustand der Ruhe dunkel, im Zustand jeder Reizung licht und farbig anschaue, daß das Auge subjektiv zwar leuchte, aber kein Licht ausströme, daß die Gegenstände für sich selbst nicht leuchten, daß vielmehr das Auge, indem es gegen jeden Reiz in seinen Energien leuchtend tätig ist, auch jedweden Reiz leuchtend oder farbig sieht. Die physikalischen Bedingungen des Sehens setzen räumliche Unterschiede des Reizes in dem Auge, und dieses empfindet jeden jener Unterschiede der Reizung leuchtend und farbig. Ebenso mit den Energien der anderen Sinne.'
Erst durch die Einschaltung des beobachtenden Subjektes mit seinen spezifischen Sinnesenergien erhalten die Gegenstände ihre Eigenschaften. So wird der Beobachter zum integrierenden Teil der von ihm beobachteten Natur, und die angestrebte Sonderung des Objektes vom Subjekt erweist sich als unmöglich. Das Subjekt zwingt die es umgebenden Dinge der Natur unter das Joch seiner Energien."

gen und Ärzten des 19. Jahrhunderts gehörten: wie Friedrich Theodor Schwann (1810–1882), der Begründer der Zellehre; Emil Heinrich DuBois – Reymond (1818–1896), der Pionier der Elektrophysiologie; Rudolf Virchow (1821–1902), der Begründer der Zellularpathologie und Herrmann Ludwig Ferdinand Helmholz (1821–1894), der geniale Physiker und Begründer der physiologischen Optik.
Müllers Antrittsvorlesung am 19. Oktober 1824 in Bonn hatte den Titel: „Von dem Bedürfnis der Physiologie nach einer philosophischen Naturbetrachtung." Dieses Bedürfnis ging im Laufe des 19. Jahrhunderts nach und nach verloren. Die berühmte Schrift Claude Bernards: „Einführung in die experimentelle Medizin" (1869) stellt einen letzten Höhepunkt in dem Bemühen von Ärzten dar, das eigene Tun zu reflektieren. Dann schien der Sieg des Maschinenparadigmas mit derartigen Reminiszenzen endgültig aufgeräumt zu haben.

Die Wiederentdeckung der Überredungsursache

Wenn es eine Berechtigung gibt, von einer Geschichte der deutschen Psychosomatik zu sprechen, etwa im Unterschied zu der Geschichte einer angelsächsischen, so liegt sie in der Wiederanknüpfung an die Gedanken Johannes Müllers durch zwei bedeutende Internisten um die Jahrhundertwende: Friedrich Kraus in Berlin und Ludolf Krehl in Heidelberg und v. a. durch ihre Schüler Gustav v. Bergmann und Viktor v. Weizsäcker, die als die eigentlichen Begründer der psychosomatischen Medizin gelten müssen.
Die Situation, die sie vorfanden, läßt sich folgendermaßen charakterisieren: Die Medizin hatte gemäß der mechanistischen Lehre von dem Primat der Strukturschäden bei einer Störung der Lebensfunktionen ein mechanistisches Körpermodell entwickelt: eine biochemische Maschine mit anatomischer Struktur, in der sich Krankheitsursachen räumlich lokalisieren lassen, die auf diese Weise den gezielten, direkten oder indirekten Eingriffen der Hand des Arztes zugänglich werden. Nach diesem Modell sind Funktionsstörungen – auch Geistes- und Gehirnkrankheiten – die Folge von Strukturschäden (W. Griesinger (1817–1868).
Um die Jahrhundertwende war jedoch ein „spiritualistisches" Gegenmodell entstanden: Sigmund Freud hatte die Vorstellung eines psychischen „Apparats" entwickelt, der sich im Laufe der Kindheit aus psychischer Energie, den Triebkräften, aufbaut, die während verschiedener Lebensphasen bestimmte Reifungsschritte durchlaufen. Mit Hilfe dieses Modells lassen sich seelische Krankheitssymptome neurotischer Art auf Entwicklungsstörungen zurückführen, die zu einem bestimmten Zeitpunkt während der Kindheit stattgefunden haben. Sie werden damit gewissermaßen zeitlich lokalisierbar und dadurch gezielten psychotherapeutischen Interventionen zugänglich.
Dieses Modell war in einer Medizin, die noch ganz unter dem Einfluß der Zellularpathologie Virchows stand, ein absoluter Fremdkörper. Wenn am Anfang der Krankheit ein Strukturschaden in den Zellen oder im Zellgefüge steht, ist eine Einwirkung psychischer Vorgänge undenkbar. Es bedeutete daher eine wissenschaftliche Revolution, als Gustav v. Bergmann erklärte, daß Krankheiten nicht mit einem Strukturschaden, sondern mit einer Funktionsstörung beginnen, als deren Folge ein Strukturschaden entstehen kann, aber nicht muß. Mit seiner 1932 erschienenen

Funktionellen Pathologie legte er das Fundament für eine Pathologie der Funktionen, die an die Stelle der traditionellen Pathologie anatomischer Strukturen treten sollte. Schon 1931 hatte er in der Eröffnungsrede des traditionsreichen deutschen Internistenkongresses erklärt:

„... die Beziehung der Erlebnisinhalte zur Krankheit, nicht nur zu den Psychoneurosen, sondern selbst bis in die organischen Strukturen hinein zu leugnen, hieße die Natur mit Scheuklappen sehen, die nicht mehr zu ertragen sind."

Diese Möglichkeit eines Zugangs vom Psychischen zu einem nach einem neuen Modell gedeuteten Körper griff Viktor v. Weizsäcker auf und verfolgte sie konsequent. Wenn am Anfang der Krankheit die Funktionsstörung steht, deren Ursache auch ein pathogener Erlebnisinhalt sein kann, so kann dessen Ursache nur ein biographisch entstandener und biographisch verstehbarer tiefenpsychologischer Konflikt eines menschlichen Subjekts sein. Er forderte daher die Einführung des Kranken als *Subjekt* in die Heilkunde und stellte so die Verbindung zu dem „spiritualistischen" Modell Freuds und der Psychoanalyse her. Er war sich schon früh über die Notwendigkeit, aber auch die Schwierigkeiten klar, die mit dieser Forderung verbunden waren. Schon 1925 hatte er geschrieben:

„Wenn sich die Entdeckungen der Psychoanalyse in Forschung, Wissenschaft und Lehre mit dem naturwissenschaftlichen Bestande in einer organischen und sinnvollen Weise zusammenschließen" sollen, sei „eine medizinische Anthropologie, eine allgemeine Lehre vom Menschen als Grundwissenschaft der Heilkunde" vonnöten."

Mit der Pathologie der Funktionen und der damit erhobenen Forderung nach einem neuen Modell für den menschlichen Körper war ein erster Schritt auf dem Wege zu dieser allgemeinen Lehre vom Menschen als Grundlagenwissenschaft der Heilkunde getan.

Das ungelöste Problem der Modellvorstellung vom Körper

Um die folgende Entwicklung der psychosomatischen Medizin richtig zu verstehen, muß man sich vor Augen halten, daß die Wiederentdeckung des Prinzips der Überredungsursache und ihrer Bedeutung für ein Verständnis von Krankheit durch Freud eine Revision des traditionellen Modells Körper ≙ Maschine erforderte, wenn das Ganze nicht ein Torso bleiben sollte. Mit dem Konzept einer funktionellen Pathologie war der Anfang für eine solche Revision gemacht worden, aber auch nicht mehr. Es kam nicht zu ihrer Ausarbeitung, sondern blieb bei den Ansätzen, die sich in den Schriften G. v. Bergmanns und V. v. Weizsäckers finden.
Dafür lassen sich drei Gründe aufzeigen:

1. Freud selbst stand allen Versuchen, das Konzept der psychischen Verursachung von Krankheiten auf körperliche Leiden zu übertragen, ablehnend gegenüber. Das hat er in dem bekannten Brief an Viktor v. Weizsäcker klar ausgesprochen.
2. Das erste Modell, das die psychosomatische Medizin entwickelte, beruht auf einem Mißverständnis, hinter dem die ungelöste Körperproblematik stand – und z. T. wohl auch heute noch steht: Man glaubte in Freuds Konversionskonzept das gesuchte Modell gefunden zu haben. Freud hatte bekanntlich die These aufge-

stellt, daß bestimmte somatische Symptome bei Hysterikern dadurch entstehen, daß die „Erregungssumme unerträglicher seelischer Vorstellungen ins Körperliche umgesetzt" und dadurch unschädlich gemacht werde. Man sah nicht, daß Freud (ich werde darauf zurückkommen) ein ganz anderes psychosomatisches Modell geschaffen hatte und daß die „Umsetzung ins Körperliche" bei Konversionssymptomen eine Umsetzung in das Ausdrucksgeschehen des Körpers gegenüber anderen Menschen (also Körper als Sender bewußter und unbewußter Zeichen) aber nicht in die Funktion von Zellen und Organen zum Gegenstand hatte.

Man kann diese Verwendung des Konversionskonzepts die erste Generation psychosomatischer Modelle und seine Verfechter die erste Generation der Psychosomatiker nennen. Sie glaubte das Maschinenmodell für den Körper einfach durch das Modell des psychischen Apparats ersetzen und alle Krankheitsursachen auf unbewußte Krankheitsmotive zurückführen zu können. Sie ignorierten das Körperproblem statt die Revision des Modells Körper ≙ Maschine als vordringliche Aufgabe zu sehen. Der konsequenteste Vertreter dieser Richtung war Georg Groddeck (1866–1934) dessen ebenso hemmungs- wie kritiklose Symboldeutungen für die Symptome organischer Krankheiten die psychosomatische Medizin für Jahrzehnte diskreditierte.

Mit Felix Deutsch (1959), dem Hausarzt Freuds aud der Wiener Zeit, auch Psychosomatiker der ersten Generation und Anhänger des Konversionsmodells, begann bereits der Übergang zur zweiten Generation psychosomatischer Modelle. Hierbei ging man von der Vorstellung eines psychophysischen Dualismus aus und versuchte eine Brücke über die „mysteriöse Kluft zwischen Körper und Seele" zu schlagen, wie Deutsch es formulierte. Aber damit greife ich den geschichtlichen Ereignissen schon voraus.

3. Der dritte Grund, der die Ausarbeitung der Ansätze zu einem neuen Körpermodell verhinderte, war ein politischer. Die Machtergreifung durch die Nationalsozialisten 1933 beendete den Dialog zwischen innerer Medizin und Psychoanalyse, der in den 20er und ersten 30er Jahren in Deutschland begonnen hatte. Die Weiterentwicklung der psychosomatischen Medizin vollzog sich dann bis nach dem 2. Weltkrieg in den USA, wo die aus Deutschland vertriebenen Psychoanalytiker, die mit wenigen Ausnahmen nicht in der inneren Medizin verankert waren, Aufnahme gefunden hatten. Diese Entwicklung und die in dieser Zeit entstandenen psychosomatischen Modelle sind in vielen Zusammenfassungen dargestellt (Rees 1983; Weiner, in press; Uexküll 1979, 1981; weitere Literatur bei Achté u. Tuulio-Henriksson 1983).

Ich würde sie als Modelle der zweiten psychosomatischen Generation bezeichnen. Sie sind durch eine große Subtilität für psychische Zusammenhänge, aber meist sehr anspruchslose Vorstellungen über das Körpergeschehen charakterisiert. Sie versuchen, die psychoanalytischen Vorstellungen über die Pathogenese neurotischer Symptome auf psychosomatische Zusammenhänge zu übertragen (Weiner 1977).

Die Hoffnung, psychosomatische Medizin auf diesem Fundament aufbauen zu können, erfüllte sich nicht. Ihr Scheitern führte in den USA schließlich die psychosomatische Medizin in eine kritische Phase, die erst überwunden wurde, als man sich entschloß, die psychoanalytischen Methoden durch epidemiologische (Hinkle 1973; Wolff 1953; Pflanz 1962), verhaltensbiologische (Ader 1981; Cassel 1976; Stunkard 1979; Henry u. Stephens 1977) und psychophysiologische (Lacey 1950; Fahrenberg 1984) Verfahren zu ergänzen (Lipowski 1977). Damit war im Grunde das Problem einer Revision des klassichen Körpermodells von neuem gestellt.

Die Geschichte der psychosomatischen Medizin nach 1945

Die seinerzeit in Deutschland im Rahmen der inneren Medizin entwickelten Ansätze entsprachen der Forderung, dem Körper dann nicht weniger Aufmerksamkeit zu schenken, wenn man sich um die Bedeutung psychosozialer Faktoren für das Krankheitsgeschehen kümmert (Weiss u. English 1949), besser als manche psychosomatischen Konzepte einseitig psychoanalytischer Ausrichtung, die nach 1945 aus den USA importiert wurden. So läßt es sich verstehen, daß es zunächst wieder Internisten waren, Jores in Hamburg, Christian in Heidelberg, Seitz in München und Heilmeyer in Freiburg, die an die Ansätze G. v. Bergmanns und V. v. Weizsäckers anknüpften und das Ziel einer Integration der psychosomatischen Medizin in die Heilkunde weiterverfolgten. Damals entstanden psychosomatische Abteilungen im Rahmen internistischer Kliniken, in denen organisch Kranke internistisch und psychotherapeutisch betreut wurden. Solche Abteilungen gibt es inzwischen an vielen Universitäten, so in Hamburg, in Lübeck, in Hannover, in Heidelberg, Ulm und München. Sie unterscheiden sich in ihrer Organisation von den Konsultations- und Liaisoneinrichtungen der USA, deren Ärzte ihre Heimat in psychiatrischen Abteilungen haben und deren Schwerpunkt mehr auf der Diagnostik psychischer Störungen liegt und die weniger die Integration somatischer und psychotherapeutischer Verfahren zum Ziel haben.

Eine Prognose

Zum Schluß möchte ich einen Blick in die Zukunft wagen, dessen Zuverlässigkeit sicher nicht größer ist als die der Prognosen von Meteorologen oder Meinungsforschern und der darüber hinaus von der Vorliebe des Autors für Utopien belastet ist. Ich sprach von psychosomatischen Modellen der ersten und zweiten Generation – dem Konversionsmodell und den dualistischen Modellen, die einen Brückenschlag zwischen zwei heterogenen Seinsbereichen versuchen. Psychosomatische Modelle der dritten Generation werden, das ist meine persönliche Überzeugung, anders aussehen. Sie müssen die Ansätze weiterverfolgen, die zu Beginn des 19. Jahrhunderts von Johannes Müller ausgingen und die über G. v. Bergmann und V. v. Weizsäcker die Linie zu ganzheitlichen Konzepten verfolgen, in denen Körper und Seele als interdependente und interaktive Organe verstanden werden können, wie es Weiss u. English (1949) formuliert haben.
Ich sagte, daß die erste Skizze zu einem ganzheitlichen psychosomatischen Modell von Freud entworfen worden sei, daß es sich dabei jedoch nicht um sein Konversionsmodell handeln würde. Diese Skizze findet sich in seinem Triebkonzept, das er bereits 1895 in dem Entwurf zu einer Psychologie entworfen hat. Ich habe an ande-

rer Stelle (Uexküll, im Druck) ausgeführt, wie sich psychosomatische Modelle der dritten Generation von diesem Konzept herleiten. Dabei spielt die Wiederentdekkung der Überredungsursachen auch im Körpergeschehen in Gestalt von Zeichenprozessen eine entscheidende Rolle.

Mein Optimismus, daß derartige Modelle die psychosomatische Betrachtungsweise in die Heilkunde integrieren werden, so daß in einer ferneren Zukunft der Terminus „psychosomatisch" überflüssig wird, stützt sich auf die Feststellung, daß in der Biologie die Bedeutung von Zeichenprozessen für die Verknüpfung und Organisation körperlicher Funktionen zunehmend erkannt wird. Allein die Tatsache, daß Begriffe wie Rezeptoren, Transmitterstoffe, Umwandlung von Veränderungen der Umgebung in zelleigene Signale, Informationsaustausch, Informationsverarbeitung und ähnliche Termini notwendig geworden sind, um die Beobachtungen von somatischen Prozessen adäquat zu beschreiben, zeigt, daß sich – wenn auch heute noch von wenigen bemerkt – unser Modell vom Körper verändert hat.

Literatur

Achté K, Tuulio-Henriksson (1983) Psychosomatische medicine – Past and present, International Congress of Psychosomatic Medicine, Hamburg

Ader R (1981) Psychoneuroimmunology. Academic Press, New York

Bateson G (1982) Geist und Natur. Eine notwendige Einheit. Suhrkamp, Frankfurt

Bergmann G von (1932) Funktionelle Pathologie. Springer, Berlin

Bertalanffy L von (1968) General system theory. Braziller, New York

Cassel J (1976) The contribution of social environment to host resistence. Am J Epidemiol 104: 107–123

Deutsch F (ed) (1959) On the mysterious leap from the mind to the body. International Academic Press, New York

Ehrenfels C von (1974) In: Historisches Wörterbuch der Philosophie, Bd 3. Schwabe, Basel, Stuttgart, S 546, 550

Fahrenberg J (1984) Psychophysiological individuality. Research reports. Psychologisches Institut, Universität Freiburg

Freud S (1895) Entwurf einer Psychologie. In: Aus den Anfängen der Psychoanalyse. London 1950

Freud S (1915) Triebe und Triebschicksale. (Gesammelte Werke, Bd 10)

Groddeck G (1923) Das Buch vom Es. Wien, Zürich, Neudruck 1951: Urban & Schwarzenberg, München

Henry JP, Stephens PM (1977) Stress, health and the social environment. A sociobiologic approach to medicine. Springer, Berlin Heidelberg New York

Hinkle LE (1973) The concept of stress in biology and social sciences. In: Science, medicine and manrol, I, pp 27–48

Jakobson FB (1971) Language in relation to other communication systems. In: Collected writings II, Mouton, The Hague Paris

Lacey JI (1950) Individual differences in somatic response patterns. J Comp Physiol Psychol 43: 338–350

Lipowski ZJ (1977) Psychosomatic medicine in the seventies, an overview. J Psychiatry 143/3: 133–243

Medawar PB, Medawar JS (1977) The life science. Harper & Row, New York Hagerstown San Francisco London

Müller JP (1835) Handbuch der Physiologie des Menschen. Koblenz

Pawlow IP (1954) Sämtliche Werke. Akademie Verlag, Berlin

Pflanz M (1962) Sozialer Wandel und Krankheit. Enke, Stuttgart

Popper KR (1977) Kritik des Materialismus. In: Popper KR, Eccles JC (Hrsg) Das Ich und sein Gehirn. Piper, München

Rees L (1983) The development of psychosomatic medicine during the last 25 year. J Psychosom Res 27/2: 157–164

Spaemann R, Löw R (1981) Die Frage wozu? Geschichte und Wiederentdeckung des teleologischen Denkens. Piper, München Zürich

Stunkard AJ (1975) Presidential adress – 1974: From explanation to action in psychosomatic medicine: the case of obesity. Psychosom Med 37: 195–204

Tsouyoppoulos N (1981) Schellings Konzept der Medizin als Wissenschaft und die ‚Wissenschaftlichkeit' der modernen Medizin. In: Hasler L (Hrsg) Referate und Colloquien der internat. Schelling Tagung, Zürich (1979)

Uexküll J von (1947) Der Sinn des Lebens. Küpper, München

Uexküll J von (1977) Der Sinn des Lebens. Scheidewege 4: 8–10

Uexküll T von (1979) Die Bedeutung der psychosomatischen Medizin für die moderne Heilkunde. Ther Gegenw 118/8: 2–11

Uexküll T von (1982) Psychosomatische Medizin gestern, heute und morgen. Therapiewoche, 31: 837–852, 7: 2–8

Uexküll T von (1984a) Zehn Jahre DKPM, das Deutsche Kollegium für Psychosomatische Medizin – Versuch einer Standortbestimmung. Prax Psychother Psychosom 29: 157–162

Uexküll T von (1984b) Was heißt Psychosomatik? Schweiz Med Wochenschr 114: 1806–1809

Uexküll T von, Wesiack W (1979) Lehrbuch der Psychosomatischen Medizin. Urban & Schwarzenberg, München

Weiner H (1977) Psychobiology and human disease. Elsevier, New York Oxford Amsterdam

Weiner H (in press) Psychosomatic medicine and the mind-body problem in psychiatry.

Weiss E, English SO (1949) Psychosomatic medicine. The clinical application of psychopathology to general medical problems. Saunders, Philadelphia London

Weizsäcker V von (1925) Randbemerkungen über Aufgabe und Begriff der Nervenheilkunde. Dtsch Z Nervenheilkd 87

Weizsäcker V von (1949) Arzt und Kranker. Koehler, Stuttgart

Weizsäcker V von (1955) Soziale Krankheit und soziale Gesundheit, Vanderhoek & Rupprecht, Göttingen

Will H (1984) Die Geburt der Psychosomatik, Georg Grodeck, der Mensch und Wissenschaftler. Urban & Schwarzenberg, München

Wolff HG (1953) Stress and disease, Thomas, Springfield

Der Frauenarzt und seine Patientin

H. Poettgen

Seit dem Erscheinen von Michael Balints bahnbrechendem Werk *Der Arzt, sein Patient und die Krankheit* im Jahre 1964 sind über 20 Jahre vergangen. Im Gegensatz zu der aus dieser Arbeit entstandenen regen Aktivität im pragmatischen Bereich, nämlich Balint-Gruppen als integrativen Bestandteil der Ausbildung von Ärzten in der Beziehungsdiagnostik einzurichten, wirkt die Anzahl der empirischen und statistischen Veröffentlichungen über das Arzt-Patienten-Verhältnis im wissenschaftlichen Schrifttum eher bescheiden. Dem Arzt, der seinen Problemfall in einer Balint-Gruppe vorträgt, verleiht die Solidarität der Gruppenmitglieder neben der Diskretion auch Schutz vor der Kränkung seines Selbstwertgefühls. Ganz anders liegen die Verhältnisse bei einer Feldstudie, in der Momentaufnahmen statistisch ausgewertet werden, die zumeist aus klinischen Visiten und von einer verhältnismäßig kleinen Zahl von Patienten und Ärzten stammen. Die Abwehr mancher Ärzte gegen solche Studien dürfte zwei Komponenten aufweisen:

1. eine bewußte, die in verständlichen Vorbehalten gegenüber statistischen Verfahrensweisen schlechthin besteht, und
2. einen bewußtseinsferneren Anteil, der die Bedrohung des beruflichen Selbst- und Idealbildes durch Dekuvrierung von Schwächen oder gar Versagen beinhaltet. Versagen aber ist für das traditionelle Rollenbild des Arztes eine der unerträglichsten Vorstellungen überhaupt.

Gefühle der Ohnmacht, Schwäche oder des Versagens zu reflektieren oder gar zuzulassen, das paßt nicht gut in das Verhaltensrepertoir einer ärztlichen Persönlichkeit, die nüchtern und fachkompetent und in gefährlichen Situationen möglichst blitzschnell reagieren, entscheiden und handeln muß. Zu letzterem ist es erforderlich, einen kühlen Kopf zu bewahren, um die Situation objektivierend zu meistern. Mitscherlich beschreibt in seinem Buch *Krankheit als Konflikt*, wie der Medizinstudent gleich zu Beginn seines Studiums auf dem anatomischen Präparierboden beweisen muß, mit einer Situation fertig zu werden, in der bei anderen Menschen Regungen von Magen, Hirn und Herz ausgehen, die in Richtung Ekel, Erbrechen und Ohnmacht führen. In der Präparierarbeit überschreitet der junge Mediziner eine von allen Menschen in unserer Gesellschaft respektierte Identitätsgrenze bei toten Menschen und muß zugleich alle damit verbundenen Gefühle hinter die technische Bewältigung der Präparierarbeit zurückstellen. Das anatomische Präparat ist nach Schmidbauer die intensivste und eindeutigste Form, in der ein Mensch durch den anderen „objektiviert" werden kann; zugleich ist dieser Teil der Ausbildung ein

Initiationsritual für den angehenden Arzt, welches seine Persönlichkeit grundlegend berührt und verändert. Am Anfang unseres Werdegangs steht also die Notwendigkeit der Verleugnung und Verdrängung von Gefühlen und die Notwendigkeit, zu objektivieren. Beides wird in späteren Lernprozessen beibehalten oder auch verstärkt. Diesen Grundkonflikt zwischen Ratio und Emotio und manches andere, worauf ich noch zurückkommen werde, hat der Frauenarzt mit seinen Kollegen anderer Fachgebiete freilich gemeinsam. Darüber hinaus gibt es aber auch spezifische Arzt-Patienten-Beziehungen in der Gynäkologie. Die Aspekte, um die es in der spezifisch frauenärztlichen Situation geht, möchte ich in Anlehnung an ein Dreistufenmodell der Begegnung zwischen Arzt und Patient erläutern, welches aus von Gebsattels Beiträgen zu einer medizinischen Anthropologie (1954) stammt. Von Gebsattel, der auch einer der Lehrer von H.J.Prill war, beschreibt unter der Überschrift „Zur Sinnstruktur der ärztlichen Handlung" 3 Sinnstufen:

1. die elementar-sympathetische Sinnstufe des Angerufenseins durch die Not des dem Arzt begegnenden Leidenden – die Unmittelbarkeitsstufe des Verhältnisses;
2. die Sinnstufe des eigentlich ärztlichen Überlegens, Planens, Handelns, also die diagnostisch-therapeutische Sinnstufe; das ist nach seiner Meinung die Entfremdungsstufe des Verhältnisses;
3. eine die beiden vorhergehenden Weisen der Begegnung umfassende Sinnstufe, die Stufe der Partnerschaft von Arzt und Patient: das ist die personale Stufe des Verhältnisses.

Auf der 1.Stufe wird der Frauenarzt gefordert, eine Beziehungsebene zu seiner Patientin aufzubauen. Die aus der Krankheit erwachsende Not der Patientin hat Signalcharakter; sie ruft nach dem Mitmenschen im Arzt, nach einem Teilhaber an ihrer Not. Aber die Signale der Not sind oft verschlüsselt und nicht immer identisch mit der Symptomatik des Leidens. Nur wenn auf dieser elementar-sympathetischen Stufe die Herstellung einer Vertrauen, Geborgenheit und Schutz spendenden Atmosphäre in der Beziehung zwischen Arzt und Patientin hergestellt werden kann, gelingt der Zugang zu Signalen, die der kranke Mensch – und nicht nur das erkrankte Organ – aussenden. Nicht umsonst fragt der Leiter einer Balint-Gruppe jedesmal bei einer Fallvorstellung nach dem Setting und den Gefühlen der Erstbegegnung zwischen Arzt und Patient; hier können Voreingenommenheiten auf beiden Seiten schon das Zustandekommen einer guten Beziehungsebene zum Scheitern bringen und damit das Gelingen einer erfolgversprechenden Diagnostik und Therapie in Frage stellen. In den herkömmlichen Beratungssituationen weiß der Arzt, welche Sachverhalte im jeweiligen Krankheitsfalle wichtig sind, und deshalb verschafft er sich durch gezielte Fragen die notwendigen Informationen. Es besteht überhaupt kein Zweifel, daß in Notfällen diese Form der Anamneseerhebung im Hinblick auf die Notwendigkeit, schnelle Entscheidungen im Hinblick auf Diagnose und Therapie fällen zu müssen, ihren berechtigten Platz hat. Eine Tubarruptur oder eilige Sectio zwingen dem Frauenarzt die Kategorie aktiven Handelns auf. Ihm allein fällt die Aufgabe zu, die Situation richtig zu definieren, die richtigen Fragen zu stellen und die richtige Lösung zu finden. Er ist im Grunde der Alleinverantwortliche. Dieses Konzept reicht allerdings nicht mehr aus, wenn wir in der alltäglichen Sprechstunde der großen Anzahl von Frauen begegnen, bei denen Konflikte in ihrem psychosozialen Bereich unter der Flagge gynäkologischer Psychosomatosen mit Störungen in allen Funktionskreisen neurovegetativer Regulation segeln. Jetzt wird vom Frauenarzt die Fähigkeit verlangt, zunächst einmal passiv zuzuhören, weil die größere Kompetenz für die Konfliktdarstellung und Problemlösung jetzt auf die Patientin übergeht. Hierbei geht man von der Erkenntnis aus, daß die inneren Vorgänge eines Menschen, seine Motive und Gefühle, von keiner Person genauer, treffender und umfassender wahrgenommen und damit beurteilt werden können als vom betroffenen selbst. Die Fähigkeit zuzuhören, bedingt nach Balint eine „wesentliche, wenn auch begrenzte innere Umstellung", und diese bezweckt etwas anderes als ein weiteres Vordringen und Eingrenzen durch Abfragen. Sie intendiert vielmehr – so Balint – ein öffnendes Lassenkönnen unter Verzicht auf jedes voreilige Begreifen- und Handelnwollen, ein Ansichhalten und zeitweiliges Gebrauchmachen von der Möglichkeit, sich von den eingeschliffenen Denk- und Verhaltensmustern zu lösen und sich frei den aktuellen Eindrücken, Empfindungen und Gefühlen auszusetzen. Wir erlernen diese Umstellung durch unsere innere Bereitschaft, die Lebensbereiche, die wir bei unseren Patientinnen aufschließen und verstehen möchten, auf dem Wege der Selbsterfahrung auch bei uns selbst wahrnehmbar werden zu lassen. Auf dieser anderen Ebene – wie sie Balint nennt – hören wir dann nicht allein unserer Patientin in einer neuen Weise zu, sondern auch uns selbst: und dies verschafft uns schließlich die Möglichkeit, auf den verborgenen zwischenmenschlichen Dialog als Ganzes zu horchen. Dazu bedarf es der Empathie, d. h. der Frauenarzt muß seiner Patientin emotionale Wärme, Anteilnahme, Aufmerksamkeit und Wertschätzung entgegenbringen, so daß letztere sich als Person in ihrer Eigenverantwortlichkeit ernst genommen fühlt.

Empathie kann aber nur bei Echtheit und Selbstkongruenz der Gefühle des Arztes zustande kommen. Die Patientin muß aus dem Verhalten des Arztes entnehmen können, daß dieser hinter dem steht, was er sagt und was er tut. Spielt er nur eine aufgesetzte Rolle, so wird dadurch die Vertrauensbasis für die Auseinandersetzung der Patientin mit sich selber während der Beratung und Therapie brüchig. Ist eine tragfähige Beziehung auf dem bisher geschilderten Wege erreicht, so sollte der Frauenarzt darin geübt sein, seine Patientin zur Verbalisierung emotionaler Erlebnisinhalte zu ermuntern. Dazu gehört auch, auf das zu achten, was die Patientin zwischen den Zeilen nonverbal in Mimik und Gestik an Emotionalem mitteilt, sowie durch Rückspiegelung – ggf. mit einer vorsichtigen Deutung – der Patientin verständlich zu machen, daß man ihr aufmerksam zugehört und sie verstanden hat. Fühlt sich die Patientin verstanden, so wird sie dadurch angeregt, sich selbst zu explorieren und über ihre inneren Vorgänge nachzudenken. Alle Interventionen und Rückfragen des Arztes sollten in diesem Erstgespräch mit dazu beitragen, daß die Patientin sich im Sinne von verzerrungsfreier Wahrnehmung ein einigermaßen objektives Bild von sich und ihrer Umweltsituation machen kann. Auf diese Weise kann sich im Arzt-Patienten-Verhältnis nicht jene Fehlentwicklung einschleichen, die Balint unter dem Begriff der „apostolischen Funktion" oder auch „apostolischen Sendung" beschrieb: Damit ist jene fast unerschütterlich feste Vorstellung des Arztes von dem, wie sich ein kranker Mensch verhalten soll, gemeint. Diesem Selbstverständnis gemäß verhält sich der Arzt – weitgehend unbewußt – so, als wenn er eine Offenbarung darüber besäße, was der Patient dulden müßte und hoffen sollte, und daß es ärztliche Pflicht sei, den „unwissenden und ungläubigen Patienten" ggf zu diesem seinem Glauben zu bekehren.

Soll der Aufbau einer Beziehung im Sinne der bisherigen Ausführungen gelingen, so wird deutlich, daß die Erstbegegnung zwischen dem Frauenarzt und seiner Patientin nicht erst zu dem Zeitpunkt stattfinden kann, da die Patientin bereits entkleidet und in der Untersuchungshaltung auf dem gynäkologischen Untersuchungsstuhl oder gar auf dem Operationstisch liegt. Vielmehr sollte die erste Begegnung in einem Sprechzimmer ohne die Machtdemonstration medizinisch-technologischen Instrumentariums erfolgen, denn es soll ja vermieden werden, daß die Rollenverteilung im Sinne der Dominanz des Arztes und der Submission der Patientin erfolgt. Das Gelingen einer guten Beziehung schließt fernerhin aus, daß berechtigte Fragen der Patientin nach dem Wesen ihrer Erkrankung durch Nichtbeachtung übergangen werden. Der Frauenarzt ist gehalten, sein medizinisches Krankheitsverständnis in einer Sprache auszudrücken, die dem Bildungsstand der Patientin angemessen ist. Eine gute Beziehungsebene zwischen Arzt und Patientin läßt nicht zu, daß in Gegenwart der Patientin – sei es in Klinik oder Praxis – mit Kollegen, Hilfskräften oder Schwestern über die Patientin in der dritten Person gesprochen wird; daß z. B. bei Visiten an Stelle der Patientin „die Sectio", „die abdominale U. E." oder „die Endometriose" vorgestellt wird. Eine gute Arzt-Patientin-Beziehung verbietet es auch, daß der Frauenarzt sich bei der Krebspatientin oder in anderen unangenehmen Situationen durch Ausweichen oder Beschwichtigen der schwierigen Aufgabe entzieht, bekennend Beistand zu leisten und die Patientin auf dem Wege zu begleiten, auf welchem dem Enthusiasmus aktiven ärztlichen Handeln der Wind aus den Segeln genommen und für Omnipotenzgefühle kein Platz mehr ist. Das bekannte „Schulterklopfen" mit begleitenden Worten wie „Wir sind schon mit schwierigerem fertig geworden" ist in diesen Situationen unglückliche Überkompensation seiner Hilflosigkeit, die der Patientin nicht wirklich hilft (*wer* braucht da das Schulterklopfen?).
Doch nun zur 2. Sinnstufe der Begegnung zwischen Arzt und Patient, der diagnostisch-therapeutischen Stufe des ärztlichen Überlegens, Planens und Handelns. Schließlich geht es um die Befreiung der Kranken (des hilfesuchenden Menschen) von Schmerzen und von der Bedrohung durch den körperlichen, psychischen und sozialen Tod, dessen Immanenz im Sinne der Verfehlung des Seins von der Wiege bis zur Bahre stets präsent ist. Diese von uns immer wieder mit großen Energieaufwand verdrängte Wahrheit macht uns der Dichter (Rilke) in wenigen Zeilen bewußt:

> Der Tod ist groß.
> Wir sind die Seinen
> lachenden Munds.
> Wenn wir uns mitten im Leben meinen,
> wagt er zu weinen
> mitten in uns.

Es gibt überhaupt keinen Zweifel daran, daß der Kampf gegen Krankheit, Schmerz und Tod die Gestalt der wissenschaftlich und technisch geschulten Hilfsaktion aufweisen muß. Die Ursache des Leidens und die Möglichkeit seiner Beseitigung muß ohne Frage auch in einem Prozeß der Vergegenständlichung und Versachlichung erhellt werden. Dieser Vorgang birgt jedoch die Gefahr in sich, daß die Kranke als Person aus den Augen verloren gehen kann und zum Objekt, zur Sache, zum Fall eines technischen Umgangs mit ihrer Organpathologie reduziert wird. Hierin sieht v. Gebsattel die Entfremdungsstufe in der Begegnung von Arzt und Patient. Damit an dieser Stelle ein beliebtes Mißverständnis gar nicht erst auftauchen kann, möchte ich nachdrücklich sagen: Schulmedizinisches Wissen sowie das daraus resultierende Handwerk und psychosomatische Medizin sind weder Gegensätze noch Alternativen, sondern integrative Bestandteile des ganzheitsmedizinisch orientierten Arztes.

Die diagnostisch-therapeutische Stufe beinhaltet die große Chance für Arzt und Patientin, Krankheit nicht nur als Betriebsstörung einzelner Organe zu definieren, sondern über die Symbolsprache der Krankheit Gebiete ungelebten Lebens in der Existenz der Patientin aufzudecken, die pathogen wirken. Das aber bedeutet, einen Beitrag zu mehr Lebensqualität zu leisten. Der Weg dahin wird aber verschüttet, wenn der Gynäkologe psychosomatische Erkrankungen an den Organen im kleinen Becken der Frau grundsätzlich nur mit den Instrumenten somatischer Therapie, mit dem Skalpell, mit Hormonen und Antibiotika zu behandeln versucht. Die scharfe Dehnung bei Vaginismus, die stumpfe Dehnung bei der Dysmenorrhoe, die Hysterektomie bei Dyspareunie, fernerhin die in gewissen Fällen bekanntlich schädliche Hormontherapie bei bestimmten Amenorrhoeformen, der Einsatz von Antibiotika bei der Ovaralgie und Unterleibsschmerzen ohne Organbefund, die nun mal keine Adnexitiden sind, lassen die Beachtung der impliziten psychosozialen Dimension dieser Frauenkrankheiten vermissen. Auf diese Weise wird der Patientin der Zugang zu dem metabiologischen Sinn ihrer Erkrankung, die mit ihrem Signalcharakter das Aufgreifen und die Beseitigung von Störungen in ihrer psychosozialen Lebensqualität anstrebt, vorenthalten. Die Fixierung an ein vermeintlich somatisches Leiden – oft mit Hilfe von Minibefunden – zieht eine Kette von frustrierenden Behandlungen nach sich und vergrößert (proportional ihrer Dauer) bei der Patientin den Widerstand gegen eine psychosomatische Behandlung. In dem Versuch, alles Krankheitsgeschehen objektivieren zu wollen und in dem Aneinandervorbeiagieren von Arzt und Patientin, wie es an den wenigen, soeben aufgezählten Beispielen deutlich wurde, liegt ein weiteres Element dessen, was v. Gebsattel mit der Entfremdung auf der Stufe des diagnostisch-therapeutischen Handelns meint. Nur da, wo die Forderung V. v. Weizsäckers vom Arzt erfüllt wird, bei jeder Krankheit – insbesondere aber bei den psychosomatischen und psychoneurotischen – die Frage nach dem Wann, Wo, Was, Woher, Warum zu stellen, kann der *ganze* kranke Mensch behandelt werden.

Die 3. Sinnstufe der Partnerschaft von Arzt und Patient ist die personale Stufe des Verhältnisses. Sie steht – so v. Gebsattel – zu den beiden voraufgegangenen Stufen der Begegnung in einem inneren, dialektischen Verhältnis und umfaßt gleichzeitig beide. Die personale Beziehung zwischen dem Frauenarzt und seiner Patientin ist in besonderer Weise durch die vaginale Untersuchung belastet. Normalerweise würden beide, der Arzt und die Patientin, bei dieser intimen Berührung psychische und physiologische Reaktionen aufweisen. Wie soll dieses Geschehen versachlicht und wie die psychophysische Reizbeantwortung ausgeschaltet werden? Dazu ist es doch notwendig, daß der Frauenarzt in einer Art von Ich-Spaltung seine Gefühle, die ja je nach Alter und Persönlichkeit der Patientin sehr verschieden bis zu kontrovers sein mögen, verdrängen und verleugnen muß. Bei diesem Prozeß kommt ihm seine Erziehung zugute, die wir schon eingangs erwähnten, die Erziehung zu einer eher unterkühlten Distanz, die auch eine historische Wurzel hat. Es mutet doch zumindest eigenartig an, wenn wir uns vergegenwärtigen, daß das Thema Sexualität in der zurückliegenden Entwicklung der Frauenheilkunde skotomartig ausgeblendet war. Dienten doch die Genitalorgane der Frau seit eh und je nicht nur der Fortpflanzung, sondern auch der Lustphysiologie. Während die Bedeutung der weiblichen Organe für die Reproduktion – man reflektiere vielleicht einmal die Semantik des Wortes „Reproduktion" – intensiv erforscht wurde, wird eine wissenschaftlich fundierte Sexualmedizin bis in unsere Tage hinein nur von einer kleinen Minderheit betrieben, obschon die Bedeutung gestörter Sexualität im weitesten Sinne des Wortes für die Entstehung so vieler Frauenkrankheiten heute nahezu unbestritten ist. Die Ursachen für die Isolierung der Sexualität von der Reproduktion in der Frauenheilkunde sind in der angstbesetzten Tabuisierung des Themas Sexualität in der abendländischen Kultur zu finden. Die Abwehrmechanismen der Verdrängung, Verleugnung und Isolierung auf seiten des Frauenarztes dürften in spiegelbildlicher Entsprechung bei der Patientin anzutreffen sein, nur daß sie – die Patientin – sich in der schwächeren Position, der passiv-submissiven Rolle befindet und damit der Gefahr der Erniedrigung ausgeliefert ist. Wie soll diese Gefahr abgewendet werden? Und wie soll der Frauenarzt die paradoxe Anforderung an ihn, einmal emotionale Wärme und Zuwendung zu zeigen und ein anderes Mal Verdrängung und Verleugnung von Gefühlen, bewältigen? Ich glaube, daß der Schlüssel zur Beantwortung dieser beiden Fragen in dem Wort „Partnerschaft" zu finden ist. Und hier sind wir an der inneren Beziehung zwischen der 1. und 3. Sinnstufe der Arzt-Patienten-Begegnung angelangt: Eine gute Beziehungsebene, in der verstehendes Einfühlen und Wertschätzung zum Tragen gekommen sind, kann Gefühle der Erniedrigung bei der Patientin kaum oder gar nicht aufkommen lassen. Dann ist unterkühlte Distanz nicht mehr nötig, denn eine Hand, die vom Eros behutsamen Einfühlens geleitet ist, kann nicht erniedrigen und verletzen, wenn sie von einem Arzt geführt wird, der das Dominanzprinzip zugunsten eines partnerschaftlichen Miteinander aufgegeben hat. Das Wort Partnerschaft eröffnet uns aber noch einen weiteren Aspekt. Der Frauenarzt hat ja nicht nur mit der Beziehung zu seiner Patientin zu tun, sondern diese befindet sich ja ihrerseits wiederum in partnerschaftlichen Beziehungen innerhalb ihres sozialen Umfeldes, in Partnerschaft zu ihrem Mann, zu ihrem Freund, zu ihrer Mutter, zu ihrem Vater, zu ihrem Kind. Der Frauenarzt als Partner seiner Patientin befindet sich also in einem triangulären Verhältnis, aus welchem ihm Übertragungen entgegenkommen, die therapeutisch nutzbar gemacht werden können. Der 3. Punkt in diesem Dreieck, der psychosoziale Beziehungshintergrund seiner Patientin, ist das Feld, in dem die Konflikte zwischen Wollen, Können, Dürfen, Sollen und Müssen im pathischen Pentagramm aus Kränkung Krankheit entstehen lassen. Da fehlt es in der Paarbeziehung an Respekt vor der Identität und Autonomie des anderen. Da geht der Dialog der beiden aneinander vorbei. Das zwanghafte Miteinanderumgehen und die Reaktion auf nicht erreichte Autonomie erzeugen verletzende und schmerzende Angriffe, Kommunikationsverlust, gegenseitige Ablehnung, sexuelle Störungen, Regression zu passiv abhängigen oder aggressiven Verhaltensweisen. Rückzug aus der Partnerschaft in die Isolation, Resignation und Depression. Im Hintergrund steht die Angst, nicht geliebt zu werden, einsam zu sein und den Sinn dieses Lebens zu verfehlen. Diese Störungen werden vom weiblichen Organismus eher und mehr „verleiblicht" als es beim Manne der Fall ist. „Der

Leib ist, was seine Bewußtheit angeht, der schlafendste Teil des Menschen, was seine Weisheit angeht, der genialste und tiefste Bereich des menschlichen Seins. Krankheit wird aber in jenem tiefsten Bereich lange vor ihrem aktuellen Ausbruch vorbereitet und geplant" (Müller-Eckhard 1955).

Die psychosomatischen Störungen im Bereiche der weiblichen Organe sind so etwas wie indirekte Meßwerte für die gestörte Paarbeziehung der betreffenden Frau, oder weiter gefaßt: indirekte Meßwerte für die Konflikte zwischen ihren internalisierten Objektrepräsentanzen und den realen Objekten der Umwelt. Diese gynäkologischen Psychosomatosen bedürfen der Partnerschaft eines Frauenarztes mit psychosozialer Kompetenz.

Die psychosoziale Kompetenz des Frauenarztes verhindert das Delegieren der Patientin nach dem Prinzip des dualistischen Menschenbildes der Medizin des 19. Jahrhunderts. Gemeint ist damit der noch vielfach anzutreffende Satz: „Sie haben nichts Organisches, es ist *nur* psychisch!" Diese Polarisierung von Soma und Psyche schiebt die Patientin vom scheinbar naturwissenschaftlich-„seriösen" somatischen Pol zum dubiösen psychischen Pol. Psychische Krankheit ist aber in unserer Gesellschaft nach wie vor mit dem Makel des sozial Minderwertigen behaftet. Deshalb wird die Patientin mit Abwehr reagieren, wenn sie nach der oben erwähnten Formel an den Psychologen, Psychotherapeuten oder Psychiater delegiert wird. Erst der Einstieg von Arzt und Patientin in die Hermeneutik der Lebensgeschichte kann für letztere die Motivation zu einer eventuellen Psychotherapie erbringen. In vielen Fällen wird jedoch der Frauenarzt mit der psychosozialen Kompetenz durch das Paargespräch in der gynäkologischen Praxis helfen können, indem das in den Patientinnen vorhandene eigene Potential zur Konfliktlösung motiviert wird.

Aber noch eine letzte Qualität verlangt die Partnerschaft von Frauenarzt und Patientin; sie ist zugleich die schwerste Bürde und Belastung dieser Zweierbeziehung, da sie vom Arzt eine Anwaltschaft in einem Zweifrontenkrieg fordert. Der Frauenarzt als Anwalt seiner Patientin? Freilich ist hier nicht der Anwalt im juristischen sondern im menschlichen Sinne gemeint. Die eine der beiden Fronten, vor der der Frauenarzt seine Patientin bewahren muß, ist der utopische Fortschrittsglaube der Gesellschaft, der das Dogma von der Machbarkeit aller Dinge durch die Technologie hervorgebracht hat. Die andere Front ist im Widerstand und in den emotional besetzten Verdikten bürgerlicher Moralvorstellungen gegen die Wünsche einer Frau bzw. eines Paares zu sehen, Schwangerschaft und Mutterschaft selber erleben zu wollen, und dies – wenn es nicht anders geht – auch mittels (heterologer) Insemination. Und noch konfliktträchtiger wird die Situation beim Gegenteil, nämlich der ungewollten Schwangerschaft und dem Abbruchbegehren. An beiden Fronten gibt es Niemandsland, das juristisch nicht bis ins letzte hinein abgesichert ist. Und die lückenlose Erfassung in Rechtskategorien wird es auch nie geben. V. v. Weizsäcker schrieb in den 40er Jahren: „Die klare kategoriale Situation, die Enzykliken und Strafgesetze voraussetzen, ist in der lebendigen Wirklichkeit gar nicht gegeben." Ist nicht der Unmut gewisser Kreise in unserer Gesellschaft gegenüber der extrakorporalen Befruchtung, der heterologen Insemination und dem Schwangerschaftsabbruch letztlich doch auch eine Verschiebung und Kanalisation des eigentlichen Grundübels unserer Zeit, nämlich der Seelenlosigkeit des modernen Lebens, das längst vorher seinen zerstörenden Einzug gehalten hatte? Der Theologe Helmut Thielicke sagte im Rahmen eines Referates auf dem Deutschen Chirurgenkongreß

1983; „Auch in dem Spannungsfeld zwischen Medizin und Recht, das aus prinzipiellen Gründen keinen Waffenstillstand kennen kann, muß ärztliche Verantwortung behauptet werden."
Zur Menschlichkeit des Arztes gehört auch, daß er wagende Verantwortung übernimmt. Hier ist der Frauenarzt gefordert, seine Patientin auch im Grenzbereich ihrer Normenkonflikte zu begleiten und bekennend Beistand zu leisten. In der Partnerschaft mit seiner Patientin ist der Frauenarzt aber nicht alleine der Gebende. Er wird auch von den Frauen beschenkt, nämlich mit der „participation mystique" am werdenden Leben, mit dem großartigen, kosmischen Erlebnis der Geburt eines Menschen.

Literatur

Gebsattel VE von (1954) Prolegomena einer medizinischen Anthropologie. Springer, Berlin Göttingen Heidelberg, S 329
Giese H (1971) Handbuch der medizinischen Sexualforschung. Enke, Stuttgart
Müller-Eckhard H (1955) Die Krankheit, nicht krank sein zu können. Klett, Stuttgart
Poettgen H (1977) Die Abwehr des Arztes bei der Berührung seelischer Probleme. Therapiewoche 27
Poettgen H (1980) Die Lage der Psychosomatik in der gynäkologischen Klinik und Praxis. Therapiewoche 5/30
Poettgen H (1982) Die ungewollte Schwangerschaft, eine anthropologische Synopsis. Deutscher Ärzteverlag, Köln
Weizsäcker V von (1951) Der kranke Mensch. Koehler, Stuttgart

*Extrakorporale Befruchtung
und Bedeutung der Fruchtbarkeit
im Wandel der Zeit*

Der neue Mensch – Sozialutopien der menschlichen Fortpflanzung

E. Seidler

Es ist bereits jetzt übersehbar, daß die wissenschaftliche und öffentliche Diskussion ethischer Probleme, die mit der Entwicklung der sog. Fortpflanzungsmedizin aufgetreten sind, auf tiefgreifende Veränderungen im menschlichen Fortpflanzungsverhalten hinweist. Die in der Menschheitsgeschichte erstmalige Macht über Konzeption, Kontrazeption, Schwangerschafts- und Geburtsrisiken ist erst wenige Jahrzehnte alt und läßt dennoch erkennen, daß der Trend zur Negierung der natürlichen Konflikthaftigkeit von Fortpflanzung unumkehrbar zu sein scheint. Kaum eine biomedizinische Technologie ist so schnell gesellschaftlich internalisiert worden wie die Möglichkeit zur Entscheidung für oder gegen neues Leben; kaum eine andere Forschungsrichtung fasziniert mehr als jene, die auf die Vermeidung oder Verbesserung beschädigten oder als ungenügend angesehenen Lebens zielt. Nicht bloß biologische, soziale und rechtliche, sondern fundamentale anthropologische Strukturen stehen zur Disposition; die Breite der öffentlichen Argumentation, von den Ärzten bis zu den politischen Arbeitsgruppen, und die spürbare Betroffenheit und Intensität der Auseinandersetzung hat in der Geschichte der medizinischen Ethik kaum Parallelen – von einer tiefergehenden wissenschaftlichen Revolution als Mikroelektronik oder Kernkraft sprechen hoffnungsvoll die einen, von Frevel und Sünde die anderen.
Warum ist dies so? Warum scheint seit der Geburt der nunmehr 7jährigen Louise Brown ein „quasi zwanghaftes" Element einer Entwicklung sichtbar zu werden, nach dem die Menschheit zumindest unseres Kulturkreises begierig greift und das sie mit allen Hoffnungen und Vorurteilen belädt, die ihr historisch zugewachsen sind?
Längst haben die Entwicklungen gezeigt, daß die extrakorporale Befruchtung mit der Verbesserung ihrer Technik nicht nur die ursprünglich intendierte Heilhoffnung befriedigt, sondern Erwartungen geweckt hat, daß man über die Qualität und den Wert menschlichen Lebens endlich verfügen könne. Im gleichen Maße, wie damit die Wissenschaft den Prozeß der Menschwerdung zu ihrem Gegenstand gemacht hat, rückt ein uraltes historisches und ethisches Dilemma ins Zentrum des sozialen Urteils: ob Menschsein in jeder Form in sich wertvoll, schützens- und ertragenswert ist, oder ob es dem Menschen eingeboren ist, nach seiner Vervollkommnung zu streben.
Wenn ich aufgefordert bin, zu den Überlegungen des heutigen Tages einige historische Befunde beizutragen, dann legitimiert sich dieses Vorhaben durch die sozialpsychologisch erwiesene Tatsache, daß im Ursachenkatalog des sozialen Urteils, insbesondere des Vorurteils, die historisch bedingten Gründe an erster Stelle stehen.

Nachfolgend kommen die einseitigen Informationen, die Minderwertigkeits- und Unsicherheitsgefühle. Wir erleben gegenwärtig in der kaum mehr überschaubaren Flut der Argumentationen zur IVF (In-vitro-Fertilisation), zur Gentherapie und zum Gentransfer, daß sich kaum irgendwo rationale und irrationale Vorgaben so deutlich artikulieren wie im Umgang mit ungeborenem Leben.

In der Kürze der mir zur Verfügung stehenden Zeit will ich zwei dieser historischen Befunde herausarbeiten, von denen ich glaube, daß sie von den neuen Entwicklungen der Fortpflanzungsmedizin keinesfalls außer acht gelassen werden können, sondern im Gegenteil stark auf diese einwirken: die archaische Angst des Menschen vor seiner eigenen Mißgestalt und die ebenso elementare Sehnsucht nach einem besseren, einem neuen Menschen.

Angst vor Mißgestalt

Die Humangenetiker berichten aus ihren Beratungsstellen, daß bereits die etwas über 10jährige Geschichte der pränatalen Diagnostik das Verhältnis des Menschen zu seiner Nachkommenschaft grundlegend verändert hat. Die Zahlen zeigen, daß unerwünschtes oder potentiell leidvolles Leben in zunehmend fragloser Weise nicht mehr akzeptiert werden will; deutlich wird vielmehr der wachsende Anspruch an die Heilkunde, für wenige, aber gesunde Kinder zu sorgen. Dahinter stecken die Qualitätsansprüche der Wohlstandsgesellschaft, die ein Produkt nach seiner Güte bemißt und Ausschuß verwirft, dahinter zeigen sich aber in aller Deutlichkeit auch die sozialpsychologischen Vorgaben aus der Menschheitsgeschichte.

Nachdenkliche Humangenetiker haben immer wieder darauf hingewiesen, daß es weniger die Genomanalyse ist, die einen Entschluß zur Akzeptanz, Therapie oder Tötung eines beschädigten Lebewesens begründet; für die Eltern, die Familie, die Gruppe ist nicht entscheidend der Genotyp, sondern der Phänotyp: es ist der mit allen historischen Bildern beladene Umgang des Menschen mit seinem eigenen, ungestalteten Menschenbild, der zur Debatte steht.

Wenige Andeutungen können bewußt machen, wie sehr dies ein altes Menschheitsthema ist und in allen Kulturen die Reiche der Mythen und des Geistes durchzieht. Der Teufel hinkt, die Hexe ist bucklig, der Blöde schielt; Dracula und Frankenstein „verkörpern" in ihrer Mißgestalt das Böse, mit dem Teufel gezeugte Wechselbälger bevölkern die Märchen wie als Monster unsere heutigen Horrorfilme. Sokrates und Glaukon in ihrem Dialog, auch Aristoteles meinen ganz vordergründig die Harmonie des sozialen Klimas, wenn sie Gesetze fordern, damit nur die besten Männer mit den besten Frauen so oft wie möglich, dagegen die schlechtesten mit den schlechtesten so selten wie möglich verkehren sollen. Was dadurch mißgestaltet zur Welt kommt, soll verborgen werden – die „Kalokagathia", die populäre Moral des Schönen und Guten, muß als Wertprädikat der griechischen Gesundheitsgesellschaft gewahrt bleiben.

Dies ist kein kulturgebundener Einzelfall; es zeigt sich vielmehr immer wieder, daß im Bereich der Fortpflanzung individuelle und soziale Pragmatik miteinander konkurrieren. Die antiken Staatslehren, aber auch die mittelalterlichen Anthropologien zielen sehr deutlich auf eine Auslese der Besten und stellen erste Modelle für die Bewältigung eines im übrigen konstanten Phänomens dar.

Es sei für die Staatswirtschaft kein Vorteil, meint die aufgeklärte Medizin des 18. Jahrhunderts, „übermäßig viele, sondern gesunde und rechterzogene Kinder zu haben". Diese Einstellung verstärkt sich zwangsläufig durch die zunehmenden Erkenntnisse der Geburts- und Kinderheilkunde, der Embryologie und der Erblehre; der Anspruch an das Kind und seine Erzeuger erhält im 19. Jahrhundert – vor allem nach Darwin und Mendel – ganz neue Dimensionen. Schließlich ist es die gesamte Medizin, die sich und ihre Erfolge am gewollten, überlebenden und gesunden Kind bemißt; die Senkung der Säuglings- und Müttersterblichkeit wird zum Schlußstein des medizinischen Fortschrittes erhoben. Damit gleichlaufend begannen sog. objektive Parameter für normal und pathologisch, aber auch – seit dem Sozialdarwinismus – für lebenswert und minderwertig die Phänomene Zeugung und Schwangerschaft zu umstellen. Sie betrafen zunehmend die grundsätzliche Einstellung zur Qualität neuen Lebens.

Was – in unserer Kultur – bei Plato und Aristoteles, den Hippokratikern und den Pythagoreern, bei Augustinus und Thomas, bei den Aufklärern, den Rechtslehrern, Embryologen und „Rassehygienikern" der Neuzeit zur Debatte anstand, mündet heute in den Anspruch an die Medizin, Qualitätsgarantien für wenige, gesunde, schöne und gedeihende Kinder anzubieten. Je mehr dies möglich ist – und auch die magiebeladene Szenerie des Pipettierens, Inkubierens, Fertilisierens und Implantierens scheint dem Unkundigen dafür zu sprechen – um so mehr verstärkt sich die Abwehr gegenüber beschädigtem und behindertem Leben, um so schwerer wiegt das alte Gefälle zwischen Wohlgeborenem und Mißgeborenem und wird auf neue Weise gesellschaftlich internalisiert. Wiederum berichten die Beratungsstellen, daß eine pränatal diagnostizierte Schädigung auch dann zum Abbruch führt, wenn ein nach den heutigen, beschützenden und fördernden Rehabilitationskriterien zwar leidvolles, aber menschenwürdiges Leben möglich gewesen wäre.

„Neuer Mensch"

Hier wird der zweite historische Befund bedeutsam; er ergab sich immer zwangsläufig aus dem ersten.

Der amerikanische Genetiker H. H. Goddard veröffentlichte Anfang der 30er Jahre unseres Jahrhunderts eine Familienuntersuchung, mit der er die eugenische Bedeutung krankhafter Erbanlagen darlegen wollte. Unter 480 Nachfahren des Stammvaters dieser Sippe mit einem schwachsinnigen Mädchen fanden sich gehäuft Schwachsinnige, Epileptiker, Trinker und Asoziale. Aus einer späteren Ehe desselben Mannes mit einer gesunden Frau entstammten 489 Nachkommen, die bis auf zwei alle gesund und lebenstüchtig waren. Die zeitbedingten Interpretationen Goddards sollen hier nicht interessieren; es ist jedoch bezeichnend, daß er dieser Familie in der Veröffentlichung den Decknamen „Kalikak" gab. Wir erkennen darin unschwer wieder das oben genannte alte Ideal des „Kalos kai agathos", der Kalokagathie, das Ziel des „Bessermachens" als einer Menschheitsaufgabe, die bereits bei der Zeugung beginnt.

„Kalipaedia", oder die Kunst, wie man bei Zeugung, Schwangerschaft, Geburt und Erziehung für die Schönheit und Gesundheit seiner Kinder Sorge tragen solle, heißt ein französisches medizinisches Lehrgedicht von 1655; es ist bei weitem nicht das

einzige dieser Art und hat im 18. und 19. Jahrhundert eine große Menge an Folge-
literatur hervorgebracht. Solche Utopien zur Verbesserung des Menschen bei der
Zeugung begleiten die gesamte Kulturgeschichte; wiederum „verkörpern" die Rek-
ken und Helden der Sage, die guten Könige und schönen Riesen, die idealisierten
Darstellungen der Religionsstifter, aber auch Old Shatterhand und Superman ein
Ideal höheren Menschseins, eine Summe aller erträumten äußeren und inneren
Qualitäten. Wieland umschrieb es 1755 in seinem Plan einer „Akademie zur Bildung des Verstandes und des Herzens junger Leute" mit dem Streben, „jene Vorzü-
ge und Vollkommenheiten" zu entwickeln, die den „freyen und edeln Menschen
von einem Sclaven und menschenähnlichen Thiere unterscheiden; alle Eigenschaften und Geschicklichkeiten, welche den Menschen erhöhen, verschönern und zur
Ausführung einer edlen Rolle im Leben tüchtig machen". Freilich, so weiter Wieland, ist ein solcher Mensch (noch) „ein Abstractum, das nie existiert hat, nie existieren wird, und nie existieren kann".

Um so lebendiger blieb die Utopie, wobei es ein eigentümlicher Befund zu sein
scheint, daß sich immer um die Jahrhundertwenden die Idee der Vervollkommnung
des Menschen zu einer solchen Idealvorstellung zu verdichten scheint. Die philosophische, wissenschaftliche und politische Vorstellung vom neuen Menschen kulmi-
niert ebenso in den Konzepten der Aufklärung und der Revolution des ausgehenden 18. Jahrhunderts, wie am Ende des 19. im Gefolge von Darwin, Nietzsche und
den Rassentheoretikern „der neue Mensch des 20. Jahrhunderts" und das „Jahrhundert des Kindes" proklamiert wurden.

Die Kunst, unsere Kinder zu gesunden und rechtschaffenen Staatsbürgern zu erziehen
war schon der Titel eines medizinischen Lehrbuches der Kinderheilkunde von 1805
gewesen. Hierzu gehörte nicht nur die körperliche Gesundheit und die Überwindung von Schwäche und Krankheit, sondern auch die eingeborene „beauté naturel-
le", die Schönheit, die Wohlgestalt, der bewegliche Geist, das Glück ohne Leid. Die
Vervollkommnung des Menschen, der Natur und der Welt, das eigene Glück und
die Wohlfahrt aller war zur moralischen Pflicht geworden.

Die Medizin und die Biologie, die kompetenten Naturwissenschaften, fühlten sich
am Ausgang des Jahrhunderts in der Lage, diese Herausforderung aufzunehmen.
„Nicht fort sollst Du Dich pflanzen, sondern hinauf" mahnte in Deutschland
Nietzsche; Spencer in England und selbst die französischen Sozialdarwinisten
meinten ähnliches. Die Breite der Diskussion, die ab 1890 nicht nur die Wissen-
schaften, sondern auch alle Bevölkerungsschichten erfaßte, kann nicht plastisch genug gedacht werden. Eine Skala von Hoch- und Minderwertigkeiten wurde öffent-
lich diskutiert mit dem Ziel, die schlechten Anlagen einer Rasse, eines Volkes, eines
Individuums zu erkennen, zu vermeiden, oder zu vernichten.

Hier begann, was später durch die Ausmerzung der „Minderwertigen", der „Minus-
varianten" in den furchtbaren Aktionen im Deutschland der 30er Jahre verwirklicht
wurde. Die Tendenzen der Jahrhundertwende bereiteten dies vor, indem gefordert
wurde, die Träger schlechter Keimanlagen auszuscheiden oder wenigstens an der
Fortpflanzung zu hindern, um „eine Auslese zu schaffen, bei welcher die besseren
Elemente in größerer Menge zurückbleiben" – so Alfred Hegar, der Freiburger Gynäkologe 1911. Eine breite populärwissenschaftliche Literatur wollte die Frauen
und die Familien – wie schon Ende des 18. Jahrhunderts – über die Art und Weise
belehren, wie man zu gesunden und starken Kindern kommt. Eine geradezu rausch-

hafte Vollkommenheitsstimmung in der Medizin seit den 80er Jahren glaubte jetzt auch, alle Mittel in der Hand zu haben, diesen neuen Menschen jetzt zu ermöglichen, den sich wowohl die Heilkunde als auch die Philosophie, das Staatswesen sowie der Naturalismus in Kunst und Literatur erträumten.

Risiken der Gentechnologie

Wir stehen erneut vor einer Jahrhundertwende und wir erleben, wie sich die fortschreitenden Möglichkeiten, mißgestaltetes Leben nicht auf die Welt kommen zu lassen, sowie die erhofften Möglichkeiten, genetisch auserlesenes oder besseres Leben herzustellen, im Gewande der alten, aber jetzt offensichtlich näherrückenden Menschheitsutopie erneut konkretisieren. Das 18. Jahrhundert wollte dem 19. den gesunden und rechtschaffenen Staatsbürger übergeben, das 19. dem 20. ein rassenhygienisch vollwertiges Menschenmaterial, das sog. „Tausendjährige Reich" der Nachwelt „eine Gemeinschaft physisch und seelisch gleichartiger Lebewesen". Soweit jetzt ersichtlich ist, wird das 21. Jahrhundert das Privileg haben, für immer weniger angeborene Behinderungen aufkommen zu müssen, aber vielleicht auch von Menschen bevölkert zu sein, denen ein leidloses und glückliches Leben durch einen Gentransfer in die Keimbahn garantiert werden sollte.
Noch ist vieles davon biologisch und technisch eine echte Utopie; wie stark indessen gesellschaftliche Hoffnung und damit Anspruch zu wachsen beginnen, zeigen jetzt schon bestimmte gewissen- und hemmungslose Entwicklungen im Bereich der Kommerzialisierung der heterologen Insemination. Die Variationsbreite der möglichen Kombinationen bei der IVF machen es nicht nur möglich, daß bis zu 7 Personen bei der Erzeugung eines neuen Menschen beteiligt sein können, sondern daß sich der Mensch, sei er Spender von Same oder Ei, Fertilisator, Ausbrüter oder Aufzüchter, oder der Agent dieser ganzen Szene, in hohem Maße aus der Verantwortung für den Sinn von Zeugung herausnehmen kann. Wohl wird unser tradiertes Menschenbild postulieren, daß auch der anonym erzeugte und ausgetragene Mensch als eingeborenes Mitglied in die Gemeinschaft eintritt; die Unterordnung seiner Erzeugung unter die Prämissen der wissenschaftlichen und sozialen Machbarkeit verschieben indessen grundlegende anthropologische Ausgangspositionen. Wir sind sicher kaum darauf vorbereitet, angemessen zu antworten, wenn ein solcher neuer Mensch – der ja zunächst ein Kind sein wird – die Kinderfragen nach seiner Herkunft und seinen Vorfahren zu stellen beginnt.
Für die Bewältigung dieser Situation haben weder die Geschichte der Medizin noch die Geschichte der Ethik oder des Rechtes vorgebbare Normen bereitgestellt. Es steht zu befürchten, daß der Markt und mangelnde internationale Übereinkünfte die Entschließungen von Ärztetagen wie auch Gesetzesvorlagen – sollten sie zum Tragen kommen – überrollen werden. Es ist in diesem historischen Augenblick keine Utopie mehr, sondern der Gegenstand einer konkreten Entscheidung, ob es die Aufgabe der Medizin, der Gemeinschaft, des Staates ist, den Menschen zu verbessern; die ambivalenten Errungenschaften der IVF, der Gentherapie und des Gentransfers verändern dabei offenkundig die tradierte Wert- und Vorstellungswelt in fundamentaler Weise.
Wie schwer und wie unaufgearbeitet dabei die historische Bürde ist, wie sehr aber

auch Wissenschaft und Sozialmoral von den Menschen abhängen, die sie betreiben, konnte mit diesen wenigen Beispielen nur angedeutet werden.

Literatur

Altner G (1980) Genmanipulation aus sozialethischer und moraltheologischer Sicht. Eine Thesenreihe. In: Chancen und Gefahren der Genforschung. Anhörung des BMFT 1979. Scharoth, München Wien
Benda E (1984) Die Erprobung der Menschenwürde am Beispiel der Humangenetik. Antrittsvorlesung Universität Freiburg i. Br., 16. 11. 1984
Bubner R, Grosse W (1976) Kalokagathia. In: Ritter J, Gründer K (Hrsg) Historisches Wörterbuch der Philosophie, Bd 4. Schwabe, Basel Sp 681–684
Chargaff E (1981) Das Feuer des Heraklit. Klett-Cotta, Stuttgart
Conrad-Martius H (1955) Utopien der Menschenzüchtung. Der Sozialdarwinismus und seine Folgen. Kösel, München
Eser A (1984) Genetik, Gen-Ethik, Gen-Recht? Rechtspolitische Überlegungen zum Umgang mit menschlichem Erbgut. Süddeutsche Zeitung vom 23./24. 6. (Nr. 143) und 14./15. 7. 1984 (Nr. 161)
Hepp H (1984) Die extrakorporale Befruchtung. Fortschritt oder Bedrohung des Menschen? Frauenarzt 6: 1–8
Goddard HH (1934) Die Familie Kallikak, 2. Aufl. Beyer, Langensalza
Jaeger W (1954) Paideia. Die Formung des griechischen Menschen. In: Rassenauslese und Erziehung der Besten, 2. Aufl, Bd 2. Berlin, S 324–330
Jonas H (1984) Technik, Ethik und biogenetische Kunst: Betrachtung zur neuen Schöpferrolle des Menschen. Festvortrag 100 Jahre Hoechst Pharma. Hoechst, Frankfurt
Hitler A (1933) Mein Kampf, 33. Aufl. Eher, München
Letus C (Claude Quillet) (1655) Callipaedia, sei de Pulchrae Prolis habendae ratione poema didacticon. Leyden
Löw R (1984) Diskussionsbeitrag. In: BMFT (Hrsg) Ethische und rechtliche Probleme der Anwendung zellbiologischer und gentechnischer Methoden am Menschen. Schweitzer, München, S 145 ff.
Sass HM (1984) Diskussionsbeitrag. In: BMFT (Hrsg) Ethische und rechtliche Probleme der Anwendung zellbiologischer und gentechnischer Methoden am Menschen. Schweitzer, München, S 119 f.
Schroeder-Kurth T (1985) Indikationen zur pränatalen Diagnostik. Grundsätze und Konflikte. ZEE 29/1: 30–49
Seidler E (im Druck) Anthropologische und ethische Probleme mit dem Ungeborenen. ZGes Strafrechtswiss
Seyfarth K (1981) Die Kallipaedie des Claude Quillet (1607–1661). Med. Dissertation, Universität Freiburg
Staudinger H-J (im Druck) Schöne neue Welt. Eine Polemik. Symposion Reimers-Stiftung 1984. Berichtsband.
Wuermeling H-B (1984) Zwischen Fortschritt und Sünde. Die künstliche Befruchtung außerhalb des menschlichen Körpers. Frankf Allg Z 247: 9–10

Psychosomatisches Modell für die extrakorporale Fertilisation

M. Stauber, H. Kentenich, V. Maaßen, C. Dincer und H. Schmiady

Vor einem Jahr haben wir auf der 13. Fortbildungstagung für psychosomatische Geburtshilfe und Gynäkologie in Frankfurt über erste Erfahrungen mit der extrakorporalen Fertilisation berichtet (Stauber et al. 1985). Im Mittelpunkt unseres Vortrags standen:

- die Entwicklung unserer psychosomatisch orientierten Arbeitsgruppe (wir hatten vor der Aufnahme dieser Behandlungsmethode in unserer Fertilitätssprechstunde eine lange Phase des Nachdenkens über die neue Dimension dieses Verfahrens und deren patientenorientierten Durchführung);
- mögliche Kontraindikationen von psychosomatischer Seite, z. B. psychogene Sterilität oder die Ambivalenz eines Partners;
- die Forderung von Rahmenbedingungen für dieses Verfahren, um schon frühzeitig einem möglichen Mißbrauch vorzubeugen.

Im sog. „Berliner Modell" haben wir unsere Rahmenbedingungen für die Praxis der In-vitro-Fertilisation (IVF) in folgenden 4 Problempunkten zusammengefaßt:

1. IVF nur: innerhalb der Familienstruktur,
2. IVF nur: ohne verändernde Manipulation am Embryo,
3. IVF nur: wenn alle Embryonen zur Mutter zurückgehen (kein Einfrieren von Embryos),
4. IVF nur: bei klarer Indikation – auch von psychosomatischer Seite.

In der anschließenden ausführlichen Diskussion in Frankfurt – wegen der Aktualität des Themas beschloß die Tagungsleitung eine Verlängerung der Sitzung – wurden die vorgetragenen Rahmenbedingungen sehr positiv bewertet, und ich wurde aus dem Auditorium aufgefordert, das „Berliner Modell" nach außen hin zu vertreten. Dies geschah in zahlreichen Vorträgen und Diskussionen auf medizinischen und juristischen Tagungen. Dieses Modell wurde auch von unseren Mitarbeitern (z. B. Kentenich, Spielmann) in Kommissionen getragen, die sich mit der Erarbeitung von Rahmenbedingungen für die IVF befassen, wie z. B. in die Kommission beim Bundesjustizminister oder in die Kommission der Bundesärztekammer. Auch weitere Mitglieder der deutschen Gesellschaft für psychosomatische Geburtshilfe und Gynäkologie, wie z. B. Frick-Bruder, Petersen und Hornig haben sich aktiv mit diesem Thema auseinandergesetzt.
Im Laufe des letzten Jahres hat unsere Arbeitsgruppe für die extrakorporale Fertilisation an der Universitätsfrauenklinik Berlin-Charlottenburg die psychosomatische

Begleitbetreuung unserer Paare deutlicher strukturiert. Wir haben auch erste Nachuntersuchungen eingeleitet, befinden uns aber noch in einer fortlaufenden – auf mehrere Jahre angelegten – Untersuchungsreihe. Anhand einiger Übersichten und Abbildungen darf ich unser Vorgehen aufzeigen und Ergebnisse und Erfahrungen aus Gesprächen und vom Umgang mit unseren Paaren hinzufügen.

---

1. Aufnahmegespräch mit Einbeziehung psychosomatischer Aspekte

- Leidensdruck durch den unerfüllten Kinderwunsch
- Motivation zum Kinderwunsch
- Partnerbeziehung und Vita sexualis
- Psychosomatische Symptome
- Anamnestisches (z. B. Psychosen, Neurosen, Therapien)
- Konfrontation mit Rahmenbedingungen (Berliner Modell)

Jedes Kinderwunschpaar, das unsere Sprechstunde aufsucht, wird im Erstgespräch auf die genannten Punkte aufmerksam gemacht. Was den Leidensdruck betrifft, so bemerken wir bereits durch die Schilderungen der Paare nicht selten einen „überstarken Kinderwunsch", der die Paare oft von einem Arzt zum anderen treibt. Eine Vertrauensebene in der Arzt-Patienten-Beziehung ist schwer herzustellen, da diese Patienten von vornherein eine Maximaltherapie wünschen, die meist gar nicht indiziert ist. Ziel unserer Bemühungen ist es deshalb, realitätsnah die meist geringen Erfolgschancen einer Behandlung anzusprechen und auf die Dauer zu einem „gesunden Kinderwunsch" zu gelangen. Wir verstehen darunter eine Einstellung, die nicht das Kind um jeden Preis zum Inhalt hat (z. B. Leihmutter, Leihvater, Embryokauf), sondern zu einer abwägenden Entscheidung gegenüber den eingreifenden Sterilitätsbehandlungen führt. „Gesund" erleben wir auch jene Kinderwunschpaare, die bei nicht behandelbaren Sterilitätsursachen ihre Lebensperspektive auf soziale Bereiche ausdehnen können und nicht in der Trauerarbeit über den frustranen Kinderwunsch verharren.

Anamnestische Daten zur Psychopathologie sowie die Vita sexualis können noch Aufschluß über die Kinderwunschmotivation geben und unser ärztliches Vorgehen beeinflussen. So werden wir z. B. bei heroinkranken Patientinnen zurückhaltend mit ovulationsauslösenden Medikamenten sein. Psychotherapeutische Behandlungsmethoden haben hier Priorität. Besonders wichtig erscheint uns noch die Aufklärung der Paare über unsere Vorgehensweise in der Sterilitätsbehandlung. Für die extrakorporale Fertilisation verwenden wir ein spezielles Aufklärungsformular. Wir erwähnen hierin auch unsere Rahmenbedingungen („Berliner Modell"), um keine falschen Hoffnungen über die Erfüllung des Kinderwunsches um jeden Preis zu machen. Das betrifft z. Z. vor allem unsere Einstellung zum Festhalten an der Familienstruktur aus psychosomatischen und juristischen Gründen.

An das Erstgespräch schließt sich eine psychosomatische Zusatzuntersuchung an, die jedes Paar auch auf mögliche psychische Sterilitätsursachen aufmerksam machen soll:

2. Psychosomatische Zusatzuntersuchung

Daten zur Person und zur Biographie
Einstellung zu selteneren Kinderwunschbehandlungen
Persönlichkeitstest (GT – S)
Test zur Partnerbeurteilung (GT – Fm – Fw)
Beschwerdenliste (Neigung zur Multisymptomatik?)

Jedes Kinderwunschpaar, das die deutsche Sprache genügend beherrscht, erhält zu Beginn der Diagnostik einen Fragebogenkatalog mit der Bitte um Bearbeitung. Der Hinweis auf eine hierdurch mögliche Erkennung psychischer Sterilitätsursachen ist damit verbunden. Neben einem psychoanalytisch orientierten Persönlichkeitstest (Beckmann u. Richter 1972) werden die Partnerbilder von Mann und Frau erbeten. Hierdurch ergeben sich Profile, die sich im Rahmen einer integrierten psychosomatischen Gynäkologie adäquat anwenden lassen (Stauber 1979). So interessiert z. B. das Dominanzverhalten der Partner beim Wunsch nach eingreifenden therapeutischen Schritten. Die Beschwerdenliste hilft oft zum Verständnis interkurrent auftretender Symptome während der Sterilitätsbehandlung. Eine Multisymptomatik im psychosomatischen Bereich weist z. B. auf psychische Sterilitätsursachen hin. Besonders aufschlußreich ist die Beantwortung der Frage nach möglichen tiefgreifenden Behandlungsmethoden zur Beseitigung einer Sterilität. Eine aktuelle Übersicht aus dem letzten Jahr über die Einstellung zur extrakorporalen Fertilisation bei Frauen und Männern, die unsere Kinderwunschsprechstunde aufgesucht haben, zeigt Abb. 1.

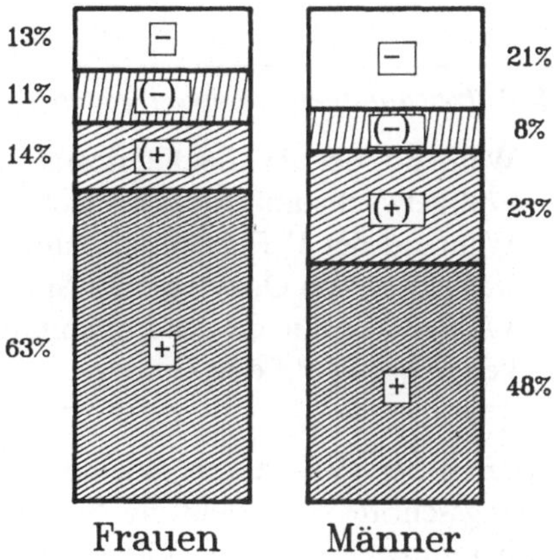

Abb. 1. Einstellung von Personen mit Kinderwunsch zur extrakorporalen Fertilisation (n = 165). + positiv, (+) eingeschränkt positiv, − negativ, (−) eingeschränkt negativ

Nach diesen Ergebnissen ist damit zu rechnen, daß 3 von 4 Kinderwunschpaaren eine In-vitro-Fertilisation (IVF) bei bestehender Indikation anstreben werden. Es fällt dabei auf, daß die Frauen dieses eingreifende Verfahren noch mehr befürworten als ihre Männer. Dies mag mit dem häufig stärkeren Kinderwunsch der Frauen und auch ihrer stärkeren Leidensfähigkeit – was operative Eingriffe betrifft – zu-sammenhängen. Ein wichtiger Aspekt unseres psychosomatischen Konzepts ist das wiederholte Sprechstundengespräch, durch das diagnostische und therapeutische Ansatzpunkte deutlich werden:

---

3. Aufzeichnungen psychisch relevanter Daten in den Sprechstundengesprächen, die Arzt-Patienten-Beziehung betreffend

– Signale für behandlungsinduzierte Sexualstörungen
– Integrierte therapeutische Interventionen
– Indikation für weiterführende Psychotherapie

Die wesentliche psychosomatische Arbeit besteht im wiederholten Sprechstunden-gespräch. Wenn es gelingt, mit den Klienten zu einer vertrauensvollen Arzt-Patient-Beziehung zu gelangen, dann ist eine adäquate Betreuung während der einzelnen Behandlungsschritte gegeben. Bei auftretenden Signalen für behandlungsinduzierte Störungen, z. B. im sexuellen Bereich, ist es im integrativen Sinne gut möglich, psy-chotherapeutisch zu arbeiten. Über eine Konfrontation, eine Klärung und eine Deutung kann der Arzt dann mittels Durcharbeiten der psychodynamischen Inhal-te dem Patienten zu einer Erweiterung seiner Einsicht und damit zu einer Änderung seiner Einstellung verhelfen. Bei tiefergehender Problematik lassen sich dabei die Weichen für weiterführende Therapieverfahren stellen.
Die bisher aufgezeigten Betreuungsschritte betreffen nicht nur unsere IVF-Paare, sondern alle Paare mit Kinderwunsch. Die folgenden Etappen unseres Behand-lungskonzepts sind speziell für jene Paare angelegt, die in das IVF-Programm über-nommen werden.

---

4. Aufzeichnungen von psychischen Reaktionen bei den IVF-Behandlungsschritten

– Während der Zyklusdiagnostik: z. B. Insuffizienzgefühle bei pathologischem Follikelwachstum, Abwehrmechanismen
– Während der IVF-Laborschritte: z. B. übermäßige Anspannung, Angst vor Ver-wechslung von Oozyten oder Sperma
– Während und nach der Replantation: z. B. Partneranwesenheit, magisches Den-ken in bezug auf den Embryo

---

Speziell bei IVF-Paaren gewinnen die Signale während der einzelnen Untersu-chungsschritte an Bedeutung. So imponieren z. B. immer wieder Insuffizienzgefüh-le bei unregelmäßigem Follikelwachstum. Besonders auffallend erleben wir auch wiederholt vorgetragene Ängste, Oozyten und Spermien könnten verwechselt wer-den. Wir versuchen in solchen Fällen den neurotischen Anteil solcher Ängste zu analysieren. Oft steckt dahinter auch der Wunsch, bei allen Schritten der Zeugung im Labor zugegen zu sein. Diese Wünsche werden gelegentlich auch direkt ange-sprochen, und wir streben zumindest darüber eine offene Aussprache an.
Ergänzend legen wir unseren Paaren nach der Replantation (Embryo-Transfer) ei-nen Fragebogen vor, den wir zusammengefaßt wiedergeben:

5. Fragebogen über Gedanken, Phantasien und Ängste bei der IVF-Behandlung

- Frau: ⎫
- Mann: ⎭ zeitlich auf Untersuchungsschritte bezogen
- Verbesserungsvorschläge für das IVF-Programm

Dieser Fragebogen diente uns primär dazu, den Patientinnen und ihren Partnern die Möglichkeit zu Verbesserungsvorschlägen zu geben. Wir haben eine Reihe der Vorschläge in unserer Arbeitsgruppe diskutiert und auch in die Tat umgesetzt. Besonders aufschlußreich erlebten wir aber die offenen Mitteilungen über Phantasien und Ängste gegenüber diesem neuen medizinischen Therapieverfahren. In den folgenden 6 Aufzählungen sind entsprechend der Häufigkeit ihrer Nennungen diese Gedanken (von Mann und Frau gesondert) ohne weiteren Kommentar aufgeführt.

Gedanken, Ängste, Phantasien bei Frauen während der Zyklusbeobachtung (Klinik, Echo, Hormone)

- Zeit der großen Anspannung
- Hoffen auf regelrechtes Follikelwachstum
- Insuffizienzgefühle bei mangelndem Follikelwachstum
- Abwehrbildungen, z. B. Witzeln („kein Schnellbrüter")
- Angst vor einer frühzeitigen Ovulation
- Lästige Untersuchungen („muß sein")

Gedanken, Ängste, Phantasien bei Männern während der Vorbereitung

- Mitgefühl zur Partnerin wegen invasiver Diagnostik
- Hoffen auf Ausbleiben medizinischer Komplikationen
- Angst vor Schwierigkeiten bei der Samengewinnung
- Angst vor schlechteren Spermiogrammparametern
- Zeit der Anspannung („Countdown")
- Abwehrbildungen: z. B. Unterdrückung („nicht daran denken")

Gedanken, Ängste, Phantasien bei Frauen nach der Oozytengewinnung (Fertilisation, Kultivierung)

- Zufriedenheit über Auffinden von Oozyten
- Ständiges Hoffen auf Zellteilung
- Bedürfnis der intensiven Aufklärung
- Angst vor Verwechslung von Keimzellen
- Angst vor einer Schädigung von Keimzellen
- Magisches („jetzt beginnt das Leben")
- Romantisieren: („Verschmelzung von ihm und mir")

Gedanken, Ängste, Phantasien bei Männern bei der Oozytengewinnung, Fertilisation und Kultivierung

- Schuldgefühle gegenüber der Partnerin
- Hoffen, daß Oozytengewinnung ohne Komplikationen
- Hoffen, daß keine Narkoseprobleme
- Freude bzw. Enttäuschung über Ergebnis der Punktion
- Phantasien über die Laborbefruchtung (Verwechslung)
- Wunsch nach intensiver Aufklärung
- Wunsch nach Dauerbesuchszeit bei der Partnerin
- Hoffen auf regelrechte Zellteilung

Gedanken, Ängste, Phantasien bei Frauen bei der Replantation und danach

- Freudige Erregung über Embryoentwicklung
- Faszination über medizinisch Machbares
- Gefühl, erstmals schwanger zu sein
- Angst vor Schädigung des Embryos beim Transfer
- Wunsch der Partneranwesenheit beim Transfer
- Hoffen auf Einnistung des Embryos
- Gefühl der Scham durch Knie-Ellbogen-Lage
- Wunsch nach genauen Verhaltensrichtlinien

Gedanken, Ängste, Phantasien bei Männern bei der Replantation und danach

- Freudige Erregung über Embryoentwicklung
- Faszination über medizinisch Machbares
- Hoffen auf Einnistung und gute Weiterentwicklung
- Angst vor möglichen Schädigungen des Embryos
- Gewißheit über Zeugungsfähigkeit „erst jetzt"
- Wunsch, bei der Replantation anwesend zu sein
- Wunsch, den Embryo bei Replantation zu sehen

Aus diesen Ergebnissen sowie aus den in den folgenden Übersichten hervorgehenden Zahlen wird deutlich, daß die psychische Belastung durch die extrakorporale Fertilisation größer ist als die organische Belastung. Diese Erfahrung haben uns auch einige Pioniere der IVF bestätigt, wie z. B. Steptoe, Diederich, Trotnow.
So haben wir die In-vitro-Behandlung zurückgestellt, wenn starke depressive Reaktionen oder auch Suchttendenzen bei einem der Partner aufgetreten sind. Auch längere Behandlungspausen mildern die Anspannung, die diese therapeutische Prozedur hervorrufen kann.
Eine besondere Bedeutung messen wir in unserem Konzept den Nachuntersuchungen unserer Paare mit IVF zu:

6. Nachuntersuchung bei erfolgloser IVF-Behandlung

- Spezieller Fragebogen
- Symptomliste (Vergleich zur Basissymptomliste)
- Persönlichkeitstest (Vergleich zum Ausgangstest)
- Halbstandardisiertes Interview

Im Laufe des letzten Jahres haben wir 50 Fragebögen aus dieser Nachuntersuchungsreihe ausgewertet. Uns interessierte hier z. B. nach 1–4 vergeblichen Eingriffen mit Laparoskopie die aktuelle Einstellung dieser Kinderwunschpaare gegenüber der IVF. Wie in Tabelle 1 aufgezeigt, sieht die überwältigende Mehrheit der befragten Frauen und Männer dieses Verfahren trotz Mißerfolg sehr positiv. Es wurde uns auch von mehreren Paaren mitgeteilt, daß sie gerne weitere IVF-Behandlungen wünschten, wenn auch nur die geringste Chance einer Erfüllung des Kinderwunsches bestünde. Hier versuchen wir allerdings, kritisch zu einer Nutzen-Risiko-Abwägung zu kommen. In diesem Zusammenhang ist es eine wichtige Aufgabe für den Leiter eines IVF-Teams, rechtzeitig vorhersehbare frustrane Follikelpunktionen zu vermeiden. Gegebenenfalls sollte er auch das Gespräch mit dem betreffenden Paar führen, damit bei den Patienten nicht das Gefühl einer willkürlichen Auswahl der Paare für dieses Programm entsteht.

Tabelle 1. Beurteilung der IVF nach 1–4 erfolglosen Eingriffen (n = 50; Angaben in %)

Frau	Mann	
88	86	Positiv
6	8	Bedingt positiv
2	2	Bedingt negativ
2	2	Negativ

Wie Tabelle 2 zeigt, traten körperliche Beschwerden über mehrere Tage bis einige Wochen – meist in Form von Unterbauchschmerzen – bei 12% unserer Frauen nach erfolgloser IVF auf; bei 4% haben wir anhaltende Beschwerden von einem Monat und mehr registriert. Diese Beschwerden wurden jedoch in keinem Fall als unerträglich geschildert.
Als gravierender werden psychische Reaktionen bei unseren Kinderwunschpatientinnen nach erfolgloser extrakorporaler Fertilisation geschildert. Es handelt sich dabei meist um eine verlängerte Trauerarbeit. Nachdem die neue Methode der extrakorporalen Fertilisation Hoffnungen zu einer nicht mehr geglaubten Erfüllung des Kinderwunsches hervorgerufen hatte, verblaßt nun auch dieser Hoffnungsschimmer. Die oft übertriebenen Erfolgsmeldungen in der Presse bei der „Retortenbefruchtung" müssen an die harte Realität angepaßt werden. Es erscheint uns deshalb wichtig, bereits zu Beginn der Behandlung auf die doch noch geringen Erfolgsaussichten dieser Methode hinzuweisen. Hier wirkt es sich besonders positiv aus, wenn stets derselbe Arzt solche Paare durch die einzelnen Behandlungsschritte führt.

Tabelle 2. Beschwerden nach erfolgloser IVF (n = 50; Angaben in %)

	Kurzfristig	Anhaltend
Körperliche Beschwerden (z. B. Unterbauchschmerzen)	12	4
Psychische Beschwerden (z. B. depressive Reaktionen)	46	6

Als letzten Untersuchungsschritt in unserem psychosomatischen Behandlungskonzept sehen wir eine Langzeitbeobachtung unserer Paare und deren Kinder nach erfolgreicher IVF-Behandlung an:

7. Nachuntersuchung bei erfolgreicher IVF-Behandlung

- Verlauf von Schwangerschaft, Geburt und Wochenbett
- Einstellung zum Kind, Partner (Interaktion)
- Entwicklung des Kindes (Langzeitaspekt!)
- Halbstandardisierte Interviews

Diese Untersuchungsreihe scheint uns besonders aussagekräftig für die künftige Abwägung sinnvoller Rahmenbedingungen zu sein. Aufgrund der von uns bisher beobachteten wenigen Schwangerschaftsverläufen ist noch keine Aussage möglich. Wir verfahren allerdings so, daß wir mit einem sog. „tender loving care" unsere Paare dazu ermuntern, auch auf ihre tieferen Ängste einzugehen. Es erscheint uns aber wichtig, daß trotz der verständlichen „Überbetreuung" von ärztlicher Seite ein natürlicher Ablauf von Schwangerschaft, Geburt und Wochenbett möglich ist. Auch nach der Geburt versuchen wir, ein Kontaktangebot zu machen, um bei emotionalen Schwierigkeiten behilflich zu sein und die gemachten Erfahrungen in unser künftiges Betreuungskonzept einbauen zu können.
Das aufgezeigte psychosomatische Behandlungskonzept entstand in der Vorstellung, dieses neue medizinische Verfahren der extrakorporalen Fertilisation patientenorientiert anzuwenden. Es soll auch die oft geäußerten Ängste vor dem möglichen Mißbrauch dieser Behandlungsmethode mildern und zu einer vertrauensvollen „richtigen Anwendung" Hilfestellung geben. Untrennbar damit sind aber neben dem psychosomatischen Aspekt auch juristische und ethische Forderungen verwoben. So führt für die praktische Anwendung der In-vitro-Fertilisation kein Weg an Rahmenbedingungen vorbei, die mit Klarheit und Härte diskutiert werden müssen. Zwei Punkte unseres eingangs erwähnten Berliner Modells stehen z. Z. im Kreuzfeuer der öffentlichen Kritik, der wir uns nicht entziehen können:

1. die Angst vor Experimenten mit menschlichen Embryonen,
2. die Angst vor unüberschaubaren Eingriffen in die Familienstrukturen durch Leihmutterschaft, Leihvaterschaft, Embryobanken usw.

Die Tatsache, daß mehr als 2 Mio. Engländer in einer Unterschriftenaktion im Februar 1985 eine Bittschrift an die Ärzte richteten, nicht mit menschlichen Embryonen zu experimentieren, sollte uns zu denken geben. Nachfolgend haben wir einige befürchtete Manipulationsmöglichkeiten zusammengefaßt. Diese – z. T. im Tierversuch gelungenen Manipulationen – zeigen die Dimensionen auf, die durch mögliche Experimente mit menschlichen Embryonen, Ängste auslösen müssen.

Manipulationsmöglichkeiten

- Embryoteilung
  (a) Produktion identischer Mehrlinge, b) genetische Diagnostik)
- Embryoverschmelzung
  (Herstellung von Fusionschimären)
- Kerntransplantation
  (Herstellung von Injektionschimären)
- Mutationsauslösung
  (Herstellung von Lebewesen mit veränderter Erbanlage)
- Gentechnik
  (DNS-Übertragung? Klonieren? Gentherapie?)

Ein weiterer neuralgischer Punkt in der Suche nach der „richtigen" Anwendung der extrakorporalen Fertilisation ist das mögliche Aufbrechen der Familienstruktur. Aufgrund psychosomatischer und juristischer Überlegungen, die sowohl die Eltern als auch das Kind betreffen, halten wir zum gegenwärtigen Zeitpunkt dieses Verfahren nur innerhalb der Familienstruktur für sinnvoll angewendet.
Wie Schema 1 veranschaulichen soll, sind dabei die genetischen Eltern, die Tragemutter als auch die Zieheltern identisch.

Schema 1

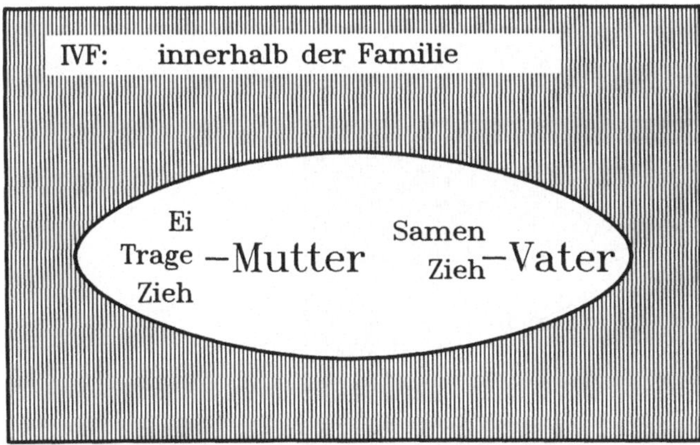

Wenn wir die Austauschbarkeit von „Eimutter", „Tragemutter" und „Ziehmutter" einerseits und die Veränderbarkeit des „Samenvaters" und des „Ziehvaters" andererseits bedenken, so bieten sich die in Schema 2–7 aufgezeigten Variationen an.

Der Ersatz des Samenvaters bedarf hierbei einer besonders differenzierten Diskussion, da dieser Ersatz von einigen Ärzten nicht selten in unbekümmerter und wenig einfühlsamer Weise in Form der heterologen Insemination praktiziert wird. Es gibt aber auch zunehmend Wissenschaftler, die sich kritisch mit der heterologen Insemination auseinandersetzen und v. a. zum jetzigen Zeitpunkt einer möglichen „Explosion" durch die In-vitro-Fertilisation (IVF) einen „Schritt zurück" fordern.
Durch die Möglichkeit der Embryobank erscheint das Problem der Kommerzialisierung der Reproduktionsmedizin – wie es sich an manchen Stellen schon bei der heterologen Insemination abzeichnete – unermeßlich groß. Schema 8 zeigt noch die Möglichkeit der Surrogatmutter im Tierreich auf, die bereits in Arbeitsgruppen diskutiert wurde. Solche Überlegungen zeitig offenzulegen und zu problematisieren, ist eines unserer Anliegen.

Schema 2

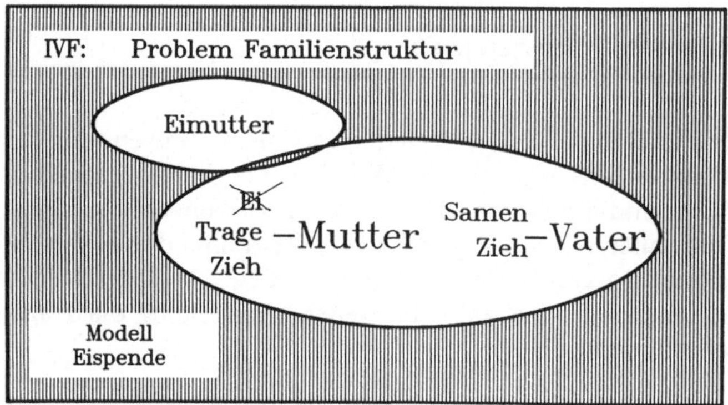

Schema 3

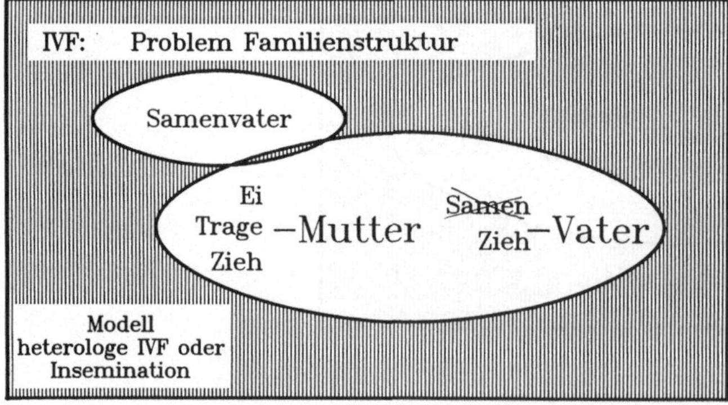

Schema 4

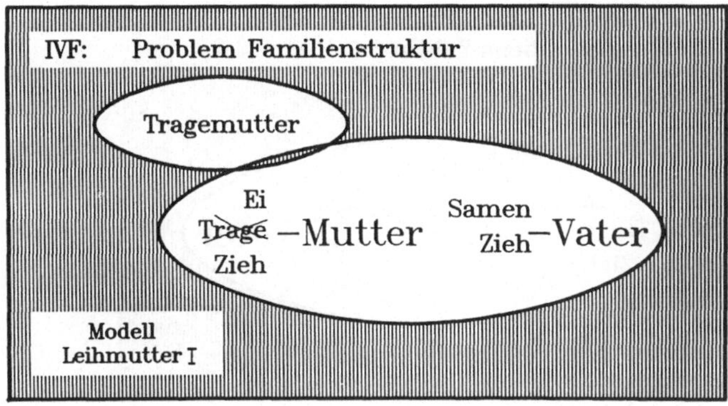

Schema 5

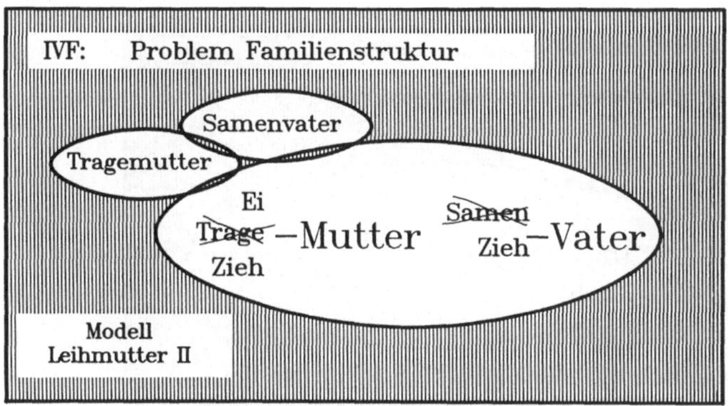

Schema 6

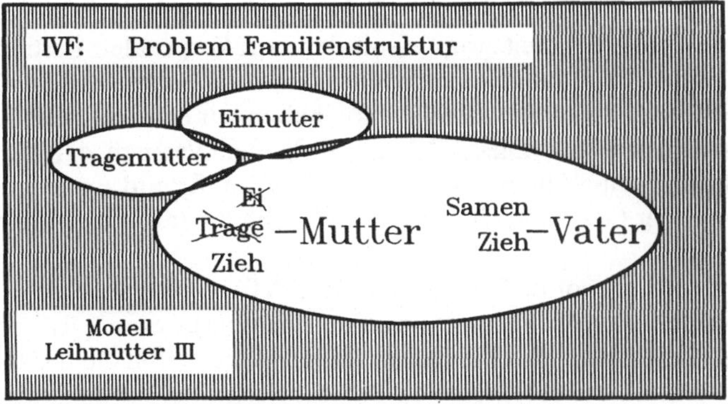

Schema 7

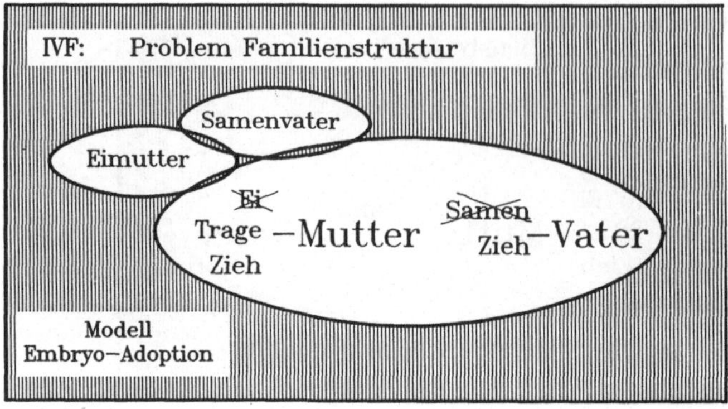

Schema 8

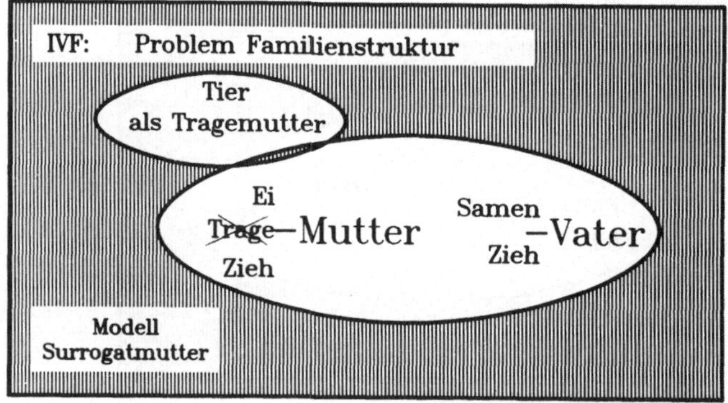

Zum Schluß wollen wir nochmals auf die Rahmenbedingungen zurückkommen, unter denen unsere Arbeitsgruppe mit der extrakorporalen Fertilisation begonnen hat und auch jetzt, 2 Jahre danach, eine sinnvolle Schranke gegen den möglichen Mißbrauch sieht. Die 4 zentralen Punkte haben wir eingangs als sog. „Berliner Modell" zusammengefaßt. Dieses Modell stellt den Versuch dar, die extrakorporale Fertilisation „richtig" anzuwenden – „richtig" aufgrund unseres jetzigen Wissenstandes und der Gegebenheiten von psychischer, medizinischer, ethischer und juristischer Seite.

Durch die extrakorporale Fertilisation (EF, IVF) ist eine neue, schwer überschaubare Dimension in die Medizin gekommen. Erstmals ist es möglich geworden, die unmittelbare Entstehung des Menschen im Labor zu beobachten oder sogar an ihr zu manipulieren. Dabei eröffnen sich Perspektiven, die den meisten von uns großes

Unbehagen bereiten. Wir laufen mit dieser neuen Dimension Gefahr, daß die technische Entwicklung unserer geistigen Entwicklung davonläuft und der mögliche Mißbrauch zur Realität wird. Mit dem „Berliner Modell" wollen wir die entscheidenden Aspekte aufzeigen, welche die vielfältigen theoretischen Überlegungen zusammenfassen. Und „da die Wahrheit konkret ist", sollten auch wir Psychosomatiker anhand dieser konkreten und praxisnahen Punkte die Diskussion voranbringen. Sinn dieser Diskussion soll es sein, die extrakorporale Befruchtung nur patientenorientiert mit klarer Indikation anzuwenden und sie nicht der Eigenmächtigkeit und Experimentierlust einzelner Wissenschaftler zu überlassen.

Literatur

Beckmann D, Richter HE (1972) Giessen-Test. Huber, Bern Stuttgart Wien

Stauber M (1979) Psychosomatik der sterilen Ehe. Grosse, Berlin

Stauber M (1985) Notwendige Schutzschilder für die In-vitro-Fertilisation (Editorial). Fortschr Med 103/10: 16f.

Stauber M, Maaßen V, Dincer C, Spielmann H (1985) Extrakorporale Fertilisation – psychosomatische Aspekte. In: Jürgensen O, Richter D (Hrsg) Psychosomatische Probleme in der Gynäkologie und Geburtshilfe. Springer, Berlin Heidelberg New York Tokyo

Rechtsfragen der extrakorporalen Befruchtung

R. Wille

Um die Übersicht zu erleichtern und die Argumente besser einzuordnen, unterscheidet dieser arztrechtliche Beitrag über ein so vielschichtiges Thema 4 Ebenen:

1. die empirische Ebene, auf der die Fakten wie Motivation und medizinisch-technische Möglichkeiten, Begleitumstände und Auswirkungen, Erfolge und Komplikationen angesiedelt sind;
2. die juristische Ebene, und hier sowohl die Regelungen des geltenden als auch Problemlösungen des zukünftigen Rechts;
3. die ethisch-moralische Ebene, denn das Recht ist nicht mit der Ethik identisch; aber auch der Rechtspositivismus hat eine ethische Dimension, die mitunter das schon geschriebene Recht korrigieren kann.
   Unsere Thematik erfordert noch eine darüber hinausgehende Sicht, nämlich
4. die anthropologische Ebene, auf der unser heutiges Menschenbild, auch das christlich-abendländische Bild des Menschen als Imago Dei *hinterfragt* werden kann; sie kommt in den Menschenrechten des Grundgesetzes (Würde und Freiheit des Menschen) zum Ausdruck, aber auch in der Gleichstellung von Mann und Frau und in dem besonderen Schutz von Ehe und Familie.

Da die extrakorporale Befruchtung juristisches Neuland ist, werde ich auf die verfassungsrechtlichen Entscheidungsgrundsätze zum pränatalen Rechtsgüterschutz und auch auf Überlegungen und Entscheidungen zur heterologen Insemination zurückgreifen. Dieser Beitrag beschränkt sich in erster Linie auf die juristische Ebene, auf der man wiederum zwischen Strafrecht, Zivilrecht, Personenstands- und Familienrecht sowie Erbrecht unterscheiden muß.
Viele Ärzte, speziell Gynäkologen, sehen bei Eingriffen in die Fruchtbarkeit und Fortpflanzung auch heute noch – etwa bei der Verschreibung von Ovulationshemmern, bei der Sterilisation und der Abruptio – in erster Linie auf das Strafrecht und fühlen sich (teilweise durchaus berechtigt) durch den Wandel der Moral- und Rechtsauffassungen mit unverkennbaren Ungereimtheiten, Inkonsequenzen und Rechtslücken verunsichert. Es begann mit der relativ kurzen Episode in der 1. Phase der Strafrechtsreform von 1960, die für die heterologe Insemination einen eigenen Straftatbestand einführen wollte. Die irreführende Argumentation, mit der seinerzeit ministerielle Juristen das Präsidium des Deutschen Ärztetages auf ihre Linie bringen wollten, ist kein Ruhmesblatt für die Verständigung zwischen Ärzten und Juristen. Der Göttinger Arztrechtler Deutsch bezeichnet diesen Gesetzentwurf von 1960 süffisant als „interessante Verirrung des Gesetzgebers".

Deutsch meint auch, daß die gewollte Anonymität des Spenders nicht gegen die in Artikel 1 Grundgesetz geschützte Würde des Menschen verstößt. Er bezweifelt auch, daß ein Kind stets das Recht haben sollte, seine blutsmäßige Herkunft zu erfahren.

Wenige Jahre später ging vom sog. Conterganprozeß eine weitere Verunsicherung aus. Zwar wurde das Strafverfahren eingestellt, so daß die arztrechtlich ebenso interessante wie bedenkliche Begründung nicht höchstrichterlich überprüft werden konnte. Frühestens *nach* Geburtsbeginn kann der Tatbestand der Körperverletzung erfüllt werden. Pränatal ist eine strafrechtliche Körperverletzung begrifflich ausgeschlossen. Deshalb begeht eine Schwangere keine fahrlässige Körperverletzung, wenn sie durch riskante Sportarten, Verkehrsunfälle, ja selbst durch Drogen- oder Alkoholmißbrauch – vom Nikotinabusus gar nicht zu reden – ihr Kind nachweisbar schädigt. Das Landgericht Aachen meinte seinerzeit aber, die bei der Geburt manifesten Schädigungen seien Weiterentwicklungen einer schädigenden Einwirkung zu einem früheren Zeitpunkt. Die herrschende Meinung lautet heute wieder, daß die rechtlichen Schutzvorschriften für den jeweiligen Entwicklungszustand eines Menschen entscheidend sind. Andernfalls hätten wir angesichts der weitgehenden Relativierung des Lebensschutzes des Ungeborenen durch die faktische Fristenlösung, wie sie sich zumindest in Norddeutschland durchgesetzt hat, die paradoxe Situation, daß der Arzt den Fetus straflos vorsätzlich töten, sich aber bei einer fahrlässigen Verletzung strafbar machen kann.

Für die extrakorporale Fertilisation gilt aber die erst einmal beruhigende Feststellung, daß jedenfalls nach geltendem Recht kein Straftatbestand Entnahme und Hantieren, ja nicht einmal das extrakorporale Experimentieren an Ei oder Samenzelle oder an der Zygote verbietet.

Folgerichtig ist auch die Schaffung menschlichen Lebens außerhalb des Mutterleibes nicht strafbar. Voraussetzung ist allerdings volle Aufklärung und Einwilligung bei der Gewinnung von Ei und Samenzelle.

Hier ist Wuermeling zuzustimmen, der eine rechtswidrige Körperverletzung erwägt, wenn aus Anlaß oder unter dem Vorwande einer konsentierten Laparoskopie eine hormonelle Provokation zur Eizellgewinnung ohne Wissen und Wollen der Patientin durchgeführt würde.

Dennoch spielt sich die extrakorporale Fertilisation im *strafrechtsfreien,* aber nicht im *rechtsfreien* Raum ab.

Beginnen wir mit dem (zivil)rechtlichen Eigentumsrecht. Wenn sich junge Mädchen aus ihren gezogenen Milch- oder Weisheitszähnen einen dekorativen Ohrschmuck anfertigen lassen, wird niemand deren Eigentumsrechte bezweifeln wollen. Auch Blutkonserven sind Eigentum. Schwierig wird es schon mit der Plazenta: biologisch gesehen ist sie ein Teil des kindlichen Körpers, der wiederum als Individuum kein Teil der Mutter ist, über den sie verfügen kann.

Juristisch gesehen könnte die Mutter nur als Treuhänderin über die Plazenta ihres Kindes – etwa zur kommerziellen Ausnutzung – verfügen, ebenso wie wir aus christlich-ethischer Sicht ja nur Treuhänder unseres von Gott gegebenen Körpers sind. Lehnt man ein Eigentum an Teilen des Körpers *völlig* ab, so wird man doch ein Aneignungsrecht annehmen können, wie es etwa der Jagdpächter am erlegten Wild hat.

Mein Bein ist keine Sache, ich kann aber darüber in Grenzen verfügen und es z. B.

mit einer Tätowierung verzieren. Ist diese künstlerisch wertvoll, spricht nichts dagegen, daß ich mir nach einer eventuellen Amputation das tätowierte Beinhautkunstwerk aneigne, während der lebende Körper keine Sache und auch der Leichnam keine eigentumsfähige Sache ist.

Diese Grundsätze müssen auch für Ei und Samenzellen gelten. Werden diese Zellen gegen meinen Willen oder gar mit Gewalt entnommen, kämen prinzipiell Eigentumsdelikte oder Verletzung der Aneignungsrechte in Betracht, zumindest aber als unspezifischer Auffangtatbestand eine Beleidigung.

Eigentum kann übertragen oder derelinquiert, also aufgegeben werden. Alle Eigentumsrechte an Ei und Samenzelle enden aber mit der Conjugatio, also mit dem Herstellen der Zygote. Die extrakorporale Zygote ist nicht eigentumsfähig und rechtlich ein Novum, menschliches Leben, aber nur artefiziell weiter entwicklungsfähig, ein Stück Schöpfung, das aber strafrechtlich weder vor Manipulation noch vor Verletzung oder vor Abtötung geschützt ist. Weiterhin aber ist die Zygote aus biologischer und genetischer Sicht schon Träger der individuell formenden Potenz, ein animierter menschlicher Keimling – und damit Träger von Grundrechten, die man nicht beliebig herstellen und verwerfen, d.h. abtöten darf. Denn das Bundesverfassungsgericht hat für den § 218/19 StGB nur den *straf*rechtlichen Schutz für die 2 Wochen zwischen Conjugatio und Nidation offen gelassen.

Die familienrechtliche Zuordnung des Keimlings ist von den weiteren Schritten abhängig; bei der bis jetzt in der Bundesrepublik Deutschland wohl geübten Praxis der homologen oder intramatrimoniellen extrakorporalen Fertilisation nach dem Einbringen in den Körper der Eimutter und nach der dann natürlichen Geburt ist er ein Kind dieser Mutter und ihres Ehemannes. Probleme können bei der unbeabsichtigten Verwechslung von Ei und Samenzelle auftreten und werfen bei den beabsichtigten medizinisch-technischen Surrogatlösungen in allen denkbaren Variationen bisher ungelöste Rechtsfragen auf.

Ausdruck des grundgesetzlichen Schutzes der Ehe („favor matrimonii") ist die Regelung, daß jedes in der Ehe und 302 Tage nach ihrer Auflösung geborene Kind ehelich ist und nur innerhalb einer Zweijahresfrist, die frühestens mit der Geburt beginnt, in diesem familienrechtlichen Status angefochten werden kann. Bis zum April 1983 überwog die Auffassung, daß mit dem Wunsch nach Donorinsemination das ehemännliche Anfechtungsrecht wegen des Widerspruchs zum eigenen Vorverhalten hinfällig wird. Diese Lösung empfahl auch der Europarat, weil damit eine familienrechtliche Problematisierung vermieden wird.

Spann weist darauf hin, daß neben der ehemännlich konsentierten artefiziellen auch noch eine „natürliche" Fremdbesamung treten könnte, gegen die das Anfechtungsrecht immer geltend gemacht werden kann. Dem möchte ich auf der empirischen Ebene meine langjährigen Erfahrungen bei der Inseminationsberatung entgegenhalten. Die Ehepaare kommen ja gerade, weil sie sich die eheliche Treue halten wollen und weil ein einverständlicher Ehebruch über den beabsichtigten Zeugungszweck hinaus emotionale Verwirrung anrichten kann, wie mir zwei Patientenpaare erschrocken eingestanden.

Der BGH hat im April 1983 diesen naheliegenden Sperriegel zugunsten der sozialen und zu Lasten der genetischen Vaterschaftsfeststellung aufgehoben. Trotz ausdrücklichen Wunsches, daß seine Ehefrau mittels ehefremden Samens ein Kind bekommt, behält der Ehemann sein Anfechtungsrecht, das als öffentliches Gestaltungsrecht auch nicht durch einen zivilrechtlichen Vertrag abgedungen werden kann. Zur Eingrenzung familien- und haftungsrechtlicher Folgen ist ein Vertrag zwischen beiden Eheleuten empfehlenswert und keineswegs sittenwidrig, in dem sich der Ehemann verpflichtet, für den Unterhalt des Kindes aufzukommen und vom genetischen Vater alle Unterhaltsansprüche fernzuhalten. Bei erfolgreicher Anfechtung komme dann eine doppelte, gesamtschuldnerische Haftung von Ehemann und Samenspender in Betracht, bei der im Innenverhältnis der Ehemann vorweg in Anspruch genommen wird, aber etwa bei Tod oder finanzieller Unmöglichkeit der genetische Vater doch seiner Unterhaltspflicht genügen muß, wenn auch nur subsidiär.

Die Folgen dieser BGH-Entscheidung vom April 1983, bei der möglicherweise das uralte männliche Mißtrauen nach der wahren Vaterschaft eine Rolle gespielt haben mag, und das durch einen tabletten- und alkoholabhängigen, längere Zeit von der Ehefrau getrennt lebenden Arzt erstritten wurde, binden alle Beteiligten an einer Insemination und ggf. auch extrakorporalen Fertilisation mit ehefremdem Samen: Der Arzt kann dem Spender keine Anonymität garantieren und seine haftungsrechtlichen Risiken nur durch den erwähnten Vertrag minimieren. Wenn in Zukunft über ein rechtlich anerkanntes Feststellungsinteresse hinaus aus den Grundrechten des Kindes ein Rechtsanspruch auf Kenntnis seiner Abstammung konstatiert wird, müßte der Arzt im Abstammungsprozeß den Spender nennen, so daß die genetische Wahrheit nicht mit dem Mantel des Familienfriedens oder des ärztlichen Schweigerechts zugedeckt werden kann.

Bemerkenswert erscheint bei dieser Rechtslage für den Samenspender, daß bei Aufeinanderfallen von Ei-, Geburt- und Sozial*mutter* die meisten Autoren, mit Ausnahme von Deutsch und Ostendorf, dem Austragen und Gebären die familienrechtliche Priorität zumessen. Originäre Rechte am Kind gebühren nach dieser Auffassung der Gebärenden: gegen ihren Willen kann die genetische Eimutter das Kind nicht herausverlangen. Umgekehrt übernimmt erstere aber auch Fürsorgepflichten für das Kind, etwa bei Tod der Bestell- oder genetischen Eltern. Analog zum Samenspender wird man auch bei der Eispende der nichtgenetischen Leihmutter de lege ferenda ein Anfechtungsrecht zugestehen müssen, wie überhaupt die Frage nach einer möglichst schnellen, klaren und den Vorstellungen aller Beteiligten entsprechenden Zuordnung gelöst werden sollte, bevor sich die Gerichte damit beschäftigen müssen.

Die Kombination von Anfechtung und Adoption ist zwar recht kompliziert, dürfte aber den Bestelleltern, den genetischen Eltern und der Austragemutter noch am ehesten gerecht werden. Aber können wir angesichts des bisher schon Erreichten und der ungebrochenen therapeutischen Fortschrittsgläubigkeit überhaupt noch „gerecht" werden? Wo der Mensch über Ersatzlösungen verfügte, wurden sie auch genutzt. So heißt es in der Genesis, Kap. 30:

Als Rahel sah, daß sie Jacob kein Kind gebar, beneidete sie ihre Schwester und sprach zu Jakob: Schaffe mir Kinder, wenn nicht, so sterbe ich. Jakob aber wurde sehr zornig auf Rahel und sprach: Bin ich doch nicht Gott, der dir deines Leibes Frucht nicht geben will. Sie aber sprach: Siehe, da ist meine Magd Bilha; gehe zu ihr, daß sie auf meinem Schoß gebäre und ich doch durch sie zu Kindern komme.

Noch schrecken wir zurück vor heterologer In-vitro-Fertilisation und Surrogatmüttern, unterscheiden aber schon zwischen selbstlosen Gebärammen, also den altruistischen Leihmüttern und den bezahlten profitmotivierten Mietmüttern. Selbst wenn wir vor unserem inneren Auge alle futuristischen Schreckensvisionen durchspielen, die menschliche Hybris erkennen, sogar den warnenden Zeigefinger erheben, so kann ich jedenfalls für meine Person nicht die Neugier des Wissenwollens total verdammen und unterdrücken. Die Ambivalenz zwischen dem Wissenwollen und dem Wissendürfen findet sich auch in den kontrovers diskutierten und halbherzigen Empfehlungen des englischen Committee of Inquiry into human fertilisation and embryology, der Warnock-Kommission, ihren Ausdruck: Errichtung einer Lizenzbehörde, die das Experimentieren mit bis zu 14 Tage alten Embryonen erlaubt, das Einfrieren auf 10 Jahre begrenzt, die Züchtung von Mensch-Tier-Hybriden bis zum Zweizellenstadium gestattet und die Zahl eines Samenspenders auf 10 Fertilisationen limitiert und entkommerzialisiert. Nur die Surrogatmütter sollen bestraft werden. Woher nehmen wir dazu die moralische Glaubwürdigkeit? Machen wir nicht einige wenige, wie auch immer motivierte Frauen, die immerhin Leben schaffen, zu Sündenböcken für den Sündenfall einer Gesellschaft, die jährlich 200000 Abtötungen ungeborenen Lebens zuläßt? Der Gesetzgeber kann sich nur um die am wenigsten ungerechte und seine Glaubwürdigkeit am wenigsten dekuvrierende Lösung bemühen, wobei ich nicht entscheiden mag, ob *keine* Lösung weiser Beschränkung oder Verlegenheit entspringt.

Ich fühle mich zuinnerst angesprochen von den tiefenpsychologischen Sondierungen, mit denen Piet Nijs, Manfred Stauber und Peter Petersen die Gefährdung unseres Menschenbildes durch Planung, Verzweckung, Entpersönlichung und Entseelung aufzeigen. Auf der ethischen und anthropologischen Ebene bin ich mit ihnen einer Meinung: Ich halte die Insemination, erst recht die extrakorporale Befruchtung mit ehefremdem Samen für eine Grenzüberschreitung, aber für eine überschaubare und angesichts der in 20 Jahren immer wieder erlebten Beglückungen durch das ersehnte Kind für eine vor mir selbst vertretbare.

In diesem Dilemma zwischen Fortschrittsskepsis und normativer Unlösbarkeit geziemt uns Ärzten Engagement und Betroffenheit, nüchterne Beobachtung und sensible Offenheit, Unterscheidung von Befunden und Befürchtungen.

Wenn aber Peter Petersen die Identitätsstörung eines heterolog-inseminierten Kindes als (potentielle) Gesundheitsbeschädigung interpretiert, so könnte dies Juristen zu mißverständlichen Interpretationen verführen. Der Grundrechtsschutz des Artikels 2, Abs. 2, Satz 1 des Grundgesetzes garantiert das Recht auf *körperliche* Unversehrtheit, nicht aber auf optimale psychosoziale Entfaltungsmöglichkeit.

Abschließend möchte ich angesichts der Themen dieser Tagung die Frage aufwerfen, wieweit unsere wertende Einstellung dem tradierten androzentrischen, von der Vater-Gottheit abgeleiteten Weltbild entspringt. Gehört nicht zur zunehmenden Anerkennung der menschlichen, beruflichen und rechtlichen Statusgleichheit des weiblichen Geschlechts auch die Integrierung seiner ethisch-moralischen Wertvorstellung? Liebe und Sexualität, Kinderwunsch und Abruptio, Konzeption und Kontrazeption werden von Männern und Frauen mit unterschiedlicher Aktualität und Sensibilität erlebt. Wenn schon der aufgeweichte § 218 StGB von der Lebenswirklichkeit der Frauen zunehmend ausgehöhlt wird, wenn also auf diesem Gebiet die androzentrische Rechtsordnung einfach nicht mehr stattfindet, dann erscheint der wiedererhobene Ruf nach dem Recht jedes Kindes, seine genetische Herkunft zu kennen, wie ein nostalgischer Anachronismus des abbröckelnden Patriarchats.

Konflikte sozialer Ethik im Kontext extrakorporaler Befruchtung

S. H. Pfürtner

Soziale Ethik hat es mit gesellschaftlichen Vorgängen zu tun. Sie muß bedacht werden, wo immer Fragen der Menschlichkeit in unseren Sozialbeziehungen anstehen. Damit ist sie – wie Ethik überhaupt – eng mit gesellschaftlichen Prozessen verknüpft; sie ist aus ihnen zum Schutz und zur humanen Gestaltung des jeweiligen Gemeinwesens und seiner Mitglieder erwachsen. Sie hat beizutragen, deren Leben zu sichern und menschlich zu gestalten. Soziale Ethik steht immer dann, wenn gesellschaftliche Entwicklungen Neues in unsere Geschichte einbringen, auch vor neuen Problemen. Deren Lösung ist allein aus herkömmlichen Traditionen nicht abzuleiten, auch wenn geschichtliche Überlieferung in der Ethik eine gewichtige Rolle spielt. Vielmehr muß sich unsere sittliche Vernunft hier und jetzt der Situation neu stellen und in ihr Menschlichkeit gegen Unmenschlichkeit zu sichern trachten.

Medizinische Forschung und fortschreitende Technologie bilden in unserem Öffentlichkeitsleben einen nicht unwichtigen Teil gesellschaftlicher Prozesse. Die Intensivbehandlung und Reanimationstechnologie, die Transplantationstechnologie, die Gentechnologie und die Technologie zur extrakorporalen Befruchtung dürften dabei die Hauptproblemfelder darstellen, die in der medizinischen Ethik vorrangig neu zu diskutieren sind. Wir beschränken uns hier auf das letztere. Paradigmatisch lassen sich dabei Fragen aus den anderen Bereichen angehen.

Natürlich gab es zur extrakorporalen Befruchtung vorbereitende Entwicklungen und Konflikte. Sie gruppieren sich um die künstliche Insemination mit ihren beiden Varianten der „homologen Insemination" („artificial insemination by husband", AIH), also der Befruchtung druch Samen des (Ehe)partners, und der „heterologen Insemination" („artificial insemination by donor", AID), also der Befruchtung durch einen außenstehenden (bekannten oder anonymen) Samenspender. Diese „künstliche Insemination" geht von Einstellungen zur Familien- und Sexualmoral aus, die bestimmten überkommenen Wertvorstellungen deutlich entgegenlaufen. So lehnt die kirchenamtlich vertretene römisch-katholische Morallehre bereits die freiwillig herbeigeführte Ejakulation – auch zu Therapiezwecken – ab. Sie hält Zeugung menschlichen Lebens nur dann für sittlich zulässig, wenn sie auf dem „natürlichen" Weg zwischen Ehegatten erfolgt, also in der ehelichen Gemeinschaft. Gründel (1983, S. 254ff.) hat die Diskussion dazu informativ dargestellt. die künstliche Insemination mit Samen eines fremden (anonymen oder namentlich den Eheleuten bekannten) Spenders („donor") kollidiert darüber hinaus sicher mit Moralvorstellungen, die auch in nichtkirchlichen oder -katholischen Kreisen eine größere Anhängerschaft haben.

Eine Signalwirkung, die breiteren Kreisen der Öffentlichkeit die Ein- oder Umbruchsituation in medizinischer, rechtlicher und ethischer Hinsicht zu vergegenwärtigen beginnt, haben der Gynäkologe Patrick Steptoe und der Physiologe Robert Edwards ausgelöst. Seitdem sie in England am 10. Nov. 1977 die erste In-vitro-Befruchtung mit Embryotransfer erfolgreich vornahmen und im Sommer 1978 Louise Browns – jetzt im Schulkindalter – gesund geboren wurde. Nachdem inzwischen weltweit etwa 700 Kinder auf diesem Wege gezeugt und geboren worden sein sollen, ist die Öffentlichkeit geradezu aufgeschreckt.

Den Beunruhigungsreflex spiegeln die öffentlichen Medien wider. Folgende Pressebeiträge mögen für andere stehen, einige ihrer Titelüberschriften einen ersten Eindruck vermitteln: „Gebärmütter mietweise, Zwillinge auf Bestellung – Vom Sex ohne Fortpflanzung zur Fortpflanzung ohne Sex", schreibt *Die Weltwoche* (Zürich) vom 14. Juni 1984 und bringt einen 1 ½seitigen Artikel mit einem sarkastischen Begleitschreiben „Völlig aus dem Takt" von Martin Walser dazu. „Leihmutter-Geschäfte – Auf Umwegen zum Kindersegen – Wie Großbritannien den freien Markt der Zeugung unterbinden will", heißt es in *Die Zeit* (18. Jan. 1985). Und die *Frankfurter Rundschau* meldet: „Künstliche Befruchtung jetzt anerkannte Therapie" (6. Okt. 1984), „Künstliche Befruchtung nur bei Frauen mit festem Partner – Schweden beschloß spezielles Gesetz/ Kind hat Anspruch, Namen des Samenspenders zu erfahren/ Vaterpflichten festgesetzt" (20. Dez. 1984); „Was soll aus den ‚überzähligen' Embryonen werden?" (26. Jan. 1985); oder „Auf dem Weg in grenzenlose Möglichkeiten – Weltweit gibt es siebenhundert Retortenkinder/ Muß der Mensch neu definiert werden?" (12. Jan. 1985).

Es wurde bewußt keine Sensationspresse zitiert. Ebensowenig wurden Schlagzeilen aus Lust an der Sensationssprache herangezogen. Auch wenn diese aus Attraktions- und Werbewirksamkeitsgründen nur allzu oft überzeichnen, so skizzieren die erwähnten Überschriften doch gewichtige Sachprobleme. Daß die öffentliche Aufmerksamkeit und Resonanz dafür hier überhaupt gegeben ist, hängt mit dem Charakter sittlicher Urteilsbildung zusammen. Die Zuständigkeit für diese ist nicht einer elitären Oligarchie wissenschaftlicher, sakraler bzw. klerikaler oder politischer Herkunft vorbehalten. Jedem verantwortungsbewußten Bürger kommt eine zu beachtende Stimme in Sachen sittlicher Urteilsbildung zu, welche – nicht zuletzt bei neuen Konfliktsituationen – an den öffentlichen Diskurs geknüpft ist. Sie braucht den Erfahrungs- und den Bewertungsaustausch, zumal in einer Gesellschaft, die aus Gründen des sozialen Ethos für Gewissensfreiheit einstehen will und mit ihr auch für die Pluralität sittlicher Überzeugungen. Deshalb muß es zu einer freien Meinungs- und Urteilsbildung auf breiter Grundlage kommen können, und zwar in erster Linie seitens der Betroffenen, der Frauen und Ehepartner, dann aber natürlich auch der Ärzteschaft aufgrund ihrer berufsethischen Verantwortung, der Juristen und Rechtspolitiker, der Sozialphilosophen und Theologen, der Kirchen. Daß hier kein schneller Konsens zu erwarten ist, dürfte einleuchten. Er benötigt noch weitere Erfahrungen mit dem Komplex und den Komplikationen unseres Themenkreises. Dazu ist dieser in sich sowie in seinen Verflechtungen zu neu und von zu grundlegender Bedeutung.

Umreißen wir nun den Sachverhalt etwas genauer in seiner ethisch-sozialen Konfliktrelevanz.

Da ist zunächst die „In-vitro-Befruchtung" selbst, ein durch medizintechnischen

Zugriff „künstlicher" Vorgang. Zeugung war bis dahin der Machbarkeit des Menschen entzogen. Archaische Tabus, gerade im Feld menschlicher Sexualität und Geburt, weisen darauf hin, wie sehr diese Lebensbereiche mit numinosen oder überirdischen Vorstellungen besetzt waren – Jahrtausende hindurch. Man braucht nicht auf die tiefenpsychologische Theorienbildung C.G.Jungs eingeschworen zu sein und von archetypischen Engrammen in unserem Unbewußten zu sprechen. Es dürfte auch anderweitig hinreichende Hinweise darauf geben, daß wir psychologisch in tieferen Schichten gleichsam ontogenetisch wiederholen, was phylogenetisch in unserer Ur- und Vorgeschichte bestimmend war. Jedenfalls ist die Anfrage von Petersen (1985; S. 12ff.) ernst zu nehmen, ob durch die extrakorporale Technik nicht sowohl für die Frau als auch – und noch mehr – für das Kind psychosomatische Schädigungen auftreten können, von deren Art und Folgewirkungen wir noch gar nichts wissen. Die pränatale Psychologie steht bekanntlich ganz am Anfang, und erst langsam kommt wissenschaftlich etwas von dem in den Blick, was an interindividueller Kommunikation zwischen dem mütterlichen und dem embryonalen Organismus vor sich geht.

Das, was archaisch im Tabu verhüllt wurde, hat die theologische Sprache unseres Kulturraumes in besonderer Weise dem Geheimnis göttlicher Schöpfung anheimgestellt. Das Werden menschlichen Lebens wurde in der jüdisch-christlichen Tradition – und wird es heute noch – mit Gottes besonderer Schöpfertat in Verbindung gebracht. „Und Gott sprach: Laßt uns den Menschen machen nach unserem Ebenbild" (1. Mose 1, 26). Nun sieht es so aus, als ob der Mensch selbst der Macher des Menschen geworden ist. Er produziert sein Geschöpf in der Retorte. Dieser Eindruck würde in dem Augenblick vollends bestätigt, da der Versuch an der Universität Louvain gelingen sollte, ähnlich einer Herz-Lungen-Maschine eine künstliche Gebärmutter zu produzieren und mit ihr sogar die Leihmütter überflüssig zu machen.

Nicht nur religiös oder theologisch geprägte Scheu warnt in unserem Zusammenhang vor der Prometheus-Tat des Menschen. Hans Jonas, ein international beachteter Sprecher philosophischer Ethik sagte kürzlich auf einem Symposion zur Gentechnologie:

„Wir müssen wissen, daß wir uns zu weit vorgewagt haben, und wieder wissen lernen, daß es ein Zuweit gibt. Das Zuweit beginnt bei der Integrität des Menschenbildes, das für uns unantastbar sein sollte. Wir müssen wieder Furcht und Zittern lernen – und selbst ohne Gott die Scheu vor dem Heiligen" vgl. Dippner 1984, S. 535 f.)

Die Retortenbefruchtung wirft nicht dieselben Probleme wie die Gentechnologie auf; aber sie gerät in deren Nähe. Es sind keineswegs nur die Grünen, die das überforschte Zuviel an Technologie auf allen Gebieten unseres strapazierten Ökosystems kritisch anmahnen. Die zunehmende Abwehr gegenüber der Pille – nicht zuletzt unter der jüngeren Generation – ist ein Symptom für ein neu sich ausbildendes kritisches Bewußtsein auch gegenüber dem ungehemmten Wachstum von Medizintechnologie und Arzneimittelkonsum.

Das Gewicht dieser Einwände darf nicht verkannt werden. Diese richten sich bei näherem Hinsehen jedoch auf die Art und Weise oder auf die Zusammenhänge, in denen mit technologischem Fortschritt umgegangen wird. In der Gentechnologie dürfte es Schritte geben, die in sich sittlich einfach nicht zu verantworten sind. Das

Artifizielle bei der In-vitro-Befruchtung kann als solches jedoch nicht als Angriff auf etwas bezeichnet werden, was dem Menschen heilig und unzugänglich bleiben sollte. Denn der Arzt räumt bei der therapeutisch bestimmten Maßnahme mit seinen Eingriffen lediglich die Hindernisse fort, die der Befruchtung in diesem oder jenem Fall durch irgendwelche Schädigungen auf seiten des weiblichen oder männlichen Organismus entgegenstanden. Die Befruchtung selbst, sofern sie den Prozeß der Gametenverschmelzung und den gesamten Wachstumsprozeß des neuen individuellen Organismus meint, wird nicht technologisch „produziert". Der Mensch bleibt also unendlich weit davon entfernt, selbst „Macher" menschlichen Lebens zu sein. Es bleibt dem einzelnen ganz unbenommen, diesen entscheidenden Lebensprozeß als unergründlich groß zu betrachten und ihm eine entsprechende religiöse oder humanphilosophische Achtung entgegenzubringen.

Ein zweiter sozial und ethisch relevanter Konfliktkreis gruppiert sich um die ärztliche Verfügung über menschliche Embryonen. Der Sachverhalt ist auch hier reichlich komplex. Zur Gefriertechnik mit Samen kommt inzwischen diejenige mit befruchteten Eizellen. Für die ganze Erprobung der In-vitro-Fertilisation (IVF) mußten zahlreiche Fehlschläge in Kauf genommen werden und sollten zur Entwicklung der Methode weiter in Kauf genommen werden müssen.

Eine Übersicht aus der Frauenklinik der Medizinischen Hochschule in Lübeck ergibt, daß zwischen Mai 1981 und März 1983 von 229 fertilisierten Eizellen 133 Embryotransfers vollzogen wurden, davon 15 Schwangerschaften entstanden und schließlich 2 Geburten stattfinden konnten (Dietrich u. Krebs 1983, S. 42). Wir sehen hier einmal von dem hohen Frustrationsquantum ab, dem Frauen sich mit ihren Erwartungen in Sachen der extrakorporalen Befruchtung derzeit noch aussetzen müssen: ein Thema, das den behandelnden Ärzten wohl keine geringe Verantwortung in ihrer Aufklärungspflicht zuweist. Ethisch konfliktbesetzter ist die Frage, ob wir uns mit dem ganzen Vorgang nicht mitten im „Experiment an menschlichem Leben" befinden, und sich diese Methode deshalb – nicht nur aufgrund der Erfahrungen mit den hybriden Perversionen aus der NS-Zeit – grundsätzlich verbietet.

Aufschlußreich ist hier übrigens die medizinisch-technische Sprache, die sich dazu ausgebildet hat. Man spricht nicht von „Absterben" der befruchteten Eizelle oder Embryonen, schon gar nicht von ihrer „Tötung" infolge experimenteller Eingriffe, sondern man redet von ihrem „Degenerieren". Wird damit angedeutet, daß die betreffenden Autoren bei den Embryonen nur eine „geminderte" Qualität von Leben wahrnehmen, die sie „menschlichem Leben" nicht gleichstellen wollen? Oder zeugt der Sprachgebrauch für einen Verdrängungsprozeß, durch den man sich dem Konflikt, der im Experimentieren mit menschlichem Leben liegt, entziehen will?

Auf jeden Fall ist eines anzumerken: Eine ethische Rechtfertigung der In-vitro-Befruchtung verlangt eine neue Diskussion über den „Beginn menschlichen Lebens". Ob dieses schon vom Augenblick der Gametenverschmelzung oder erst vom Zeitpunkt der Nidation an beginnt, ist angesichts des neuen Sachverhalts biologisch entschieden. Es muß als gesichert angesehen werden, „daß mit der Befruchtung ein kontinuierlicher Entwicklungsprozeß einsetzt, der ohne entscheidende qualitative Zäsur zur Ausdifferenzierung des Organismus und seiner Geburt führen kann" (Eibach 1983, S. 239). Eine Argumentation, die von Schwangerschaftsabbruch erst vom Augenblick der Nidation und nicht schon von dem der Befruchtung an sprechen wollte (so u.a. das Bundesverfassungsgericht in seinem Urteil vom 25.2.75. Abschn. C I), verliert damit aus biologischer Sicht den Boden.

Die Frage ist jedoch, ob hier die Biologie nicht in unzulässiger Weise als Argumentationsbasis für ethische Fragen herangezogen wurde. Aus naturwissenschaftlichen Tatsachen ergibt sich nicht mit zwingender Notwendigkeit eine sittliche Wertung und Handlungsnorm. Wissenschaftstheoretisch ist in der Ethik längst ein Konsens darüber erreicht, daß das Sollen nicht zwingend vom Sein abgeleitet werden kann. Tatsachenverhältnisse geben für die sittliche Urteilsfindung allenfalls Plausibilitäts-, nicht aber eigentliche Beweisgründe her (vgl. Pfürtner 1982, S.35ff.). Man sollte also auch nicht so tun, als sei mit Hilfe unserer heutigen embryologischen Erkenntnisse über den Lebensbeginn wissenschaftlich darüber entschieden, von wann ab ein Zellverband ein Lebens- und Rechtsgut von humaner Qualität ist. Wer der befruchteten Eizelle „Menschenwürde" und daraus abgeleitet rechtliche Schutzwürdigkeit zuspricht, hat seine Wertsicht in diesen Kleinorganismus hineingelegt; aus seiner Wert- oder Weltsicht leitet er sein Werturteil ab. Die Wertsicht als solche ist nicht zwingend aus den biologischen Tatsachen zu begründen. Der methodischen Sauberkeit und der intellektuellen Redlichkeit halber sollte diese Unterscheidung deutlich gemacht werden. Erst auf dieser Grundlage kann dann ethisch exakt die Frage gestellt werden: Sollen wir die humane Wertung der fertilisierten Eizelle wollen? Und in welcher Form sollen wir sie wollen? Die extremen Alternativen wären, sie überhaupt noch nicht mit „menschlichem Leben" in Beziehung zu setzen und dann beliebig mit ihr – wie in der Veterinärmedizin – zu verfahren – oder sie als „menschliches Leben" in der Form zu bewerten, daß man ihr die gleiche Humanwürde und rechtliche Schutzwürdigkeit zuerkennt, die wir für einen ausgereiften Fetus oder für das geborene menschliche Individuum postulieren. Beide Positionen erscheinen mir unangemessen. Die erstere ist von unserer ethischen Kultur und ihrer Geschichte her nicht vertretbar, die zweite ist von ihr nicht gefordert. Das aber heißt positiv, daß einerseits der ärztlich Handelnde bei der IVF die befruchtete Eizelle in ihrer besonderen Beziehung zum menschlichen Leben und seinem Achtungsanspruch sehen und dementsprechend mit ihr umgehen muß, andererseits aber eine Verfügung darüber in ärztlicher Verantwortung bei entsprechend gewichtigen Gründen als ethisch vertretbar bezeichnet werden kann. Wann aber liegen „entsprechend gewichtige Gründe" dafür vor?

Aus einem dritten Konfliktfeld können diese Gründe vielleicht die stärkste Perversion erfahren, nämlich aus der Kommerzialisierung im Kontext der IVF. Stichworte dazu sind schon gefallen. Geschäftstüchtige Unternehmer werden „Marktlücken" entdecken und Embryonen – wie bisher schon Samenbänke – mit entsprechenden Preisangeboten bereitstellen. Sie werden Profitmöglichkeiten aus organisierter Bereitstellung von „Gebärmüttern" auszuschöpfen versuchen. Der Gewerbs- und Werbephantasie öffnen sich hier Tür und Tor, bis hin zu „guten Preisangeboten" für „genetisch wertvolle" Spender, unter Ausnutzung einer Ideologieanfälligkeit, die, rassistisch oder anderweitig infiziert, auf hochwertige Vererbungsangebote abhebt. Dann wird menschliches Leben zur Ware oder zum beliebig verfügbaren Experimentiermaterial.

Dieser Zusammenhang weist darauf hin, daß fragwürdige Interessen nicht nur aus der persönlichen Moral oder Unmoral von Beteiligten zu erwarten sind. Vielmehr findet die Entwicklung der neuen Technologie in einer gesellschaftlichen Situation statt, in der aus bereits bestehenden Belastungs- oder Unterdrückungsverhältnissen neue Formen von Ausbeutung des Menschen durch den Menschen zu erwarten sind. Auch die „Leihmutter" wird sich in den seltensten Fällen aus anderen als aus wirtschaftlichen Gründen zur Verfügung stellen und sich damit aus jenen Sozialschichten rekrutieren, die finanziell in irgendeiner Notlage sind. Man kann noch weiter gehen. Warum sollten wohlhabende Schichten der Industrienationen nicht die Notsituation anderer Regionen ausnutzen, sich „Tragemütter" aus der Dritten Welt suchen? Reiche Nordeuropäerinnen könnten sich Frauen aus dem Süden, der Türkei, aus Griechenland oder Jugoslawien, z. B. in einem „Frauenstockwerk" ihres Hauses halten, so daß sie und ihre Männer weder für ihre Figur durch die Schwangerschaft fürchten noch ihren Nikotin- und Alkoholkonsum senken müßten, während die neue Amme ihr Kind austrägt? Die Horrorvision von Martin Walser (*Die Weltwoche,* Zürich, vom 14. Juni 84) ist durchaus nicht als reine Schwarzmalerei von der Hand zu weisen. Die Ärzteschaft hätte diesen gesellschaftlichen Mißbrauch nicht einfach schon mitzuverantworten. Aber ärztliche Berufsethik kann bei der Entwicklung der neuen Medizintechnologie auch nicht einfach an so fragwürdigen gesellschaftlichen Folgewirkungen vorübergehen.

Damit wird der gesinnungs- und verantwortungsethische Kontext zu einem entscheidenden Kriterium, ob zur In-vitro-Befruchtung aus sittlicher Sicht ein Ja oder ein Nein zu sprechen ist. Die Maßnahme selbst ist sittlich neutral, kann aber von ihrem weiteren Kontext her nicht isoliert betrachtet und vertreten werden. Bei den hohen Bedrohungs- und Belastungszusammenhängen, die sie mit sich bringt, müssen schwerwiegende und deutlich positive Inhalte auf der anderen Seite stehen, um die extrakorporale Befruchtung moralisch vertretbar zu machen. Aus christlicher Moraltradition heraus ist dabei die homologe Befruchtung eine Bedingung zur ethischen Vertretbarkeit. Der heterologen stehen – auch aus der Sicht einer weniger strikten Familienethik – zahlreiche Kontraindikationen und nicht zuletzt rechtlich ungeklärte Verhältnisse entgegen. Hier ist es Sache der juristischen Kompetenzträger, zu entscheiden, ob das Mittel des Strafrechts zur Abwendung sozialschädigender Wirkungen einzusetzen ist oder nicht. Nicht alles, was moralisch fragwürdig ist, muß mit Rechtsmitteln unterdrückt werden. Aber auch nicht alle ethischen Lebenswerte können ohne Rechtsschutz bleiben.

Wo eine eindeutig therapeutische Motivation vorliegt, kann dem Arzt die sittliche Berechtigung zur Durchführung der IVF jedoch nicht grundsätzlich abgesprochen werden. Gewiß, man wird fragen, ob bei den hohen Kosten dieser Methode, die z. Z. hier noch erforderlich sind, die Maßnahme noch sozialethisch vertretbar ist. Aber dieses Problem haben wir auf zahlreichen anderen Gebieten der Transplantations- oder Intensivmedizin auch. Desgleichen drängt die andere Frage, ob – zumal bei dem herrschenden Hunger von Millionen Kindern auf der Erde – die Adoption oder andere Sozialinitiativen nicht die bessere Alternative gegenüber der Erfüllung des eigenen Kinderwunsches sei. Aber diese Frage haben Ärzte nicht für ihre Patienten zu entscheiden.

Die unfreiwillige Unfruchtbarkeit von Elternpaaren stellt für nicht wenige eine schwere Belastung der Identitätsfindung und ihrer Partnerschaft dar. Man kann auch nicht davon reden, daß der Arzt sich lediglich zum Wunschgehilfen der Unfruchtbaren mache und damit vom eigentlichen Ethos seines Heilberufes abweiche. Mag sein, daß der Kinderwunsch bei manchem einem fragwürdigen Selbstinteresse entspringt. Das ändert jedoch nichts daran, daß der Wille zum eigenen Kind – früher meist als Wille zur Fortpflanzung in verallgemeinernder Begrifflichkeit bezeichnet – aufs engste mit dem Lebenswillen des Menschen verbunden ist. Die psychosomatische Bedürfnisstruktur von Frau und Mann ist natürlicherweise darauf angelegt.

In unserer Moralgeschichte hat man deshalb von einem Naturrecht auf das Kind oder die Familie gesprochen. Dort, wo christliche Verständnisbemühung sich nicht der Naturrechtstradition anschließen wollte, berief man sich meist auf Gottes Schöpferwillen und -ordnung. Wie immer man das entsprechende sittliche Bewußtsein philosophisch oder theologisch zur Sprache brachte, der Kindeswunsch steht in seiner Zuordnung zur eigenen Nachkommenschaft in einem hohen sittlichen Bedeutungszusammenhang. Das Recht auf seine Erfüllung legitimiert einen hohen Einsatz. Von daher kann der extrakorporalen homologen Befruchtung die sittliche Vertretbarkeit grundsätzlich nicht abgesprochen werden, sofern Eltern und Ärzte sich in redlicher Gesinnung von therapeutischen Motiven leiten lassen.

Verantwortlicher ärztlicher Umgang mit befruchteten Eizellen verlangt, ihrem besonderen Bezug zum menschlichen Leben nicht achtlos gegenüberzustehen. Er verbietet, mutwillig damit zu experimentieren oder ein Geschäft damit zu betreiben. Daß jedoch nur ganz wenige der befruchteten Eizellen wirklich zur Weiterreifung gelangen und zahlreiche andere auch bei der verantwortlich durchgeführten Maßnahme absterben müssen, disqualifiziert diese aus sittlicher Sicht noch nicht grundsätzlich. Hier steht menschliche Bemühung in der Nähe dessen, was die Natur an unendlichem Überangebot für die Fortpflanzung des Lebens bereitstellt und nur zum geringsten Teil zur Reife bringen kann. Entscheidend ist, daß Ärzte und Eltern aus lauteren Motiven einem Kind zum Leben verhelfen wollen und nicht selbstherrlich oder gar zynisch über Leben verfügen.

Ob der Gesetzgeber eine Zeitgrenze von 14 Tagen nach der Befruchtung des Eies für die Forschung an Retortenembryos festlegen soll – wie es gegenwärtig in Großbritannien diskutiert wird –, ist in erster Linie eine Sache des Rechtswesens oder der Rechtspolitik. Ethik kann dafür allenfalls Plausibilitäts-, nicht aber strikte Beweisgründe hergeben. So wenig es aus ethischer Sicht belanglos ist, in welchem Wachstumsstadium sich ein Retortenembryo befindet, so irreführend muß es auch hier für die sittliche Orientierung sein, den Unterschied von Legalität und Moralität zu verwischen. Ein bestimmter experimenteller Umgang mit dem befruchteten Ei kann bei entsprechender Legalisierung in sittlicher Hinsicht durchaus auch vor dem Zweiwochenzeitpunkt verwerflich sein. Ebenso ist es möglich, daß ein Arzt oder Forscher auch jenseits des Termins in sittlicher Verantwortung tätig ist.

Wo vom Anspruch der Ethik die Rede ist, können nun einmal Gewissen und Gesinnung in ihrer Bedeutung nicht ausgeklammert werden, insbesondere nicht das Gewissen, das zur eigenen Verantwortung frei macht und das eigens die Verantwortung fordert! *Alle Versuche, das Gewissen durch eine Verrechtlichung oder Vergesetzlichung der Moral definitiv einzubinden, muß auch im Bereich der ärztlichen Ethik zur Unterhöhlung ihrer eigentlichen Grundlage führen, nämlich der in Freiheit wahrzunehmenden eigenen Verantwortung.*

Von hier aus fällt auch auf die Problematik der heterologen Befruchtung und der sog. Leihmutter ein maßgebliches Licht. Zugegeben, hier kommt – wie bereits angesprochen – weiteres Konfliktmaterial hinzu. Dieses verlangt größte Behutsamkeit gegenüber den schon angelaufenen Praktiken. Gleichwohl gilt es, auch hier die Chance von verantwortlicher Freiheit und freiheitlicher Verantwortung nicht grundsätzlich auszuschließen. Aus Gründen sozialer Ethik in einer wertpluralen Gesellschaft kann ich daher nicht unter allen Umständen für ihre Ablehnung eintreten. Eine nähere Diskussion dazu ist hier nicht mehr möglich. Sie sollte vor allem auf einer größeren als der bisher zur Verfügung stehenden Erfahrungsgrundlage geführt werden.

Literatur

BVerfGE (1975) Bundesverfassungsgerichtliches Urteil zur sog. Fristenregelung des Fünften Strafrechtsreformgesetzes (§ 218 a StGB a. f.) vom 25.2.1975. BVerf.GE Bd 39, S 1 ff

Diedrich K, Krebs D (1983) Extrakorporale Befruchtung und Embryotransfer in der gynäkologischen Praxis. In: Jüdes U (Hrsg) In-vitro-Fertilisation und Embryotransfer... S 25–43

Dippner H (1984) Die moderne Gen-Technik fordert eine neue Ethik. Hess Ärtzebl 8: 534–536

Eibach U (1983) Theologisch-ethische Beurteilung der extrakorporalen Befruchtung und des Embryotransfers beim Menschen – Gedanken eines evangelischen Theologen. In: U Jüdes. (Hrsg) In-vitro-Fertilisation und Embryotransfer... S.223–247

Gründel J (1983) Theologisch-ethische Beurteilung der extrakorporalen Befruchtung und des Embryotransfers beim Menschen – Gedanken eines katholischen Theologen. In: Jüdes U (Hrsg) In-vitro-Fertilisation und Embryotransfer... S 249–272

Jüdes U (Hrsg) (1983) In-vitro-Fertilisation und Embryotransfer (Retortenbaby). Grundlagen, Methoden, Probleme, Perspektiven. Wiss. Verlagsgesellschaft, Stuttgart

Petersen P (1985) Retortenbefruchtung und unser Bewußtsein von der Kindesankunft. Medizinische Hochschule, Hannover

Pfürtner S (1982) Die ungewollte Schwangerschaft als Thema sozialer Ethik. In: Poettgen H (Hrsg) Die ungewollte Schwangerschaft. Deutscher Ärzteverlag, Köln, S 29–46

Poettgen H (1982) Die ungewollte Schwangerschaft. Eine anthropologische Synopsis. Deutscher Ärzte-Verlag, Köln

*Kontrazeption und Kinderwunsch –
ein Spannungsfeld*

Schwangerschaft als Konflikt

H. Molinski

Eine Frau kann schwanger werden, und sie muß dann gebären. Es war daher nur realistisch, wenn die weibliche Befindlichkeit bis in unsere Tage hinein durch das Gefühl der Abhängigkeit von Natur und Schicksal mitbestimmt war.

Heute aber ist alles möglich geworden: Im Falle ungewollter Kinderlosigkeit kann medikamentös ein Eisprung ausgelöst werden; oder es kann eine künstliche Besamung durchgeführt werden, entweder mit dem Samen des Ehemannes oder aber mit Fremdsamen. Zur Verhütung von·Schwangerschaft stehen die verschiedensten kontrazeptiven Methoden zur Verfügung. Es gibt die verschiedensten sterilisierenden Operationen. Die Möglichkeit zur Interruptio steht im weiten Ausmaß zur Verfügung. Der Mensch von heute hat also Macht über Konzeption und Kontrazeption. Er weiß genau, daß seine Willenseinstellung weitgehend alles entscheiden kann. Das aber bedeutet auch eine neue und veränderte psychische Landschaft.

Wenn aber der Wille alles entscheiden kann, sollte man erwarten, daß das Vorliegen eines Schwangerschaftskonfliktes eher die Ausnahme geworden ist. Gibt es überhaupt noch Schwangerschaftskonflikte? Hier steht die ärztliche Erfahrung im Gegensatz zur Erwartung. Die klinische Erfahrung zeigt: bewußter Wille und untergründige Tendenzen stimmen oft nicht überein. Der scheinbar eindeutige Entschluß „Ich will kein Kind" schließt keineswegs das untergründige Verlangen nach einem Kind aus. Umgekehrt schließt der scheinbar eindeutige Wunsch nach einem Kind keineswegs die Wirksamkeit untergründiger Ängste und Befürchtungen aus. Das soll an einigen Beispielen illustriert werden.

1. Eine 30jährige Frau konnte nach der Geburt des einzigen Kindes 7 Jahre lang nicht mehr konzipieren. Sie wünschte sich aber ein weiteres Kind. Sie kam zur Klinik mit der Angabe, sie sei deshalb schon „5 Jahre lang in pausenloser ärztlicher Behandlung". Es wurde ein ovulationsauslösendes Mittel gegeben. Wenige Tage, nachdem sie wußte, daß die ersehnte Schwangerschaft eingetreten war, entwickelte die Patientin urplötzlich eine Zwangssymptomatik, in deren Mittelpunkt der Gedanke an Kindsmord stand. Sie zitterte am ganzen Körper, war steif, verkrampft, von Angst getrieben, daß sogar eine stationäre psychiatrische Behandlung notwendig wurde. Nach der Entbindung verschickte sie Geburtsanzeigen, die von „übergroßem Glück" sprachen. Schon wenige Wochen nach der Entbindung besprach sie mit dem Gynäkologen, daß sie jetzt unbedingt sofort ein drittes Kind haben wollte. In dieser dritten Schwangerschaft war sie wiederum psychisch schwer gestört.

Diese Patientin wollte also unbedingt ein weiteres Kind haben. Ihre bewußte Willensausrichtung kannte dabei weder Zweifel noch Bedenken. Untergründig aber regten sich Mordgedanken gegen das Kind. Da ihre Ängste vor einem weiteren Kind tief verdrängt waren, konnte die Patientin nicht zu einer bewußten Entscheidung kommen. Die unbewußten Ängste mußten sich vielmehr in der geschilderten Symptomatik äußern.

2. Ein junges Mädchen gab an, ihren Freund zu lieben und ein ungetrübtes Verhältnis zu ihm zu haben. Dennoch sagte sie ihm, Heirat sei ausgeschlossen, es sei denn, ihr Wunsch nach einer Schwangerschaft würde zuvor in Erfüllung gehen. Sie wurde schließlich auch schwanger. Sofort aber setzte ein ganz schweres Schwangerschaftserbrechen ein, das stationäre Behandlung erforderlich machte.
   Zweifellos wünschte auch diese Frau ein Kind. Aber die Symptomatik zeugte von der Wirksamkeit eines untergründigen Konfliktes.

3. Eine konflikthafte Einstellung zur Schwangerschaft zeigt sich oft auch, wenn man Frauen, welche um Interruptio bitten, nach ihrer kontrazeptiven Anamnese fragt. Nicht selten nämlich stellt sich heraus, daß diejenige Frau, die jetzt um Interruptio bittet, vorher die Pille heimlich weggelassen hat, ohne ihrem Mann etwas zu sagen; daß sie also alles getan hat, was nur möglich ist, um schwanger zu werden.

Die ärztliche Praxis zeigt also rein empirisch, daß die Einstellung zur Schwangerschaft in vielen Fällen konflikthaft ist. Und das, obgleich die Frau die Möglichkeit hätte, vom Willen her zu entscheiden, ob sie Kinder haben will oder nicht.

Eine theoretische Überlegung zeigt, daß die Einstellung zur Schwangerschaft fast unausweichlich konflikthaft sein muß, daß der Schwangerschaftskonflikt also eine universale Verbreitung hat.

Denn immer wo zwei Menschen etwas miteinander zu tun haben, besteht ein zumindest teilweiser Interessenkonflikt. Das gilt selbst für so optimale Bedingungen wie bei einem zufriedenen Ehepaar. *Er* hat vielleicht den besten Appetit um 12 Uhr, *sie* aber erst um 15 Uhr. Im Falle einer Schwangerschaft haben Vater und Mutter, deren Eltern und Schwiegereltern, das zu erwartende Kind, ja der Vermieter der Wohnung, die Nachbarn und die Gesellschaft unterschiedliche Interessen, Wünsche oder gar Rechte. Schwangerschaft geht also unausweichlich mit Interessenkonflikten einher.

Übrigens ist Schwangerschaft schon von den biologischen Grundlagen her durch Ambiguität gekennzeichnet, d.h. durch Züge, welche sich scheinbar wechselseitig ausschließen und damit unausweichlich Konflikthaftigkeit mit sich bringen. Ist der Fetus ein Teil der Mutter? Ist der Fetus ein einzigartiges biologisches Wesen? Unter rein biologischen Gesichtspunkten müssen beide Fragen gleichzeitig bejaht und verneint werden. Kaum etwas ist dem Menschen so unerträglich wie der Umstand, daß ein und dasselbe Phänomen mitunter in mehr als nur einer einzigen Bedeutung aufgefaßt werden kann oder muß.

Zusammenfassend läßt sich feststellen: Konzeption und Kontrazeption können heute weitgehend vom Willen her gesteuert werden. Und dennoch zeugen klinische Beobachtung und theoretische Überlegung von einer universalen Verbreitung des Schwangerschaftskonflikts.

Schwangerschaft als Motivationsgefüge

Die Einstellung zum Kind hängt von einem außerordentlich mannigfaltigen Motivationsgefüge ab. In diesem Motivationsgefüge spielen die unterschiedlichsten Wünsche, aber auch Ängste und Befürchtungen eine Rolle.

Der Wunsch nach dem Kind

Der Wunsch nach dem Kind ist in unserer weitgehend kontrazeptiv eingestellten Gesellschaft das interessantere Thema. Die Angst vor dem Kind ist allgemein bekannt. Der Wunsch nach dem Kind ist heute häufig verdrängt oder gar verpönt. Die Aussage, daß der Wunsch nach dem Kind universal verbreitet sei, ist daher für viele nicht annehmbar und bedarf einer eingehenderen Darstellung.

Vorweg sei jedoch betont, daß der Kinderwunsch und der Entschluß zu einem Kind zwei unterschiedliche Phänomene sind. Überall im Leben gibt es ein „Ich würde gerne", obgleich man sich vielleicht aus gewichtigen Gründen doch anders entscheidet. Der Entschluß zu einem Kind und der Entschluß gegen ein Kind sind nicht etwa Anzeichen einer Konfliktlosigkeit. Ein solcher Entschluß ist vielmehr das Resultat einer Auseinandersetzung mit konflikthaften Tendenzen und stellt eine gelungene Konfliktlösung dar.

Es besteht Meinungsverschiedenheit darüber, ob es gerechtfertigt ist, von einem biologisch begründeten Muttertrieb zu sprechen. Ein solcher Erklärungsversuch kann weder belegt noch widerlegt werden. Andere sagen, der Wunsch nach dem Kind sei ja „nur" kulturell bedingt; das Individuum würde lediglich einer Rollenerwartung entsprechen. Auch diese Aussage kann weder belegt noch widerlegt werden. Aussagen, welche weder verifiziert noch falzifiziert werden können, sind aber ohne wissenschaftliche Bedeutung.

Wohl aber können durch die Beobachtung im ärztlichen Gespräch viele unterschiedliche Motivationen für den Wunsch nach einem Kind nachgewiesen werden. Vielfache Wünsche können am besten durch ein Kind befriedigt werden.

1. Bei Mann und Frau findet sich das Bedürfnis, die Bedürfnisse des anderen zu stillen. Sullivan nennt das Bedürfnis, die Bedürfnisse eines anderen zu befriedigen, Zärtlichkeit oder genauer gesagt: das Bedürfnis, Zärtlichkeit zu spenden. Das gilt insbesondere für die Bedürfnisse eines kleinen, hungrigen, vielleicht nassen und frierenden, hilfsbedürftigen Wesens. Wer würde nicht gerne ein solches Baby auf den Arm nehmen und es haben wollen, um dieses eigene Bedürfnis, Zärtlichkeit spenden zu können, zu stillen? Daß man sich dennoch vielleicht gegen ein Kind entschließt, weil man den Preis nicht zahlen möchte, macht das Bedürfnis, die Bedürfnisse eines anderen Menschen zu stillen, nicht unwirksam. Dasselbe Bedürfnis ist übrigens auch bei manchen Tieren, welche hilflose fremde Wesen aufnehmen, zu beobachten.

   Zu dem Bedürfnis nach Zärtlichkeit gehört auch das Bedürfnis, Hautkontakt zu geben und zu empfangen; z.B. ein Baby bei der Körperpflege zu berühren, es auf dem Arm zu wiegen.

   Ein Kind erlaubt nicht nur die Befriedigung des eigenen Bedürfnisses, Zärtlichkeit zu spenden. Umgekehrt kann man sich auch mit der zärtlichen Bedürfnisbefriedigung des Kindes identifizieren. Der Wunsch nach dem Kind verbirgt den Wunsch, selber noch einmal wie ein Kind Zärtlichkeit empfangen zu dürfen.

2. Verwandt, aber nicht identisch damit ist das Bedürfnis der Frau, eine biopsychische Symbiose mit dem Kind einzugehen und zu erleben, wie das Kind sich schrittweise mit Hilfe der Mutter aus dieser Symbiose heraus zu einem Individuum entwickelt. Psychoanalytiker wie Winnicott und Spitz oder Margaret Mahler

haben diese biopsychische Verzahnung von Mutter und Baby anschaulich geschildert. Das Erleben der Aufzucht eines Kindes kann eine starke Triebkraft hinter dem Wunsch nach dem Kind sein. Viele Frauen, deren Kinder schon größer sind, sagen, daß sie diese Mutter-Kind-Verzahnung in der Aufzucht eines kleinen Kindes so gerne noch einmal erleben würden.

3. Es ist ein Unterschied, ob man ein Kind gebären, es großziehen oder haben, besitzen möchte.

Manchen Frauen, welche den Gedanken an ein Kind weit von sich weisen würden, weil ihnen die Aufzucht eine zu große Last bedeutet, sagen strahlend, wie gern sie dennoch ein Kind gebären würden. Sie haben Freude an der Funktion und Physiologie ihrer weiblichen Organe. Eine dieser Frauen z. B. registrierte auch immer voller Befriedigung ihren Eisprung. Es handelt sich um Funktionslust, vergleichbar etwa der Lust an Muskelbewegung.

Bei den drei genannten Motivationen handelt es sich zwar nicht um einen biologischen Muttertrieb; wohl aber handelt es sich um biologisch verankerte Wünsche und Motivationen.

4. Die Geschlechtsidentität entfaltet sich über unterschiedliche Entwicklungsstufen. Schon in einer ganz frühen Entwicklungsstufe, in der sog. ödipalen Phase, kommt es zu einer Verknüpfung zwischen sexuell getönter Liebe und dem Wunsch nach dem Kind. Das Kind tritt nämlich in eine Romanze mit dem gegengeschlechtlichen Elternteil ein. In dieser Romanze spielt aber der Wunsch nach einem Kind mit dem gegengeschlechtlichen Elternteil eine zentrale Rolle.

Wie fest diese Verknüpfung durch das ganze Leben hindurch bleiben kann, soll durch ein Fallbeispiel illustriert werden.

Eine 26jährige Patientin und ihr Ehemann wollten unter keinen Umständen „Kinder in die Welt setzen". Angesichts der Überbevölkerung, der wirtschaftlichen und politischen Probleme wäre die Verantwortung untragbar. Gleichzeitig sagte die Patientin aber, sie wisse nicht, ob er sie und sie ihn richtig lieben würden. Denn in ihrem untergründigen Erleben kann ein Mann, welcher ihr kein Kind gönnt, auch nicht lieben und umgekehrt.

Der Wunsch nach dem Kind kann also auch in der Psychogenese des Individuums seinen Ursprung haben.

5. Das Bild, welches ein Individuum von der Männlichkeit und von der Weiblichkeit hat, stellt eine außerordentlich wichtige psychische Wirkkraft dar. Das in dem betreffenden Fall gültige Bild der Männlichkeit oder auch der Weiblichkeit mag aber das Kind mit einschließen. Oft wird ein Kind gewünscht, um sich selber und auch den Partner in Übereinstimmung mit dem Bild der Männlichkeit und dem Bild der Weiblichkeit zu bringen. Diese recht elementare Motivation ist nicht etwa mit dem Wunsch gleichzusetzen, der sozialen Norm zu entsprechen. Eine Variante des Wunsches nach Übereinstimmung mit der eigenen Geschlechtsidentität liegt in der Vorstellung, nur mit einem Kind sei man voll erwachsen.

6. Der Wunsch, sich zu verewigen, bzw. der Wunsch, über den Tod hinaus nachzuwirken, führen häufig zu dem Wunsch nach einem Kind. Dabei sind verschiedene Untergruppen von Wünschen und Erwartungen zu unterscheiden.

a) Manchen kommt es auf den biologischen Aspekt an. Im Kind wird das Weiterleben der eigenen körperlichen Existenz, der eigenen Erbmasse erlebt.

b) Bei anderen spielen eher soziologische Vorstellungen eine Rolle. Es geht um das Fortleben der Familie, des Geschlechts, des Namens.

c) Es kann um das Fortleben in materieller Hinsicht gehen. Es wird ein Erbe gewünscht.

d) Es kann aber auch um das Fortleben in ideeller Hinsicht gehen: der Wunsch nach demjenigen, welcher die eigene Aufgabe fortsetzt, welcher das eigene geistige und kulturelle Erbe aufnimmt und weitergibt.

e) Letzterer Wunsch ist weitgehend identisch mit dem Wunsch nach der Weitergabe der eigenen Persönlichkeit.

Zwei klinische Beispiele:

Eine junge Frau wußte, daß sie wegen Störungen in der Samenbildung des Mannes keine Kinder erwarten konnte. Da ließ sie sich mit Absicht von einem ihr fast unbekannten Mann schwängern, um dennoch ein Kind zu haben. Der Ehemann, welcher unter seiner Kinderlosigkeit litt, akzeptierte dieses außereheliche Kind nicht nur, sondern er begrüßte es sogar als eine Chance für sich selber. Er sagte: „Das Biologische kann ich ja nicht; aber das geistige Erbgut kann ich dem Kind doch weitergeben."

Ein anderes infertiles Ehepaar war sich hinsichtlich einer Adoption uneins. Er sagte, er würde ein Kind haben wollen, welches eine schöne Mischung beider Ehepartner darstellen sollte. Deshalb würde er gern ein Kind mit seiner Frau haben, nicht aber adoptieren wollen. Sie dagegen wollte ein Kind adoptieren und erklärte: „Was ist schon ein bißchen Chromosomensatz von dir und mir? Ich möchte dem Kind meine eigene Persönlichkeit übermitteln können. Das ist doch wichtiger als die paar Gene." Sie malte dann aus, daß ihr daran lag, die Denkweise, die Mentalität und das Kulturgut ihrer Familie und ihrer gesellschaftlichen Schicht weiterzugeben.

7. Das Kind verkörpert die Hoffnung auf eine bessere Welt. In diesem Sinne kommt das Symbol Kind in vielen Religionen vor. Es geht auch um die Hoffnung, daß das Kind an die Stelle der eigenen nicht gelungenen Selbstverwirklichung treten möge.
Weitere Quellen für den Wunsch nach dem Kind sollen wenigstens kurz angedeutet werden:

8. Beim Mann der Wunsch, die eigene Potenz unter Beweis zu stellen; bei der Frau der Wunsch, ihre genitale Intaktheit zu beweisen.

9. Der Wunsch, sich vollständig zu fühlen.

10. Der Wunsch, das Kind vorzeigen zu können, um Sozialprestige zu erreichen, um darauf stolz sein zu können, um der sozialen Norm zu entsprechen.

11. Der Wunsch nach dem Kind als Besitz.

12. Der Wunsch, durch das Kind Abhängigkeit vom Mann oder - manchmal genau umgekehrt - Unabhängigkeit von den Eltern zu gewinnen.

13. Oft wird ein Kind gewünscht, um die eigene Egozentrizität, den eigenen Narzißmus überwinden zu können. In diesem Sinne wird das Kind mitunter als „Erlösung" erlebt, Kinderlosigkeit dagegen als besonders schmerzhaft. „Nur für mich da sein" wird als schmerzhaft erlebt. Manche Frau in der Menopause sagt: da sie keine Kinder habe, wisse sie nicht, wofür sie überhaupt gelebt habe.

14. Der Wunsch, Leben zu spenden, Leben weiterzugeben, hat eine ähnliche Motivation. Aber es handelt sich um eine Motivation, die wiederum mehr zu dem biologisch zentrierten Erleben gehört. Hier kommt es nicht darauf an, sich selber zu verewigen, sondern das Leben weiterzugeben. Der Zustand der Fruchtbarkeit wird als schön erlebt.

15. Auf einer psychisch reifen Stufe des Erlebens kommt ein weiteres Motiv hinzu. Es handelt sich um den Wunsch nach dem Kind von dem Partner, für den Partner und zusammen mit dem Partner (wie es z. B. der oben unter 6 e) erwähnte Ehemann zum Ausdruck gebracht hat). Au-

ßerdem wird das Kind auf dieser Ebene des Erlebens als ein Individuum in eigenen Rechten gewünscht; nicht so sehr als etwas, was man nur für sich selber haben möchte.

Der Wunsch nach dem Kind stammt also teilweise aus sehr archaischen, mehr biologisch orientierten Schichten des Erlebens; teilweise aus egoistischen und Ich-bezogenen Motiven; teilweise aber aus mehr objektgerichteten Motiven.
Die Natur sichert die Fortpflanzung der Gattungen in hundertfacher Weise. Beim Menschen liegt die vielfache Sicherung der Fortpflanzung:

a) in der Stärke des Kopulationstriebes,
b) in der Sehnsucht nach dem Bild des Gegengeschlechts.
c) in den mannigfaltigen Motiven und Wünschen, welche am besten durch ein Kind ihre Erfüllung finden können.

Angst vor dem Kind

Das Thema Angst vor dem Kind ist im Zeitalter der Kontrazeption bewußtseinsnäher und wird sehr viel weniger tabuisiert. Jeder weiß auf Anhieb, was gemeint ist. Eine detaillierte Aufzählung der konkreten Gründe, derentwegen ein Kind abgelehnt wird, würde daher eher langweilig wirken. Wohl aber sollen unterschiedliche Typen von Angst vor dem Kind herausgearbeitet werden. Diese Einteilung der unterschiedlichen Ängste vor dem Kind hat eine Konsequenz für die Praxis der Schwangerschaftskonfliktberatung.

1. Angst vor dem Kind aus realen Schwierigkeiten

a) Das Kind beansprucht Geld, Zeit, Mühe, Wohnraum. Die eigenen Möglichkeiten der Eltern werden beeinträchtigt.
b) Für die Frau bringt ihre dreifache Rolle als Gattin, Mutter und Berufstätige Streß und die Gefahr der Überforderung mit sich.
c) Das Kind läßt neue Abhängigkeiten entstehen; es ergeben sich Probleme für Gleichberechtigung und Emanzipation.
d) Konflikte mit Dritten sind, wie schon gesagt, unausweichlich.
e) Ein Kind kann auch heute noch Leben und Gesundheit der Mutter gefährden.
    Ein Kind kann also viele Unannehmlichkeiten mit sich bringen, die in der äußeren Realität, in den Interessen des Kindes und in den Interessen Dritter begründet sind. Dabei spielen biologische, wirtschaftliche, rechtliche, interpersonale und kulturelle Faktoren eine Rolle.
f) In zunehmendem Ausmaß betrachten wir nicht nur individualpsychologische, sondern auch sozialpsychologische Faktoren. Denn es gibt Phänomene, welche nicht auf dem Boden eines einzelnen Individuums, sondern auf dem Boden mehrerer, einer Gruppe, zustande kommen. So gehen vom sozialen und kulturellen Umfeld auch viele Einflüsse aus, welche den Wunsch nach einem Kind beeinträchtigen können. Hierher gehören mancherlei Überzeugungen, Ideen, Leitbilder, Werte und Bewertungen. Ehe und andere traditionelle Werte werden zunehmend in Frage gestellt. Eine weit verbreitete Unsicherheit bezüglich der Werte und Leitbilder stellt heute eine mächtige Wirkkraft dar.

Jedes Individuum gehört gleichzeitig unterschiedlichen Gruppen an: religiösen und weltanschaulichen, politischen, beruflichen Gruppierungen, der engeren und weiteren Familie, der Haus-, Straßen- oder Dorfgemeinschaft. Durch die gleichzeitige Identifizierung mit den Wertvorstellungen verschiedener Gruppen kann die Einstellung zur Schwangerschaft in sich selbst widersprüchlich werden. Beispiel:

Ein 16jähriges Mädchen z.B. wurde von dem Arzt zur Interruptio in die Klinik eingewiesen. Sie kam in Begleitung ihrer Lehrerin. Das junge Mädchen aber wollte das Kind unbedingt austragen und die Mutter des jungen Mädchens hatte sofort ihre Bereitschaft ausgedrückt, das Kind zu übernehmen. In den folgenden Monaten der Schwangerschaft machte die Lehrerin dem jungen Mädchen ständig Vorhaltungen, daß doch eine Unterbrechung das richtige gewesen wäre, zumindest müsse das Kind zur Adoption freigegeben werden. So können Fürsorgebehörden, Lehrer und andere Instanzen das Austragen einer Schwangerschaft verpönen, während die Familiengruppe die Schwangerschaft akzeptiert.

Solche realen äußeren Schwierigkeiten stellen sich dem Wunsch nach dem Kind entgegen und sind ebenso universal verbreitet wie dieser. Aus manchen Gründen mag die Schwangerschaft erwünscht sein, aus anderen aber gefürchtet werden. So geht Schwangerschaft, von vielleicht seltenen Ausnahmen abgesehen, immer mit psychischem Konflikt einher.
Dabei darf man aber äußere Not und Schwierigkeiten nicht einfach mit dem psychischen Konflikt gleichsetzen. Denn unterschiedliche Frauen können auf ein und dieselbe Schwierigkeit unterschiedlich antworten. Die eine krebskranke Frau mag um Interruptio bitten; die andere aber möchte genau umgekehrt noch ein Kind gebären, bevor sie stirbt. Zu einer psychischen Wirkkraft, welche sich gegen den Kinderwunsch stellt, werden die schwierigen äußeren Umstände also erst durch die bewertende Antwort der Frau. Die äußeren Schwierigkeiten werden internalisiert, der äußere Konflikt wird verinnerlicht, also zu einem inneren Konflikt.
Viele, die sich mit Schwangerschaftskonfliktberatung befassen, erkennen nicht die Rolle dieses psychischen Konflikts. Sie meinen, der Konflikt, den es zu lösen gilt, sei im wesentlichen äußere Not, äußerer ungünstiger Umstand.

2. Angst vor dem Kind wegen realer psychischer Schwierigkeiten und Aufgaben

Schwangerschaft und Mutterschaft verlangen, daß man mancherlei psychischen Aufgaben und Triebkonflikten gerecht werden muß. Diese psychischen Aufgaben bringen aber auch Konfliktstoff mit sich, und daraus kann die Angst vor dem Kind entstehen.
Als einziges Beispiel sei die Problematik um Selbstbehauptung und Hingabe angedeutet. Eine Frau mag sich durch den biologischen Vorgang der Schwangerschaft als Individuum überwältigt fühlen. Der Umstand, gezwungen zu sein, es geschehen zu lassen, kann aber als eine Erniedrigung erlebt werden, u.a. auch als eine erniedrigende Ungleichheit dem Mann gegenüber. Die Frau kann nun in einem Versuch der Selbstbehauptung rebellieren, oder aber sie kann die Abhängigkeit von Natur und Schicksal stillschweigend akzeptieren.

3. Angst vor dem Kind aus neurotischen Schwierigkeiten

In der Schwangerschaft können aber auch neurotische, d. h. irrationale Ängste und Konflikte mobilisiert werden.

Die stichwortartige Aufzählung einiger neurotischer Konflikte muß genügen.

Infantile Frauen können befürchten, daß sie durch das Kind die übermäßig enge Beziehung zur eigenen Mutter verlieren.

Der Umgang mit dem kleinen Kind macht es für die Mutter notwendig, sich zeitweilig der Bewußtseinslage des Kindes anzupassen. Einseitig intellektuell eingestellte Frauen können vor dieser zeitweiligen Regression der eigenen Bewußtseinslage Angst haben. Sie haben Angst vor der genannten Symbiose.

Verwandt damit ist die Angst, als Mutter nur noch ein Werkzeug der Natur zu sein.

Andere Frauen haben Angst davor, sich in der eigenen Nur-Mütterlichkeit zu verlieren.

Mehr zwanghaft strukturierte Frauen können Angst für das Wohlergehen des Kindes haben: Angst, ob sie dem Kind gerecht werden können. Dieselbe Angst steckt übrigens hinter manchen Stillstörungen.

Wiederum andere Frauen befürchten, infolge des Kindes an sexueller Attraktivität zu verlieren. Sie können befürchten, anderen Frauen gegenüber weniger konkurrenzfähig zu werden.

Manche Schwangere ahnt schon das Problem, daß sie später das Kind „wieder hergeben", es in die eigene Individualität entlassen muß. Auch diese Perspektive kann mit neurotischen Ängsten besetzt sein.

Nicht unterschätzt werden sollte die Angst vor der Rache des Kindes, vor der Rache der jungen Generation. Diese Angst ist z. T. real begründet.

Es kann Angst vor den eigenen Todeswünschen dem Kind gegenüber vorliegen; Angst vor der eigenen Aggressivität dem Kind gegenüber.

Bei schwerer Störung des Selbstwertgefühls einschließlich des eigenen Körperbildes findet sich mitunter die Angst: „Das Kind könnte so werden wie ich."

Es gibt also eine kaum übersehbare Anzahl neurotischer Konflikte in bezug auf Schwangerschaft und Geburt. Nicht selten wirken diese übrigens zurück auf die Einstellung zu den erwähnten realen Schwierigkeiten, auf die Einstellung zu der äußeren Not: Erst durch die Wirksamkeit solcher geheimen neurotischen Konflikte wird dann die äußere Notsituation, welche von der Frau bei Bitte um Interruptio vorgetragen wird, zu einer inneren Notsituation.

Es sei noch einmal zusammengefaßt: Der Wunsch nach einem Kind und die Angst vor einem Kind sind im allgemeinen eng miteinander verknüpft. Die Angst vor dem Kind kann auf realen Gegebenheiten, aber auch auf neurotischen Konflikten beruhen. Der Entschluß zu einem Kind oder der Entschluß gegen ein Kind dürfen nicht voreilig als Anzeichen von Konfliktlosigkeit gewertet werden, sondern stellen den Versuch einer Konfliktlösung dar.

Die spontane Konfliktlösung der Gesunden

Die psychisch gesunde Frau findet spontan eine Konfliktlösung. Diese besteht nicht etwa darin, daß die Frau den Konflikt aufheben, nicht existent machen wollte.

Für die vielen in der Realität begründeten Konflikte wäre das überhaupt nicht möglich. Ganz im Gegenteil: die Gesunde ist sich der in der Realität begründeten Interessenkonflikte bewußt und sie drückt sich nicht um das Erleben dieser Konflikthaftigkeit.

Gerade dadurch ist sie aber in der Lage, den notwendigen Kompromiß zustande zu bringen. Sie ist in der Lage, die Befriedigung ihres Wunsches aufzuschieben, bis Vernunft und Realität die Erfüllung erlauben. Sie ist in der Lage, die vorhandenen Mittel, wie etwa fertilitätsfördernde Maßnahmen oder Kontrazeption, adäquat einzusetzen. Gerade weil die Gesunde sich in der Realität begründeten Konflikte bewußt bleibt, ist sie in der Lage, einen Kompromiß zwischen den eigenen Interessen, den Interessen des Kindes und den Interessen Dritter fertigzubringen. Das schließt die Fähigkeit und die Bereitschaft zu bewußtem Verzicht mit ein.

Die normale Konfliktlösung besteht dann darin, daß die Frau zu einer Antwort, zu einer Entscheidung kommt. Sie entscheidet sich für ein Kind oder gegen ein Kind; oder aber sie führt keine willentliche Entscheidung herbei, ist aber bereit, eine eingetretene Schwangerschaft oder auch Kinderlosigkeit zu akzeptieren.

Es sei noch einmal betont, daß bei einer gesunden Lösung die jeweils andere Seite bewußt bleibt und immer mitschwingt, nicht im Sinne eines Zweifelns und Grübelns, wohl aber in einem Gefühl dafür, daß bei jeder Entscheidung ein Preis in Kauf zu nehmen ist.

Es seien drei Arten von Pseudokonfliktlösung erwähnt.

1. Viele sagen, die gesunde Lösung des Schwangerschaftkonflikts sei das absolute Wunschkind, was keineswegs dasselbe ist wie das erhoffte und gewünschte oder das akzeptierte Kind. Nach der weit verbreiteten Ideologie des absoluten Wunschkindes kennen die Ehepartner nichts anderes als den konfliktlosen Wunsch nach einem Kind; das Kind ist ihr ein und alles, und es wird eitles Glück bringen. Viele solche Ehepaare erscheinen in der Fertilitätssprechstunde; aber gerade in dieser Sprechstunde muß man häufig die Beobachtung machen: wenn es nach langem Kinderwunsch doch zu einer Empfängnis gekommen ist, treten auf einmal nervöse und familiäre Störungen auf, oft von erheblichem Ausmaß. In den Erziehungsberatungsstellen ist zu beobachten, daß gerade die sog. Wunschkinder nur allzu oft infolge einer ungünstigen Einstellung der Eltern zu gestörten Kindern werden. Gerade beim absoluten Wunschkind – wo ja die eine Seite des Konflikts unbeachtet bleibt – mangelt es oft an einer gesunden Konfliktlösung.

2. Eine andere Ideologie geht vom Begriff der Mütterlichkeit aus. Eine Frau mit wahrer Mütterlichkeit würde über jedes weitere Kind immer nur glücklich sein. Diese Ideologie verlangt von der Frau, daß sie alle ihre Kinder konfliktfrei haben müsse; wenn sie einen Konflikt habe oder gar zum Ausdruck bringe, sei sie eine schlechte Mutter.

3. Die Schwangerschaftskonfliktlösung kann auch in gewollter Kinderlosigkeit bestehen. Bei einem Teil der gewollt kinderlosen Ehen handelt es sich aber um eine Pseudokonfliktlösung, wie an zwei Fällen illustriert werden soll.

Der Mann arbeitete als Mschinenschlosser, hatte sich zum Techniker fortgebildet und verdiente überdurchschnittlich gut; seine Frau verdiente als Lehrerin ebenfalls gut. Dieses Ehepaar konnte sich alles leisten, was es nur wünschen mochte. Beide wollten nicht durch Kinder gestört sein, sie wollten nicht verzichten und teilen müssen. Beide schienen sich in ihrer egoistischen Ausrichtung durchaus zufrieden zu fühlen und gaben an, eine zufriedenstellende Ehe zu führen. Man würde also von einer geglückten Lösung sprechen wollen – wenn sich beide nur nicht so isoliert und aufgabenlos gefühlt hätten.

Ein Forscherehepaar arbeitete am selben Institut, er meist bis tief in die Nacht hinein, sie aber ging gewöhnlich früher nach Hause. Beide waren schizoide, kontaktgestörte Persönlichkeiten. Beide wollten die Ehe kinderlos halten. Denn sie ahnten, daß insbesondere er, aber auch die eheliche Beziehung durch ein Kind zu sehr belastet werden könnte. Dennoch war die Ehe durch die gewollte Kinderlosigkeit gefährdet. Denn die Frau wurde von dem bohrenden Gefühl beeinträchtigt: „Wenn der Mann kein Kind mit mir will, ist er egoistisch und liebt mich nicht." Sie fing an, den Verkehr zu vermeiden; er fing an, regelmäßig Prostituierte zu besuchen. Als sie das merkte, verstieß sie ihn; er aber brachte die Klage vor, er habe ihr doch „die soziale Treue" gehalten.

Was hat der Gynäkologe mit der Schwangerschaftskonfliktlösung zu tun?

1. Der Gynäkologe bietet äußere Maßnahmen an

Der Gynäkologe stellt die technischen Möglichkeiten seines Faches zur Verfügung: Ovulationsauslösung, Insemination, Kontrazeption, Sterilisation, Interruptio.

Was aber bewirken diese Maßnahmen? Sie verändern lediglich die äußere Realität, gemäß der bewußten Willenseinstellung der Frau.

Der Gynäkologe sollte sich über folgenden Zusammenhang im klaren sein: Wenn die äußere Realität infolge der gynäkologischen Maßnahmen geändert wird, ändert sich zwar auch der Konflikt (die Gewichte innerhalb des Konfliktes werden ja verlagert), aber die innere Konflikthaftigkeit selber wird nicht aufgehoben.

Bei der psychisch Gesunden genügen diese Maßnahmen. Sie kommt mit den verbleibenden psychischen Konflikt zurecht, und der Arzt sollte sich nicht weiter einmischen.

2. Der Gynäkologe gibt manchmal Hilfestellung beim Umgang mit dem psychischen Konflikt

Bei der psychisch gestörten Frau, welche keine hinreichende Lösung der inneren Konflikte fertigbringen kann, macht man eine überraschende Beobachtung. Auch bei ihr verändern die gynäkologischen Maßnahmen natürlich die äußere Realität gemäß der bewußten Willenseinstellung, so daß kein Schwangerschaftskonflikt mehr da zu sein scheint. Auf einmal aber wird die Sprechstunde schwierig: es treten Komplikationen, nervöse Nebenwirkungen, Mißverständnisse auf. Der Schwangerschaftskonflikt wird also nur allzu oft verschoben: auf die gynäkologischen Maßnahmen, auf den Arzt, auf die Gesellschaft. Für die Patientin ist z. B. auf einmal die kontrazeptive Methode genauso problematisch wie es vorher ihre Einstellung der Schwangerschaft gegenüber war. Ein typisches Beispiel ist die Angst vor Krebs, welche nicht nur bei der Pille, sondern mitunter gegenüber allen kontrazeptiven Methoden geäußert wird. Manche befürchten, das Kondom würde Krebs verursachen. Andere wiederum befürchten, genau umgekehrt, ungeschützter Verkehr (ohne Kondom) könnte Krebs verursachen. Zum Beweis für diese Annahme wies eine Frau darauf hin, daß die erste Frau ihres Mannes an Unterleibskrebs gestorben sei.

Wieso aber ist das Thema Krebs so eng mit dem Thema Konzeption und Kontrazeption verbunden? Das Kind kostet Geld und zehrt an den Möglichkeiten und Kräften der Mutter: es ist u. a. auch ein „Mitesser", ein oraler Konkurrent. Kann diese Angst besser ausgedrückt werden als durch das Symbol eines von innen auffressenden Krebses? Der Schwangerschaftskonflikt ist hier also verschoben auf das kontrazeptive Mittel.

Der Schwangerschaftskonflikt kann aber auch in das Verhältnis zum Arzt hinein verlagert werden. Es treten plötzlich die erwähnten Mißverständnisse auf, und die Sprechstunde wird schwierig.

Offenkundig ist die Verschiebung des Schwangerschaftskonflikts oft bei der Bitte um Interruptio. Die Patientin hat mit dem Konflikt scheinbar nur noch wenig zu tun: sie bekommt ihre Indikation, und der Arzt übernimmt damit die Verantwortung. In aller Schärfe wird dann aber der Konflikt in der Brust des Arztes, im Beratertcam und in der Gesellschaft ausgetragen.

In vielen Fällen von verschobenem Schwangerschaftskonflikt kann der Gynäkologe sich offensichtlich nicht mehr damit begnügen, lediglich von den technischen Möglichkeiten seines Faches Gebrauch zu machen; er muß sich der Aufgabe des Umgangs mit den psychischen Konflikten seiner Patientinnen stellen. Wie aber kann er das tun? Die weiten Möglichkeiten der gleichzeitig biologisch, psychologisch und sozial orientierten Sprechstunde des Gynäkologen würden eine gesonderte Darstellung erfordern.

Die Wahl der Verhütungsmittel – bewußte und unbewußte Motive

I. Munk und O. Jürgensen

Alltagsrealität

Folgende Szenen, die wir nur schlaglichtartig beschreiben wollen, dürften dem Frauenarzt aus seiner alltäglichen Praxis bekannt vorkommen: Eine 18jährige Schülerin setzt die Pille ab, die sie bisher gut vertragen hat und möchte unbedingt eine Spirale. Oder: Eine 42jährige Hausfrau, die stark raucht und ständig unter Kopfschmerzen leidet, möchte auf jeden Fall die Pille weiternehmen. Oder: eine 25jährige Studentin hat den 2. Schwangerschaftsabbruch hinter sich, weigert sich aber, Verhütungsmittel anzuwenden, weil sie für den Körper schädlich seien.
Beratung über mögliche Verhütungsmittelalternativen ist in diesen Fällen meist zwecklos; die Entscheidung ist nicht beeinflußbar. Die Bestimmtheit, mit der die Entscheidung verteidigt wird, läßt auf psychische Hintergründe schließen, die der Klientin selbst oft nicht bewußt sind. Diese unbewußten Motive, die nicht selten der bewußt geäußerten Intention entgegengerichtet sind, sollen im Zentrum dieses Beitrags stehen. Einen breiten Raum werden die sog. „natürlichen Verhütungsmittel" einnehmen, die zunehmend an Bedeutung gewinnen.

Vorstellungen über Pille und Spirale

Schon in zwei früheren Arbeiten haben wir uns mit der Motivation von Frauen für die Wahl oder Ablehnung eines Verhütungsmittels befaßt. Die Akzeptabilität ist ja zu einem zentralen Begriff in der wissenschaftlichen Diskussion geworden, um den subjektiven, von der Frau ausgehenden Faktor zu bestimmen. Wir wollten diesen Begriff nicht mehr nur als irrationale, der Beratung und Tätigkeit des Arztes entgegenwirkende Größe definieren, sondern der bewußten und unbewußten Trieb- und Abwehrdynamik der einzelnen Frau auf die Spur kommen, soweit das mit unseren Untersuchungsmethoden möglich war. Wir interviewten Frauen, die von der Pille zur Spirale wechseln wollten, und Frauen, die bereits eine Spirale hatten.
Fassen wir die Ergebnisse kurz zusammen: Die Wahl der Spirale ist in unserem Klientel von starken aggressiven Affekten gegenüber der Pille begleitet. Die Pille löst entweder unangenehme Körpersensationen aus, oftmals entsprechend den Veränderungen bei einer Schwangerschaft, oder sie setzt starke Ängste über die destruktive Wirkung auf den Körper frei. Während die Pille in ihrer zerstörerischen Wirkung nicht mehr zu kontrollieren ist, können diese diffusen Ängste mit der Spi-

rale gemildert werden: sie liegt als abgegrenztes Objekt in der Gebärmutter, für viele Frauen an der Grenzfläche zwischen Innen und Außen, und ist jederzeit entfernbar.

Mit der Spirale können die Aggressionen stärker auf äußere, haßbesetzte Objekte abgeleitet werden. Während die Pille die Frauen in ihren eigenen Vorstellungen zu Opfern macht, werden sie durch die Spirale zu Tätern. Aggressive Phantasien gegen den Mann, der einen schwanger machen kann, gegen den Fetus oder die in den Uterus introjizierte Mutter werden deutlich. Die Spirale wird zum Träger dieser Phantasien und entlastet dadurch von Schuld: nicht die Frau selbst, sondern die Spirale tötet und zerstört. Obendrein fällt die Spirale in die Verantwortung des Arztes, der sie eingelegt hat. Auch bei einer evtl. eintretenden Schwangerschaft ist er für die Abtreibung zuständig, während die Frau von Schuld und Vorwürfen frei bleibt.

Frau und Natur – in der Theorie

Bereits bei Abschluß der letzten Arbeit konnten wir zunehmend einen Trend zu sog. natürlichen Verhütungsmitteln, wie Diaphragma, Temperatur- und Billings-Methode, feststellen. Was zunächst nur in feministischen Kreisen Thema war, wirkt sich zunehmend auch auf breitere Bevölkerungsschichten aus. So hat sich der prozentuale Anteil von Frauen mit Berufen ohne Hochschulabschluß, die wegen natürlicher Verhütung in unsere Sprechstunde kommen, in den letzten beiden Jahren von 12 auf 22% verdoppelt.

Vor ca. 15 Jahren begann in feministischen Kreisen die Auseinandersetzung mit der Beziehung zwischen Mann und Frau, mit Sexualität, mit Mutterschaft und mit Verhütung. Es folgt eine kurze Darstellung des Diskussionshintergrundes, um ein besseres Verständnis der Gefühle und Forderungen zu ermöglichen, mit denen uns die Frauen konfrontieren.

Der zentrale Inhalt der Diskussion war nicht nur der Kampf um die Gleichberechtigung der Frau. Der Ansatz war weitreichender: die Frauen versuchten, die Prinzipien patriarchalischer Herrschaft in Frage zu stellen. Diese drückten sich nach feministischer Theorie insbesondere im Verhältnis zur Natur aus. Wissenschaft und Produktion in der patriarchalischen Gesellschaft hätten zum Ziel, die Natur untertan zu machen und zu beherrschen. Konsequenz eines solchen Gewaltverhältnisses könne nur die Zerstörung von Mensch und Natur sein. Demgegenüber forderte die feministische Bewegung einen gegenseitigen friedlichen Austausch zwischen Mensch und Natur. Sie sah diese anderen Prinzipien in prähistorischen matriarchalischen Zivilisationen verwirklicht.

Als Teil der Natur wurde der weibliche Körper begriffen: Sexualität, Schwangerschaft, Verhütung und Geburt seien den Frauen durch männlich bestimmte Wissenschaft und Technik entfremdet und ihrer Verfügung entzogen.

Frau und Natur – Auswirkungen in der Praxis

Von diesem theoretischen Hintergrund her läßt sich die Ablehnung herkömmlicher Verhütungsmittel wie Pille und Spirale erklären. Dies sei an folgenden Punkten verdeutlicht:

1. Es besteht eine grundsätzlich kritische Einstellung gegenüber neuzeitlicher Naturwissenschaft. Die Ratschläge von Gynäkologen als Vertretern dieser Wissenschaft, Pille und Spirale als Produkte dieser Wissenschaft werden abgelehnt.
2. Natur und nicht Technik sollen den Umgang mit dem weiblichen Körper bestimmen, wie sich in der Diskussion über die natürliche Geburt oder über natürliche Verhütung zeigt.
3. Die Verfügung über den weiblichen Körper soll männlich bestimmten Institutionen entzogen werden. Daraus resultiert die Ablehnung der Gynäkologie, stattdessen wird die Geburt mit Hebammen und die Selbstuntersuchung der Frauen favorisiert. Genauso wird die Verhütungsmittelindustrie abgelehnt, stattdessen natürliche Verhütung mit einfachen Mitteln bevorzugt.

Für die extremen Verfechterinnen der natürlichen Verhütung ist auch das Diaphragma schon unnatürlich. Das Standardbuch von Margret Nofziger mit dem Titel *Natürliche Geburtenkontrolle* bietet nur Temperaturmessen und Schleimbeobachtung als Methoden an. Diese sind auch die einzigen, die von der katholischen Kirche akzeptiert werden. So ist Rötzers Buch mit dem gleichen Titel und ähnlicher Beschreibung der Methoden in einem katholischen, Nofzigers Buch in einem alternativen Verlag erschienen.

Die Methoden

Die *Temperaturmethode* erfordert tägliches Messen der Basaltemperatur vor dem Aufstehen und vor allem Sicherheit in der Interpretation der Temperaturkurve. Die verlockende Vorstellung, den Körper kontrollieren zu können und die eigene Fruchtbarkeit schwarz auf weiß dokumentiert vor sich zu sehen, erweist sich oft als trügerisch: viele Frauen brechen schon in den ersten Wochen das Messen ab mit der Begründung, ihre Temperaturkurven seien einfach zu chaotisch. Das Gefühl von Chaos im Inneren läßt sich durch Tabellen und ständige Selbstbeobachtung oft nicht ordnen.
Die *Billings-Methode* wurde in den 50er Jahren von den australischen Ärzten Evelyn und John Billings entwickelt. Sie beruht auf der Beobachtung von Struktur und Menge des Zervixschleims, die sich im Laufe des Zyklus insbesondere zum Zeitpunkt der Ovulation, charakteristisch verändern. Durch tägliche Kontrolle des Zervixschleimes werden die fruchtbaren und unfruchtbaren Tage unterschieden.
In diesen beiden Methoden sehen viele Frauen am ehesten Ihren Anspruch, sich mehr mit ihrem Körper zu beschäftigen, erfüllt. Von einigen werden sie allerdings zu einem Kontrollsystem ausgebaut, das weniger die Funktion hat, unerwünschte Schwangerschaften als vielmehr Sexualität überhaupt zu verhindern. Der Schleim kann beispielsweise bei sexueller Erregung nicht beurteilt werden; nach jedem Geschlechtsverkehr wird er erst am übernächsten Tag wieder interpretierbar; die Tem-

peratur ist nach Nächten, in denen man wenig geschlafen hat, ungenau. Überspitzt könnte man sagen, daß jegliche Sexualität diese Verhütungsmethoden stört. So bieten sich diese Methoden an, um Unlust an der Sexualität gegenüber dem Partner zu kaschieren oder, konträr dazu, eigene, als bedrohlich erlebte sexuelle Triebimpulse unter Kontrolle zu bekommen. Eine 27jährige Sozialarbeiterin drückte das so aus: „Die Pille hatte mich gedankenlos gemacht. Seit ich Temperatur messe, bin ich nicht mehr frei verfügbar."

Um die langen Phasen von Enthaltsamkeit, die die Temperatur- und Billings-Methode erfordern, zu überbrücken, kombinieren viele Frauen diese Methoden mit einem Diaphragma, seltener mit einem Präservativ. Ich werde auf diese *Kombinationsmethode* noch öfter zurückkommen.

Eine weitere, nach meinen Erfahrungen aber sehr selten angewandte Methode ist die Lunazeption. Sie geht von einer engen Verknüpfung zwischen den Energien des Mondes und der weiblichen Fruchtbarkeit aus. Sie beruht auf der Synchronisation der Menstruation und des Eisprungs mit den Mondphasen. Diese Übereinstimmung, so postuliert man, stellt sich in Kulturen ohne entwickelte Technik, d.h. ohne künstliches Licht automatisch her. Heutzutage wird den Frauen empfohlen, in der Mitte des Zyklus nachts eine Lampe brennen zu lassen und die Intensität der Beleuchtung zu variieren, um die Phasen des Mondlichts zu imitieren. Die Periode trete dann in der künstlichen Neumondphase, der Eisprung in der Vollmondphase auf. Man kann von der Methode halten, was man will: jedenfalls ist die Abhängigkeit physiologischer Abläufe von äußeren Rhythmen – wie Tag-Nacht-Wechsel oder Mondphasen – auch zunehmend Gegenstand wissenschaftlichen Interesses geworden.

Das *Präservativ* steht in der Diskussion um natürliche Verhütungsmittel eher am Rand: es hat zwar nicht die von vielen Frauen befürchteten zerstörerischen Wirkungen von Pille und Spirale, aber es läßt sich in das Konzept des natürlichen Umgangs mit dem Körper nur schwer integrieren. Am ehesten akzeptabel ist es für Frauen, die von den Männern die Übernahme von mehr Verantwortung in der Verhütung fordern. Das Präservativ ist oft mit der Vorstellung von etwas Schmutzigem, über das man nicht spricht, verknüpft. So antwortete mir in der Sprechstunde eine Frau auf die Frage nach dem Verhütungsmittel kleinlaut: „Nichts". Im weiteren Verlauf des Gesprächs gestand sie schamhaft, daß ihr Mann „Gummis" benutzt. Eine ärztliche Sprechstunde hatte sie nicht für den geeigneten Rahmen gehalten, dieses Wort in den Mund zu nehmen. Auffällig ist auch die große Anzahl von Slangwörtern, die im Volksmund und auch in Pornoheften für Präservativ gebraucht werden. Eine andere Frau ließ in eine Verhütungsberatung einfließen, daß ja wohl die meisten Prostituierten von Männern die Benutzung von Präservativen verlangen. Die Kontamination des Präservativs mit männlicher, in der Phantasie schmutziger Sexualität, die Nähe zur Toilette sozusagen, machten es unmöglich, daß es zu einem Identifikationsobjekt für die Befreiung der Frau, wie z.B. das Diaphragma, wurde.

Das *Diaphragma* dagegen biete sich als Identifikationsobjekt an, weil es in Deutschland keine Geschichte als Verhütungsmittel hat und somit weder von Vätern noch von Müttern psychisch besetzt ist. Die Gynäkologen – wir möchten sie in unserem Bild der auf die Verhütung Einfluß nehmenden Eltern als die Väter bezeichnen – raten den Frauen i.allg. wegen mangelnder Sicherheit und zu großer Umständlichkeit vom Diaphragma ab. Im Gegensatz z.B. zu den USA ist bei uns das Diaphragma nicht in die Gynäkologie integriert, sondern die Beratung und Anpassung findet meist in nicht professionell-gynäkologischen Institutionen wie Frauenzentren oder Pro Familia statt.

Die Mütter der Frauen – und dieses Mal die realen Mütter – wissen fast durchweg nichts vom Diaphragma. Sie sind oft Pillenbenutzerinnen der ersten Generation. So erzählte mir eine Klientin: „Meine Mutter hat mich zur Pille erzogen. Ich sollte nur zu ihr kommen, wenn ich die Pille brauchte. Sie wollte auch mit mir zum Frauenarzt gehen. Für sie war die Pille wie eine Befreiung." Für die Frauen heutzutage ist sie das – wie oben bereits erwähnt – meist nicht mehr.

Zahlen und Fakten, Motive und Konflikte

Wir wollen nun auf unsere Erfahrungen in der Beratung über natürliche Verhütungsmittel eingehen, die wir bei Pro Familia (in Offenbach, einer Industriestadt ohne Universität nahe Frankfurt) gemacht haben. Die Erfahrungen stammen aus mehreren Quellen:

- einmal aus der Beratungssituation direkt,
- dann aus einem halbstrukturierten Interview, das wir mit 15 Frauen geführt haben, denen das Diaphragma angepaßt wurde,
- aus der Beobachtung mehrerer Gruppen, die sich mit natürlicher Verhütung oder mit Diaphragmaerfahrungen befaßten,
- und aus unserem Fragebogen, den wir den Klientinnen nach der Diaphragmaanpassung zugeschickt haben.

In den letzten drei Jahren kamen über 100 Frauen zur Information über natürliche Verhütung oder zur Anpassung eines Diaphragmas in die Sprechstunde.

Zunächst zur Statistik: Von den über 100 Frauen sind knapp ⅓ Schülerinnen und ⅙ Studentinnen, so daß dieses relativ einheitliche Klientel knapp die Hälfte der Frauen ausmacht. Die andere Hälfte bilden berufstätige Frauen (in der großen Mehrheit mit Berufen ohne Hochschulabschluß, wie z. B. kaufmännische Angestellte, Krankenschwester, Sekretärin) sowie Auszubildende und Hausfrauen. Arbeiterinnen sind nicht vertreten. Die Frauen sind im Durchschnitt jünger als das allgemeine Klientel von Frauen, das mit Fragen zur Verhütung in die Sprechstunde kommt. 33% sind unter 20 Jahre, 67% unter 25 Jahre alt. Knapp 20% der Frauen sind verheiratet; jede 5. hat ein Kind; nur 4 von 100 Frauen haben 2 oder mehr Kinder. Der Partner kommt bei jeder 7. Frau mit zur Beratung, seltener eine Freundin.

Die Entscheidung zum Diaphragma

Jetzt zur Beratungssituation. Die Frauen sind sehr motiviert; es läßt sich eine gute Kommunikation herstellen. Die Informationen über das Diaphragma stammen fast immer von einer Freundin, die es schon benutzt. Manchmal kommt diese Freundin sogar mit zur Beratung, oder die Klientin teilt gleich zu Beginn der Beratung den Namen der Freundin mit, so daß wir oft die Informationskette über mehrere Klientinnen nachvollziehen können. Diese informelle Kommunikationsstruktur beeinflußt das Verhalten maßgebend. Die Entscheidung wird i. allg. ohne den Gynäkologen oder in klarem Widerspruch zu seinem Rat getroffen.

Auseinandersetzung mit dem Partner

Auch der Partner spielt in der Entscheidungsfindung meist keine große Rolle. Typisch ist die folgende Szene aus einer Beratung mit einer 19jährigen Abiturientin und ihrem gleichaltrigen Freund: Das Gespräch geht dem Ende zu; der Freund hat meistens teils verschlossen dabeigesessen. Unsere Versuche, ihn einzubeziehen, hat er mürrisch-unsicher abgelehnt. Die Freundin konstatiert: „Mit der Pille komme ich mir vor wie ein Automat, und deswegen habe ich sie abgesetzt." Wir fragen ihn nach seiner Meinung. „Es wäre halt das Bequemere gewesen," antwortet er kurz. Seine Freundin nimmt diese Aussage gelassen hin: sie hat ja die Entscheidung schon getroffen. Zum Abschluß der Beratung übergebe ich den beiden je eine Broschüre über das Diaphragma. Er läßt seine demonstrativ auf dem Tisch liegen. Zur Diaphragmaanpassung kommt die Freundin allein. Aus einem späteren Gespräch mit ihr geht hervor, daß sie sich vielleicht von ihm trennen will, aber: „Ich habe ihn zu lieb, um ihm zu sagen: Es ist alles nichts."
Deutlich wird hier, was uns auch schon beim Wechsel von der Pille zur Spirale auffiel, daß der Wechsel des Verhütungsmittels oftmals in der Krise einer Partnerschaft stattfindet: es soll entweder eine Entscheidung über *Trennung* herbeigeführt werden – der Trennung von Pille oder Spirale folgt dann auch die Trennung der Partner – oder eine Entscheidung über *Intensivierung der Beziehung.* Das ist oft von dem bewußten oder unbewußten Wunsch begleitet, ein Kind mit diesem Mann zu haben.

Macht und Manipulation

Das Diaphragma bietet eben die Möglichkeit, Einfluß auf die Beziehung zu nehmen. Eine 29jährige technische Zeichnerin drückte das sybillinisch so aus: „Wenn ich es richtig anwende und wenn genug Creme da ist, ist es sicher."
Generell läßt sich sagen: Verhütung mit natürlichen Mitteln empfinden die meisten Frauen als Zuwachs von Macht. Sie haben die Kontrolle über ihre Fruchtbarkeit im wahrsten Sinne des Wortes in der Hand. Dementsprechend besteht die Möglichkeit zu bewußten oder unbewußten Manipulationen.
Bei der Spirale ist eine solche Einflußnahme unmöglich; bei der Pille besteht sie höchstens darin, sie zu vergessen. Dann liegt die Verantwortung und damit auch die Schuldzuweisung eindeutig bei der Frau. Bei der Kombinationsmethode hingegen ist der Partner beteiligt: die Temperaturkurve erfordert eine gemeinsame Interpretation; er weiß, ob sie ein Diaphragma eingesetzt hat oder nicht. Er ist mitverantwortlich. Trotzdem haben die Männer Angst, daß sie ungewollt zu Vätern gemacht werden.
Zur Illustration zitieren wir aus einer Kolumne der Frankfurter Alternativzeitung *Pflasterstrand:* „Es häufen sich in letzter Zeit Sachverhalte wie ‚Zeugungsbetrug.' Da die Entscheidung für ein gemeinsames Kind nicht zu treffen ist, setzen Frauen Verhütungsmittel außer Kraft, mühsam erstellte Rhythmuskurven werden manipu-

liert, und nach drei Monaten erfährt der künftige Vater von seinem feststehenden Glück. Wehe dem patriarchalischen Schwein, das dann das Wort ‚Abtreibung' fallen läßt. Die Realität mag komplizierter sein, dennoch, Männer: Aufgepaßt!"

Sicherheit

Die Sicherheit der Kombinationsmethode ist also keine objektive Größe wie bei der Spirale oder annähernd bei der Pille, sondern subjektiven, individuellen Einflüssen ausgesetzt. So wird der Pearl-Index für die Kombinationsmethode, der ja die subjektiven Fehler mit einbezieht, nie den Sicherheitsgrad von Pille oder Spirale erreichen.
Die Kombinationsmethode ist eben sehr kompliziert. Manche Frauen verwenden sie als Rechtfertigung für eine ungewollte Schwangerschaft. In der Schwangerschaftskonfliktberatung erzählte uns eine Frau, sie sei schwanger geworden, obwohl sie dies natürlich vermeiden wollte. Auf die Frage „Wie?" antwortete sie: „Die zehn Tage in der Mitte haben wir halt aufgepaßt."

Unsicherheit: Das Spiel mit der Angst

Aber auch für viele Frauen, die die Methoden kennen, bleibt ein Gefühl der Unsicherheit. So schrieb uns eine Frau nach der Diaphragmaanpassung in einem Brief: „Mein Vertrauen in die Sicherheit dieser Verhütung ist stimmungsabhängig und demnach steigt oder fällt der Verbrauch der Creme." Einige fühlen sich eigentlich nie vor einer Schwangerschaft richtig geschützt. Die Kombinationsmethode bleibt gerade für einige junge Mädchen ein ständiges, allerdings auch lustbetontes Spiel mit der Angst. So wurde in einer Gruppe über natürliche Verhütung ständig über Schwangerschaft und Abtreibung phantasiert. Einige Mädchen spielten ihre Abtreibung förmlich in der Phantasie durch, im doppelten Sinne: manchmal war nicht auseinanderzuhalten, wo sie über sich als potentielle Mütter oder über sich als phantasierte abgetriebene Kinder ihrer Mütter sprachen. Eine Frau berichtete: „Meine Mutter hatte die Nase voll vom Kinderkriegen. Wenn es damals die Pille schon gegeben hätte, wäre ich nie auf die Welt gekommen." Am Schluß der Gruppensitzung legten uns die Teilnehmerinnen jedes Mal ihre Temperaturkurven vor. Immer wollten sie wissen, ob an dem Tag etwas passiert sein könnte. Die meisten dieser Mädchen hatten sehr selten Geschlechtsverkehr. Alle wollten, wenn sie schwanger würden, eine Abtreibung durchführen lassen. Sie schienen „Mutter und Kind" zu spielen. In diesem Rahmen konnten sie auch ihre frühkindliche anale Zerstörungswut und Zerstörungslust wieder erleben: sie zerstörten in der Phantasie ihre Feten so, wie sie früher ihre Puppen kaputtgemacht hatten. Das Spiel von Mutterschaft, Macht und Tod hatte für sie den Reiz eines russischen Rouletts. Zwei 19jährige Schülerinnen wollten dem grausamen Spiel ein Ende setzen, indem sie sich so bald wie möglich sterilisieren lassen wollten.

Identitätssicherung

Gerade in den Gruppen kamen Frauen zusammen, für die der Gedanke an
Schwangerschaft und Mutterschaft sehr ambivalente Gefühle hervorrief. Das Diaphragma war für sie kein Verhütungsmittel wie jedes andere auch; ein solches zu
haben, bildete quasi einen Teil der Identität dieser Frauen. Darüber konnten sie
sich verstehen, fühlten sich solidarisch, konnten sich besser orientieren.
Damit gewinnt das Diaphragma Aspekte eines Hilfs-Ichs. Es ermöglicht, die Trennung zwischen Innen und Außen – und das heißt auch: die Trennung zwischen
Selbst und Objekt – deutlicher zu vollziehen. Diese Grenze ist bei vielen Frauen insbesondere im genitalen Bereich sehr instabil. Das Diaphragma erlaubt eine stabile-
re Selbstabgrenzung. Starke Ängste vor innerer Zerstörung durch Einflüsse, die
über die Vagina kommen, werden deutlich.

Innere Zerstörung

Melanie Klein hat in ihrer Arbeit über „Frühstadien des Ödipuskonfliktes" dargelegt, daß die tiefste Angst des Mädchens die vor Beraubung und Zerstörung des
Körperinneren ist. Das drückt sich in folgenden Phantasien aus: Eine 21jährige Studentin, die zur Anpassung des Diaphragmas kam, äußerte, sie sei nicht breit genug
gebaut für die Spirale. Eine andere Frau lehnte die Spirale mit der Begründung ab,
daß der Muttermund beim Einlegen unnatürlich geöffnet würde. Das Diaphragma
diene besser der Abschirmung. Dahinter steckt die Vorstellung, nach unten keine
Grenze zu haben, offen und damit völlig ungeschützt zu sein. Mehrere Klientinnen
fragten uns vor der Anpassung des Diaphragmas, ob es nach oben wegrutschen
könne. So kann auch alles Schädliche, Zerstörerische eindringen, ohne daß die
Frau sich dagegen wehren kann. Eine 23jährige Erzieherin vermutete, das Diaphragma schütze sie vor Infektionen, weil es keine Bakterien durchlasse. Eine andere Frau beschrieb voller Abscheu, wie die eklige Samenflüssigkeit ihr am Morgen,
nachdem sie mit ihrem Freund geschlafen hätte, zwischen den Beinen herunterliefe.
Einschränkend fügte sie hinzu, sie hätte ihren Freund sehr gern. Für diese Frau bot
das Diaphragma Schutz vor bedrohlichem männlichen Eindringen; ohne Diaphragma wäre die Samenflüssigkeit bis in ihr Innerstes vorgedrungen und hätte es
möglicherweise zerstört. Für einige Frauen dichtet das Diaphragma so hermetisch
ab, daß sie Angst haben, es nicht mehr aus der Scheide entfernen zu können, weil es
sich festsaugt.

Lokal wirksame „Chemie"

In den Phantasien spielt neben der oben dargestellten abgrenzenden und schützenden Wirkung des Diaphragmas die Creme als lokal wirksames chemisches Agens
die entscheidende Rolle. Eine Frau bezeichnete die Wirkung des Diaphragmas als
„gestufte Abwehr": „Das Diaphragma dichtet ab. Dadurch können die Spermien
nicht in die Gebärmutter vordringen. Wenn sie doch durchkommen, werden sie von
der Creme abgetötet."

Für die meisten Frauen ist es sofort verständlich, daß die Hauptwirkung von der Creme ausgeht. Allerdings tauchen hier die gleichen Ängste vor der „Chemie" auf, wie sie auch bei der Pille bestehen. So beschäftigen sich viele Frauen intensiv mit den möglichen schädlichen Folgen der Creme auf den eigenen Körper oder auf einen Embryo. Eine Frau äußerte: „Ich habe ständig im Hinterkopf, daß 15% der Creme in den Körper aufgenommen werden. Das Diaphragma selbst kann nicht so gefährlich sein, da es herausgenommen und saubergemacht wird."

Bedrohte Fruchtbarkeit

Dieselbe (oben zitierte) Frau befürchtete, daß es nicht gut sein könne, die Hypophyse auf Dauer mit Hormonen lahmzulegen. Hier wird ein für viele Frauen zentrales Thema deutlich: sie fühlen ihre Fruchtbarkeit durch den Gebrauch von Verhütungsmittel bedroht. Eine 18jährige Schülerin formulierte ihre Bedenken so: „Die Pille ist mir unheimlich, weil ich nicht weiß, was sie mit meinem Körper macht. Das Diaphragma ist greifbar. Man weiß einfach, was es ist und was es macht." Von 15 dazu befragten Frauen hatten 4 nie die Pille genommen. Dagegen hatten alle Frauen der früheren Untersuchung, die die Spirale benutzten, die Pille vorher genommen. Zweimal erlebten wir es, daß junge Mädchen, denen wir die Pille verordnet hatten, nach 2 Monaten mit dem uneingelösten Rezept, aber mustergültig geführter Temperaturkurve wieder in die Beratung kamen und ein Diaphragma angepaßt haben wollten. Ihnen war die Pille zu gefährlich.

Lust an der Fruchtbarkeit

Oftmals kommen allerdings auch Frauen, die alle gängigen Verhütungsmittel schon ausprobiert haben, aber keines akzeptieren können: für sie wird, wie es eine Frau ausdrückte, das Diaphragma zum „Rettungsring". Ob es für sie tatsächlich eine Rettung vorm Ertrinken im Strudel von Sexualität, Fruchtbarkeit und Lust darstellt, bleibt offen. Für viele Frauen ist die vollständige Abtrennung ihrer Fruchtbarkeit von der Sexualität, wie sie durch Pille und Spirale erreicht wird, nicht in die Dynamik ihrer Psyche zu integrieren. Auch wenn alle äußeren Bedingungen dem entgegenstehen, wollen sie ihre Lust an der Fruchtbarkeit zumindest in der Möglichkeit ausleben, schwanger zu werden.
Nicht zufällig ist die Basaltemperaturmethode ja ursprünglich nicht zur Verhütung, sondern zur Erfüllung eines Kinderwunsches entwickelt worden. Viele Frauen messen die Temperatur nur aus Interesse, weil sie überprüfen wollen, ob sie fruchtbar sind und schwanger werden *könnten*.

Kinderwunsch

Unseren halbstrukturierten Interviews zufolge läßt sich folgendes feststellen: Von 15 befragten Frauen wollten 10 auf jeden Fall später Kinder bekommen, 2 waren unsicher, 2 wollten kein Kind und bei einer Klientin war die Familienplanung bereits abgeschlossen. Auf die Frage, was sie tun würden, wenn sie trotz Diaphragma oder Kombinationsmethode schwanger würden, antworteten 4 Frauen, sie würden das Kind bekommen; 3 würden einen Abbruch durchführen lassen; 8 waren unentschieden, tendierten aber in der Mehrheit dazu, die Schwangerschaft zu akzeptieren. Diese Aussagen unterscheiden sich deutlich von den Antworten der Frauen mit Spirale, die in dieser Situation mit großer Mehrheit einen Abbruch durchführen lassen wollten.

Übertragungsfiguren

Die Beratung und Anpassung ist eher eine Sache unter Frauen: als Ärztin bin ich (I.M.) meist mit positiven Gefühlen besetzt, für jede Frau dominiert ein anderer Übertragungsaspekt:

- als gute Mutter, die die Tochter über ihren Körper bestimmen läßt,
- als Schwester, mit der man sich draußen gemeinsam über die Verbote der Mutter hinwegsetzt,
- als homosexuelle Partnerin, die vorsichtig und einfühlsam auf die Wünsche der Frau eingeht.

Eine Frau teilte mir später mit, sie hätte die Situation als sehr intim empfunden und das Gefühl gehabt, daß sie ihre Genitalien endlich einmal im Beisein von jemand anderem berühren durfte. Eine Frau brach die Diaphragmaanpassung burschikos mit den Worten ab: „Es brennt jetzt so; wir müssen mal aufhören mit dem Gefummel." Die aggressiven Beziehungsanteile, wie sie sich in Übertragungsfiguren wie böse Mutter, Hexe, Konkurrentin zeigen würden, bleiben ausgespart: sie werden meist abgespalten und nach außen projiziert, und zwar auf die „Ärzte" – ich werde dann explizit entweder als etwas Besonderes ausgenommen oder abwertend gar nicht erst unter diese Zunft gerechnet – oder generell auf die „Männer".

Mißtrauen

Das Problem des Vertrauens wird in folgender Szene deutlich: Eine Gruppe von 6 Frauen, denen ich das Diaphragma angepaßt habe, spricht darüber, wie unpraktisch das Diaphragma und wie bequem die Pille ist. Als ich einwerfe: „Dann liegt es doch nahe, die Pille zu nehmen", ändert sich die vorher offene, vertrauliche Stimmung schlagartig. Ich komme mir vor, als hätte ich ein Tabu verletzt und als sei jetzt die Frage, ob man mir noch trauen könne. Bin ich gut oder böse? Soll ich aus der Gruppe ausgestoßen werden oder weiter dazugehören? Die Abgrenzungen zwischen uns werden aus verdrängter Wut überschritten. Die Frauen beginnen, mich zu duzen. Eine fragt: „Verwendest du eigentlich das Diaphragma?" Ich drohe mich als Mutter zu entpuppen, die gar nicht besser ist als die eigene.

Enttäuschung und Verweigerung

Dieses Motiv findet sich in der Anpassungssituation wieder; so wird das richtige Einlegen des Diaphragmas oft als Leistungsforderung erlebt, die die Frau nicht erfüllen kann oder nicht erfüllen will. Alte Überforderungs- und Versagensängste werden mobilisiert; die Frauen werden fahrig, unsicher. Manchmal habe ich das Gefühl, es geht gar nicht mehr um die sichere Handhabung des Diaphragmas, sondern darum, es *mir* recht zu machen und *mich* nicht zu enttäuschen. So geben die Frauen manchmal vor, den Muttermund zu tasten, obwohl sie mit dem Finger kaum in der Scheide sind. Zum 2. Anpassungstermin kommen einige Frauen nicht mehr: ein Teil befürchtet, mich zu enttäuschen, weil es mit dem Diaphragma doch nicht klappt und all meine Mühe umsonst war; die anderen verweigern die für sie unerträgliche Leistungskontrolle.

Thesen

1. Unbewußte, der Klientin selbst oft nicht bekannte Motive beeinflussen die Entscheidung für ein Verhütungsmittel maßgebend. Die Wahl eines Verhütungsmittels ist nie eine rein technische Entscheidung, sondern berührt tiefgehende persönliche Konflikte.
2. Die Trennung von Sexualität und Fruchtbarkeit durch den Gebrauch eines Verhütungsmittels, in der Frühzeit der Pille als „Befreiung der Frau" gefeiert, bedroht umgekehrt oft die Autonomie der Frauen.
3. Die Verfügung über ihren Körper und ihre Fruchtbarkeit als Teil persönlicher Autonomie liegt nach dem Gefühl vieler Frauen in fremden Händen. Diese Vorstellungen von Bemächtigung und Fremdbestimmung werden mit aggressiven Gegenphantasien beantwortet.
4. Bei allen von uns untersuchten Verhütungsmitteln spielt die aggressive Auseinandersetzung mit autonomiebedrohenden Objekten wie Mann, Fetus oder Mutter eine große Rolle.

Literatur

Amato-Duex S (1983) Bewußt fruchtbar sein. Hugendubel, München
Billings E, Westmore A (1980) Schluß mit der Pille. Ullstein, Frankfurt
Jürgensen O, Klein W, Siedentopf HG (1979) Psychologie der intrauterinen Kontrazeption. Sexualmedizin 8: 49–52
Jürgensen O, Munk I, Emde KH (1983) Die Spirale im Erleben der Frau – Phantasie und Wirklichkeit. Sexualmedizin 12: 500–504
Klein M (1928) Frühstadien des Ödipuskonfliktes. Int Z Psychoanal 14
Nofziger M (1978) Natürliche Geburtenkontrolle – Eine kooperative Methode. Hugendubel, München
Redaktioneller Beitrag/Klatschspalte (1982) Neuester Trend. Pflasterstrand (Alternativzeitung Ffm) 149: 15
Rötzer J (1979) Natürliche Geburtenregelung. Herder, Wien

Empfängnisverhütung als Prävention von Schwangerschaftsabbrüchen?

K. Oeter

Gewünschte Norm und reales Verhalten

Die Bemühungen zur Verbesserung der Empfängnisverhütung sind zu einem Großteil in der Hoffnung begründet, das Ausmaß der Schwangerschaftsabbrüche zu verringern. Tatsächlich wurden hierbei unbestreitbare Erfolge erzielt, doch scheinen diese Erfolge bei uns in letzter Zeit zu stagnieren. Von daher ist es notwendig, die bisherigen Denkmuster in diesem Bereich auf ihre Tragfähigkeit hin zu hinterfragen. Diese konventionellen Denkmuster sind m. E. stark von *normativen (Wunsch)vorstellungen* geprägt. Danach scheint die Beziehung zwischen Empfängnisverhütung und Schwangerschaftsabbruch eindeutig und einfach zu sein und läßt sich etwa folgendermaßen skizzieren: Frauen, die sexuelle Kontakte haben und nicht schwanger werden möchten, sollen sich der existierenden Verhütungsmethoden bedienen und so mit hinreichender Sicherheit eine unerwünschte Schwangerschaft verhüten; für den Fall, daß sie dennoch schwanger werden, kann – sozusagen als Notmaßnahme – ein Schwangerschaftsabbruch erfolgen; spätestens danach sollen sie jedoch sichere Verhütungsmethoden anwenden, um wenigstens eine Wiederholung dieses Ereignisses zu vermeiden. Wenn diese Normen befolgt werden, dann sind Schwangerschaftsabbrüche eigentlich nur noch in relativ seltenen Ausnahmefällen zu rechtfertigen.

Im *realen Verhalten* besteht ein solch eindeutiges Beziehungsgeflecht zwischen Empfängnisverhütung und Schwangerschaftsabbruch jedoch ganz offensichtlich nicht. Zumindest ist es stark durchlöchert. Dies möchte ich näher untersuchen und dabei auf folgende Fragen eingehen:

1. Wie kommt es trotz der Existenz sicherer Verhütungsmittel noch immer in einem so bedeutsamen Ausmaß zu unerwünschten Schwangerschaften, daß in der BRD jährlich etwa 100000 Schwangerschaften abgebrochen werden, wobei manche Quellen noch sehr viel höhere Zahlen angeben?
2. Existiert überhaupt eine konsistente Beziehung zwischen Empfängnisverhütung und Schwangerschaftsabbruch, d.h. werden überhaupt alle unerwünschten Schwangerschaften abgetrieben, und sind andererseits alle ursprünglich geplanten Schwangerschaften vor dem Abbruch sicher?
3. Wird nach Schwangerschaftsabbrüchen die Möglichkeit der Empfängnisverhütung aktiv aufgegriffen und wird damit die Wiederholung von Abbrüchen im wünschenswerten Ausmaß vermieden?

4. Untergräbt eine relativ lieberale Praxis des § 218 die Präventionsbemühungen?
Verzichten also viele Menschen auf die Empfängnisverhütung, wenn der
Schwangerschaftsabbruch relativ leicht erreichbar ist? Oder führt, um eine vielleicht provokante Gegenthese aufzustellen, gerade die Existenz sicherer Verhütungsmethoden und die dadurch erreichbare Sicherheit dazu, daß dann eingetretene Schwangerschaften um so massiver abgelehnt werden und damit das
Bedürfnis nach einer liberalen Handhabung des Schwangerschaftsabbruchs um
so größer wird?

Bei der Behandlung dieser Fragen müssen wir uns auf einen orientierenden Überblick beschränken, zur Vertiefung sei auf das Literaturverzeichnis verwiesen.

Komplexe Motive – Beratungsprobleme

Bei der Frage der Vermeidbarkeit von später abtreibungsgefährdeten, unerwünschten Schwangerschaften wird häufig genug noch immer ausschließlich auf einer
technologischen Ebene argumentiert. Danach lassen sich zwar Mängel auch gut
eingeführter Verhütungsmethoden feststellen, die bei einzelnen Individuen freilich
unterschiedlich stark zum Tragen kommen, doch sollte bei einer sorgfältigen Auswahl eigentlich immer eine Methode zu finden sein, deren Anwendung vertretbar
ist (Hauser 1978). Wird darüber hinaus vorausgesetzt, daß eine solch individuell an-
gepaßte Beratung allgemein zugänglich ist, so erscheinen ungeplante und dann unerwünschte Schwangerschaften bis auf die wenigen Ausnahmen echter „Pannen"
als Ausdruck von „nachlässigem Verhalten" (Runte 1978, S. 93) oder „mangelnder
Planungsdisziplin" (Staemmler et al. 1974); von da führt der Weg nicht mehr weit
bis zur Qualifikation von bei der Empfängnisverhütung nicht erfolgreichen, abtrei-
bungswilligen Personen als „Schlampen" oder als moralisch fragwürdige Menschen, die sich über das Recht auf Leben leichtfertig hinwegzusetzen scheinen. Bei
einer solchen moralischen Verurteilung bleibt die wissenschaftliche Begründung jedoch auf der technologischen Ebene der Verhütungsmethoden stehen, es werden
die psychosozialen Bedingungen des kontrazeptiven Verhaltens ignoriert, und es
gerät das aus dem Blick, was in den Humanwissenschaften für viele Lebensbereiche
als Diskrepanz zwischen technischen bzw. formalen Möglichkeiten einerseits und
den tatsächlichen Realisationschancen andererseits beschrieben worden ist, etwas,
wovon man vernünftigerweise erst einmal annehmen sollte, daß es auch für die
Empfängnisverhütung zutrifft. Auch wird oft eine Konsistenz und Konsequenz
menschlichen Wollens, Handelns und Könnens postuliert, die so in der Realität
einfach nicht gegeben ist.
Von daher stellen *psychodynamische Ansätze* einen erheblichen, aber nicht unpro-
blematischen Fortschritt dar. Sie berücksichtigen un- und vorbewußte Strebungen,
Wünsche, Ängste etc. in ihrer Vielschichtigkeit und Verwobenheit. In unserem Zusammenhang besonders bedeutsam ist das Konzept vom *unbewußten Kinderwunsch*[1]. Es besagt, daß Personen, die auf der bewußten Ebene mit rationaler Begründung kein Kind wünschen, auf der unbewußten Ebene durchaus einen sogar
massiven Kinderwunsch haben können. Das unbewußt gewünschte Kind kann da-

---

[1] Vgl. hierzu den Beitrag von Molinski in diesem Band.

bei zur Befriedigung eigener Wünsche gebraucht werden, etwa nach Zärtlichkeit und Versorgung, oder dazu, die soziale Rolle als Mann oder Frau zu stabilisieren, die Beziehung zum Partner zu sichern etc.; schließlich kann, obwohl dies eigentlich nicht mehr so recht unter den Begriff des Kinderwunsches paßt, sondern eigentlich Schwangerschaftswunsch genannt werden müßte, nicht eigentlich ein Kind gewünscht werden, sondern eine Schwangerschaft, die dann als eine Art Test für die Partnerschaft dienen kann, der zeigt, ob ein Partner auch wirklich zu einem steht, oder um sich der eigenen genitalen Intaktheit und Reproduktionsfähigkeit zu vergewissern. Wie dem auch sei, in jedem Fall kommt es dann zu einem Konflikt zwischen bewußten Strebungen gegen und unbewußten Strebungen für eine Schwangerschaft[1]. Diese für die Betroffenen nicht erkennbaren Konflikte führen dann – in Analogie zu dem, was Freud zu den Fehlleistungen und zur Bildung von Krankheitssymptomen ausgeführt hat – zu bewußt nicht gewünschten, abtreibungsgefährdeten Schwangerschaften.

Nach allem, was wir wissen, ist das Konzept des unbewußten Kinderwunsches einsichtig, wissenschaftlich stringent, vielfach empirisch nachgewiesen und für die individuelle Beratung außerordentlich hilfreich.

Nun wird jeder, der mich kennt, wissen, daß ich trotz dieser Feststellungen und trotz meiner ausdrücklichen psychoanalytischen Grundorientierung erhebliche Vorbehalte gegenüber dem Konzept des unbewußten Kinderwunsches hege (Oeter 1982, 1984 a). Doch auch hier möchte ich Mißverständnissen vorbeugen, denn diese Vorbehalte, die bis zur Ablehnung reichen, gelten nicht dem Konzept des unbewußten Kinderwunsches selbst, sondern dessen Ausuferung und Verabsolutierung, welche ein Erklärungsmonopol beanspruchen und andere Erklärungsansätze ignorieren oder als irrelevant abtun. Bei einer differenzierteren Betrachtung stellen diese anderen Ansätze das Konzept des unbewußten Kinderwunsches überdies überhaupt nicht in Frage, sondern sie können es in sinnvoller und notwendiger Weise ergänzen. Leider sehe ich die Gefahr, daß psychodynamisch orientierte Ärzte durchaus einen gewissen Hang zu einer Monopolisierung ihrer psychodynamischen Konzepte[2] haben und daß sie damit Probleme, die nach empirischen Ergebnissen im sozialen Bereich entstehen, auf die individuelle, intrapsychische Ebene oder bestenfalls die Ebene der individuellen Partnerschaft verkürzen.

Daß solche sozialen Faktoren die Empfängnisverhütung beträchtlich beeinflussen, haben wir in einer eigenen, umfangreichen Untersuchung hinreichend belegt (Oeter u. Wilken 1981)[3]. Dabei haben wir gefunden, daß solche sozialen Faktoren wie das Alter (genauer: die Generationszugehörigkeit), die Schulbildung, der Sozialstatus oder sogar ein solch eindeutig überindividueller Faktor wie die Größe der Wohnge-

---

[1] Leider wird auch noch immer viel zu wenig realisiert, daß solche Konflikte sowohl bei Frauen als auch bei Männern wirksam werden. Und nebenbei sei bemerkt, daß natürlich auch der umgekehrte Konflikt zwischen bewußtem Wunsch nach einem Kind bzw. einer Schwangerschaft einerseits und deren unbewußter Ablehnung andererseits vorkommt, der zu Störungen im Schwangerschafts- und Geburtsverlauf führt.

[2] Solche Tendenzen sind überhaupt häufig bei Konvertiten, die Ärzte ja auch sind, wenn sie sich von ihrer naturwissenschaftlichen Grundausbildung weg zu einem psychodynamischen Paradigma hin entwickelt haben.

[3] Dort ist auch die untersuchte Stichprobe und das methodische Vorgehen im einzelnen beschrieben, vgl. S. 20, Fußnote 3, sowie S. 67–118.

meinde einen ganz bedeutsamen Einfluß auf das kontrazeptive Verhalten nehmen. Es sind dies soziale Gegebenheiten, deren Einfluß wir ebenso wie andere Autoren in einer Reihe weiterer Studien immer wieder bestätigt gefunden haben, etwa im Bereich der perinatalen Mortalität, der Nutzung von Schwangerenvorsorgeuntersuchungen oder der Vorsorgeuntersuchungen für Säuglinge und Kleinkinder. Diese Befunde über den Einfluß sozialer Gegebenheiten auf das kontrazeptive Verhalten werfen ein Schlaglicht auf die Lebenschancen sozial benachteiligter Gruppen, die in nahezu allen gesundheitlichen Belangen bis hin zur Sicherheit ihrer Kinder vor tödlichen Verkehrsunfällen oder im Bildungsbereich zu kurz kommen. Von daher wäre es geradezu unerklärlich, wenn sich dies nicht auch im Bereich der Empfängnisverhütung wiederfinden würde.

Darüber hinaus haben wir in unserer Studie eine ganz erhebliche Sorge eines Großteils der Befragten erfahren, durch die Maßnahmen der Empfängnisverhütung gesundheitliche oder sonstige Schäden zu erleiden. Das Bedürfnis, solche Schäden zu vermeiden, war im Durchschnitt aller Befragten sogar stärker ausgeprägt als das nach sicherer Empfängnisverhütung.

Dem entspricht auch die subjektive Einschätzung der einzelnen Methoden: So zeigen sich besonders bedeutsame Konflikte zwischen der wahrgenommenen Sicherheit der einzelnen Methoden und z.B. der Angst, durch deren Anwendung gesundheitliche Schäden zu erleiden. Diese Bedenken können nach unserer Auffassung nicht einfach auf die intrapsychische Ebene, z.B. als Ausdruck von Rationalisierungen reduziert werden. Sie sind vielmehr ein komplexes Bündel aus solchen Rationalisierungen, aus Informationsdefiziten bzw. Fehlinformationen sowie aus ganz realistischen Bedenken. Natürlich gibt es zahlreiche Rationalisierungen für die Ablehnung der einzelnen Verhütungsmethoden oder der Empfängnisverhütung insgesamt, wobei diese Ablehnung dann z.B. Folge eines unbewußten Kinderwunsches wäre. Doch schon die Fehlinformationen können nicht ausschließlich oder auch nur überwiegend als Folge unbewußter Strebungen oder intrapsychischer Konflikte aufgefaßt werden, die dann zur Vermeidung der Informationssuche oder zur Verleugnung erhaltener Information führen würden, sondern sie sind auch Folge der sozialen Position der Individuen mit ihren unterschiedlichen Zielorientierungen, Durchsetzungsmöglichkeiten und Kommunikationskompetenzen, die Folge ihrer instrumentellen Fähigkeiten überhaupt sind. Schließlich ist ein Teil der genannten Bedenken ganz realistisch, denn sie stellen einen – wenn auch teilweise wenig qualifizierten – Reflex auf die Bedenken dar, wie sie auch in der medizinischen Fachliteratur immer wieder ernsthaft zur Debatte gestellt werden.

Schließlich haben wir in unserer Studie bedeutsame Mängel bei der Kontinuität der Empfängnisverhütung festgestellt. Als besonders problematisches Beispiel hierfür haben wir die sog. Pillenpause näher untersucht. Ich möchte vorab betonen, daß die Pillenpause natürlich auch ein geradezu ideales Vehikel für Rationalisierungen und damit für die Realisierung eines unbewußten Kinderwunsches sein kann. Wir haben aber auch erfahren, daß Ärzte in dieser Situation mangelhaft über alternative Kontrazeptiva beraten haben. Es scheint häufig so zu sein, daß in dieser Situation nur pauschal auf Alternativen hingewiesen wird, aber wie wir ja wissen, steckt der Teufel im Detail der Anwendung. Von daher sollte der Arzt sich nicht zu schade dafür sein, auch über nicht im engen Sinn medizinische Methoden angemessen zu beraten. Oft scheint die Beratung auch in einer für die Klienten nicht verständlichen

Sprache oder einer für die Akzeptanz nicht förderlichen emotionalen Atmosphäre zu erfolgen. Unsere Informationen darüber beruhen zwar ausschließlich auf Aussagen von interviewten Frauen, doch erscheinen diese Aussagen zumindest zu einem beträchtlichen Teil glaubhaft, wenn man sie mit Untersuchungsergebnissen zum ärztlichen Gespräch vergleicht, die nicht auf nachträglichen Befragungen, sondern auf unmittelbarer Beobachtung beruhen. Ganz in die gleiche Richtung haben übrigens Sandberg u. Jacobs bereits 1971 gewiesen, als sie betonten, daß eine auch nur unbewußte Ablehnung der Empfängnisverhütung durch den Arzt zu einer Ablehnung durch seine Klienten oder zur unerwünschten, dann abtreibungsgefährdeten Schwangerschaft führen kann. Hier muß der Arzt also erst einmal seine eigenen, ggf. unbewußten Konflikte aufarbeiten, z. B. zwischen einer vordergründig rationalen Propagierung der Empfängnisverhütung einerseits und andererseits seiner Sorge um den Geburtenrückgang, die Moral oder bestimmte Formen des Kontrollverlustes. Doch auch die eindeutige und konfliktfreie Propagierung der Empfängnisverhütung durch den ärztlichen Berater ist dann höchst unproblematisch, wenn er zum „Unternehmer in Sachen Moral" wird, er dann keine Antennen für die subtilen Widerstände und Zweifel seiner Klienten besitzt, er nur eine situative Willfährigkeit erreicht und dem Anderssein und Sich-anders-Entscheiden seiner Klienten keinen oder nur widerstrebend zugebilligten Raum läßt[1].

Interdependenz Abbruch – Verhütung?

Ich komme zu unserer zweiten Frage: Existiert überhaupt eine hinreichend konsistente Beziehung zwischen Empfängnisverhütung und Schwangerschaftsabbruch, etwa in dem Sinn, daß die unerwünschten Schwangerschaften abgetrieben werden und die geplanten Schwangerschaften vor dem Schwangerschaftsabbruch sicher sind? Bei dieser Frage kann ich mich vergleichsweise kurz fassen, denn die bisherigen Ausführungen zum unbewußten Kinderwunsch lassen eine solche konsistente Beziehung ohnehin nicht erwarten. In der Tat zeigt sich bei Schwangerschaften, die abgebrochen werden, oft ein unbewußter Kinderwunsch. Hierzu hat Goebel (1984) eine Studie vorgelegt und in eindrucksvoller Weise die – wie er es nennt – Funktion von Schwangerschaften, die abgetrieben werden, beschrieben. Doch auch bei dieser Arbeit bleibt ein Punkt dunkel, nämlich die Frage, ob Frauen, die nicht unerwünscht schwanger werden, sondern eine erfolgreiche Empfängnisverhütung betreiben, nicht ebenso häufig ambivalente Gefühle bei ihrem Kinderwunsch haben. Um diese Frage angemessen zu überprüfen, wäre eine Kontrollgruppe von Frauen erforderlich, die über einen längeren Zeitraum nicht unerwünscht schwanger geworden sind, sowie eine weitere Kontrollgruppe, die ausschließt, daß die bei Frauen mit Schwangerschaftsabbruch beschriebenen Konflikte tatsächlich Ursache und nicht zumindest zu einem gewissen Teil „nur" die Folge der dann unerwünschten Schwangerschaft sind, wobei die Konflikte um die Schwangerschaft dann als Folge der Konfrontation mit der Schwangerschaft und dem Entschluß zum Schwangerschaftsabbruch anzusehen wären. Solche Forschungsansätze sind in dieser Konsequenz bisher meines Wissens noch nie ernsthaft angegangen worden.

---

[1] Vgl. hierzu auch die umfangreiche Literatur zur Compliance bzw. Non-Compliance.

Eine eindrucksvolle Untersuchung zur mangelnden Konsistenz zwischen Empfängnisverhütung und Schwangerschaftsabbruch haben Münz u. Pelikan (1978) in Wien durchgeführt. Diese Autoren unterscheiden zwischen einer Zeitphase der Planung, der ersten Reaktion auf die eingetretene Schwangerschaft und schließlich ihrem endgültigen Schicksal. Dabei ergibt sich folgendes Bild:

- Nur ein Viertel der beobachteten Schwangerschaften wird bewußt geplant; diese Schwangerschaften werden überwiegend positiv aufgenommen (d. h. akzeptiert) und ausgetragen.
- Ein Viertel der Schwangerschaften ist ungeplant, wird dann aber akzeptiert und ausgetragen.
- Ein Viertel der Schwangerschaften ist ungeplant, wird abgelehnt und abgetrieben.
- Ein Zwölftel ist ungeplant, wird zunächst ambivalent aufgenommen, dann aber doch gewollt ausgetragen.
- Ein Zwölftel ist ungeplant, wird ambivalent aufgenommen und dann abgetrieben, und schließlich ist
- ein letztes Zwölftel ungeplant, abgelehnt, wird dann aber ungewollt ausgetragen.

Wenn diese Ergebnisse auch zahlenmäßig nicht einfach auf unsere Verhältnisse zu übertragen sind, so zeigen sie doch eindringlich, daß keine durchgängige Konsistenz zwischen Empfängnisregelung und Schwangerschaftsabbruch besteht.
Nach einer eigenen Studie (Oeter u. Nohke 1982) wird die Entscheidung über Geburt oder Abtreibung in deutlich erkennbarem Ausmaß durch die erwarteten und erwartbaren Konsequenzen der Geburt bzw. der Elternschaft bestimmt. Diese Konsequenzen sind den Befragten zu einem großen Teil schon vor Eintritt der Schwangerschaft mehr oder weniger bewußt.
Die Schwangerschaften werden also neben unbewußten Einflüssen auch einer deutlich nachvollziehbaren bewußten Entscheidung über die Frage der Geburt oder der Abtreibung unterzogen. Diese Erwartungen sind zwar sicherlich wieder durch unbewußte Prozesse modifiziert, aber sie stimmen doch in einem geradezu erstaunlichen Ausmaß mit objektiv überprüfbaren Konsequenzen der Elternschaft überein. Auch hierbei spielen soziale Faktoren eine bedeutsame Rolle, indem sie sich in individuellen Bewußtseinsinhalten und wahrscheinlich auch im unbewußten Erleben widerspiegeln. Diese bestehen z. B. in einer gravierenden sozialen und ökonomischen Schlechterstellung von Erwachsenen mit Kindern gegenüber Kinderlosen (insbesondere kinderlosen Verheirateten), die durch die immer wieder beschworenen „Hilfen für die Familie" nicht annähernd kompensiert, dafür aber in der politischen Diskussion verschleiert werden (Oeter 1984 b). Eine psychodynamische Betrachtungsweise muß auch diese „realen" Faktoren mit berücksichtigen, da diese in der planenden Aktivität der intrapsychischen Instanz des Ich der Akteure eine bedeutsame Rolle spielen (vgl. hierzu z. B. Blank u. Blank 1981).

Prävention wiederholter Abtreibung

Die große Zahl wiederholter Schwangerschaftsabbrüche zeigt, daß auch die Empfängnisverhütung nach erfolgtem Schwangerschaftsabbruch zu wünschen übrig läßt. Zwar führt der Schwangerschaftsabbruch offensichtlich häufig zu einem Klärungsprozeß über die Frage des Kinderwunsches mit Konsequenzen für das kontrazeptive Verhalten, doch ist dies offensichtlich noch zu selten und zu wenig konsequent der Fall. Neben vielen Faktoren spielt sicherlich das emotionale Klima, in dem der vorausgegangene Schwangerschaftsabbruch erfolgt und wie dabei die kontrazeptive Beratung angeboten wird, eine bedeutsame Rolle. Zur Illustration sei ein Beispiel aus einem ganz anderen Bereich der Gesundheitserziehung angeführt: Die schädlichen Folgen des Rauchens sind inzwischen allgemein bekannt, doch hat dies für das entsprechende Verhalten nur geringe Konsequenzen[1]. Deshalb wollte man in einem Raucherentwöhnungsprogramm einmal überprüfen, wie sich eine drastische, emotional belastende Aufklärung auswirkt. Hierzu hat man den Rauchern einen Film vorgeführt, in dem die Operation einer karzinomatösen Lunge gezeigt wurde. Wie war nun die Reaktion? Um es kurz zu machen: die meisten Raucher gingen aus dem Raum und mußten sich erst einmal beruhigen. Hierzu griffen sie auf ein lange eingeübtes, bewährtes Mittel zurück: sie steckten sich nämlich erst einmal eine Zigarette an. Im weiteren wurden alle erhaltenen Informationen verdrängt, verleugnet oder als unglaubwürdig, zumindest aber für den eigenen Fall als nicht zutreffend definiert. Entsprechend hatte dieses Programm auch praktisch keine positiven Effekte. Dies dürfte beim Schwangerschaftsabbruch grundsätzlich ähnlich sein. Selbst bei oberflächlich zur Schau getragener Wurschtigkeit scheinen die meisten der Betroffenen den Eingriff als letztlich doch belastend zu erleben und zunächst alles zu tun, um die Beschädigung durch den Schwangerschaftsabbruch, ja sogar die unabweisbare Tatsache, daß er erfolgt ist, zu verdrängen. Um so wichtiger erscheint es mir, daß das beteiligte therapeutische Personal seine Gefühle im Griff hat und nicht Wut, Haß oder Verachtung auf die Patienten richtet, um seine eigene psychische Belastung zu bewältigen (Char u. McDermott 1979; Burnell et al. 1979). Damit soll nicht etwa eine Art Peter-Stuyvesant-Atmosphäre beim Schwangerschaftsabbruch propagiert werden. Es geht vielmehr darum, daß die Entscheidung der Frauen und ihrer Partner akzeptiert und die Gefühle der Klienten empathisch aufgenommen werden. Zur Verbesserung der nachfolgenden Kontrazeption dürfte schließlich besonders bedeutsam auch eine Koordination der Beratungsbemühungen sein, die von dem Berater, den Mitarbeitern der Einrichtung, in welcher der Schwangerschaftsabbruch erfolgt, sowie dem nachbetreuenden Arzt ergriffen werden. Ziel dieser Koordination muß es sein, widersprüchliche Mehrfachberatung ebenso zu verhindern wie die Unterlassung jeglicher angemessener Beratung, weil jeder der Beteiligten sich auf den anderen verläßt.

---

[1] Vielleicht kann sich der Leser bei dieser Gelegenheit auch einmal selbst fragen, wie ernst Sie es persönlich mit der Prävention in diesem Bereich nehmen.

Abtreibung zu leicht gemacht?

Die letzte Frage lautet: Untergräbt eine relativ liberale Regelung des Schwangerschaftsabbruchs die Bemühungen zur Empfängnisverhütung bzw. zur Familienplanung? Eine solche Vermutung wird zumindest durch die Ergebnisse unserer Studie nicht nahegelegt (Oeter u. Wilken 1981). Wir konnten vielmehr feststellen, daß der Schwangerschaftsabbruch im Verhältnis zu allen Methoden der Empfängnisverhütung außerordentlich schlecht eingeschätzt wurde:

- So wurden beim Schwangerschaftsabbruch am ehesten körperliche Schäden befürchtet.
- Die Möglichkeit, später ohne Risiko wieder schwanger zu werden, wurde ganz realistischerweise nur bei der Sterilisation geringer eingeschätzt; allerdings schneiden hier die Spirale, die Dreimonatsspritze sowie Schaum und Zäpfchen ähnlich ungünstig ab wie der Schwangerschaftsabbruch; deutlich geringere Gefahren wurden bei der Pille gesehen, während Kondome, periodische Enthaltsamkeit – und groteskerweise auch der Verzicht auf jede Verhütung – mit Abstand am günstigsten eingeschätzt wurden.
- Der Schwangerschaftsabbruch tangiert schließlich auch intensiver als jede Verhütungsmethode das seelische Gleichgewicht der Betroffenen.

Diese Ergebnisse sprechen *nicht* dafür, daß die Bevölkerung in nennenswertem Umfang bedenkenlos auf die Empfängnisverhütung verzichten würde, um ihre Geburtenregelung mit Hilfe des Schwangerschaftsabbruchs zu erledigen.

In die gleiche Richtung verweist das Ergebnis unserer Studie, nach dem gerade die Befragten, die gemeinhin als sicher klassifizierte Verhütungsmethoden anwenden, besonders häufig eine liberale Regelung des Schwangerschaftsabbruchs forderten, während diejenigen, die gemeinhin als unsicher klassifizierte Methoden anwenden, häufiger eine restriktivere Regelung des Schwangerschaftsabbruchs verlangen.

Dieses Ergebnis läßt sich darüber hinaus folgendermaßen interpretieren: Gerade die Existenz sicherer Verhütungsmittel erzeugt ein Bewußtsein und auch die Erwartung, daß Schwangerschaften mit hinlänglicher Sicherheit geplant und auch vermieden werden können. Gerade dieses Bewußtsein, diese Erwartung führt jedoch dazu, daß dann, wenn eine Schwangerschaft unerwartet oder sogar gegen ausdrücklichen Wunsch eintritt, die Abtreibung dieser Schwangerschaft mit um so größerer Konsequenz angestrebt wird. Würde diese These zutreffen – und ich denke, daß vieles dafür spricht –, dann würde insbesondere die Verheißung der modernen Medizin in unserem Bereich: nämlich die Tatsache, daß sie sichere Verhütungsmethoden bereitstellt, den Abtreibungswillen für den Fall stärken, daß die Empfängnisverhütung versagt. Damit wäre der Weg in die „Verhütungsgesellschaft" letztlich zumindest zum Teil ein Flopp.

Zusammenfassung

Wir sind eingangs der Frage nach Ursachen für die relativ hohe Zahl von unerwünschten Schwangerschaften und Schwangerschaftsabbrüchen nachgegangen. Dabei haben wir Defizite auf der Ebene der Verhütungsmethoden sowie Schwierigkeiten im intrapsychischen, interaktionellen und sozialen Bereich einschließlich der Rolle des Arztes diskutiert. Dabei haben wir uns insbesondere mit dem Konzept des unbewußten Kinderwunsches als Ursache ineffektiver Empfängnisverhütung auseinandergesetzt und dieses Konzept als außerordentlich hilfreich angesehen, uns zugleich aber gegen seine Verabsolutierung unter Zurückstellung sozialer Einflüsse verwahrt. Im folgenden ging es um die Frage einer Konsistenz zwischen Empfängnisverhütung und Schwangerschaftsabbruch; wir haben dabei gesehen, daß eine solch durchgängie Konsistenz nicht existiert, sondern daß hier die Funktion der Schwangerschaft für das Individuum sowie die sozialen Konsequenzen bei der nachfolgenden Entscheidung über Geburt oder Abtreibung eine große Rolle spielen. Wir haben dann Möglichkeiten angesprochen, wie nach erfolgtem Schwangerschaftsabbruch die Chance für die nachfolgende Kontrazeption verbessert werden kann. Schließlich haben wir die Vermutung für wenig wahrscheinlich gehalten, daß eine relativ liberale Handhabung des Schwangerschaftsabbruchs in bedeutsamem Maße zu einer Verschlechterung der Empfängnisverhütung führt. In diesem Zusammenhang haben wir jedoch die These gewagt, daß gerade die Existenz sicherer Verhütungsmittel auch zu einem gesteigerten Bedürfnis führt, ungeplante Schwangerschaften abzubrechen. Damit ginge es uns zumindest etwa so wie dem Zauberlehrling, der die Geister, die er rief, nicht mehr loswird. Doch niemand, der ein historisches Bewußtsein hat und die Zustände kennt, als es noch keine hinreichenden Methoden der Empfängnisverhütung gab und als Schwangerschaftsabbrüche in großer Zahl in der Illegalität vorgenommen wurden (mit all den daraus resultierenden schrecklichen Folgen), – niemand mit diesem Wissen wird wohl dazu tendieren, diese vergangenen Zustände wieder herbeizuwünschen.

Literatur

Blank G, Blank R (1981) Angewandte Ich-Psychologie. Klett-Cotta, Stuttgart

Burnell GM, Dworsky WA, Harrington RL (1979) Gruppentherapeutische Interventionen nach Schwangerschaftsunterbrechungen. In: Oeter K, Wilken M (Hrsg) Frau und Medizin. Hippokrates, Stuttgart, S 216–222

Char F, McDermott F (1979) Abtreibung und akute Identitätskrise bei Krankenschwestern. In: Oeter K, Wilken M (Hrsg) Frau und Medizin. Hippokrates, Stuttgart, S 62–71

Goebel P (1984) Die Bedeutung und Funktion von ungewollten Schwangerschaften – die abgebrochen werden – und die psychosozialen Konsequenzen aus diesen Abbrüchen, Habilitationsschrift, Universität Berlin

Hauser GA (1978) Die „Pille" – sine ira et studio. Exkurs über Ovulationshemmer: Erfahrungen, Akzeptabilität, Risiken, Ärztl Prax 18: 520–522

Münz R, Pelikan JM (1978) Geburt oder Abtreibung – eine soziologische Analyse von Schwangerschaftskonflikten. Jugend und Volk, München

Oeter K (1982) Psychoanalytical interpretation and social reality: Illustrated by the practice of giving indications for abortion. In: Prill HJ, Stauber M (eds) Advances in psychosomatics, Obstetrics obstetrics and gynecology. Springer, Berlin Heidelberg New York, pp 237–239

Oeter K (1984 a) Entscheiden und Handeln. Enke, Stuttgart

Oeter K (1984 b) Der Staat im Schlafzimmer: Einflüsse der Politik auf den individuellen Kinderwunsch. In: Tewes U (Hrsg) Angewandte Medizinpsychologie. Fachbuchhandlung für Psychologie, Frankfurt S 399–411

Oeter K, Nohke A (1982) Der Schwangerschaftsabbruch – Gründe, Legitimationen, Alternativen. Kohlhammer, Stuttgart (Schriftenreihe des Bundesministers für Jugend, Familie und Gesundheit, Bd 123)

Oeter K, Wilken M (1981) Psycho-soziale Entstehungsbedingungen unerwünschter Schwanger-schaften – Eine medizinisch-soziologische Untersuchung zum kontrazeptiven Verhalten. Kohl-hammer, Stuttgart (Schriftenreihe des Bundesministers für Jugend, Familie und Gesundheit, Bd 75)
Runte KP (1978) § 218 nach der Reform – Erfahrungsbericht eines Arztes. Kiepenheuer & Witsch, Köln
Sandberg EC, Jacobs RJ (1971) Psychology of the misuse and rejection of contraception. Am J Obstet Gynecol 110: 237 ff
Staemmler JH, Jung K, Köhler CO, Wagner G, Wecker E von (1974) Familienplanung. Eine statisti-sche Studie über individuelle Vorstellungen und Abhängigkeiten sowie sozioökonomische Ein-flüsse. In: Staemmler HJ (Hrsg) Familienplanung. Thieme, Stuttgart

*Ungewollte Schwangerschaft
und Schwangerschaftsabbruch*

Widerspruch und Versöhnung –
Schwierigkeiten der Indikationsbeurteilung bei Beratung wegen Schwangerschaftskonflikt

W. Dmoch

Unser Thema führt uns in Bereiche, die zueinander in widersprüchlicher Beziehung stehen. Das wurde mir schon beim Entwurf dieses Beitrags spürbar, sehe ich mich doch in unterschiedliche Treuepflichten gestellt; welchen Aspekten soll ich den Vorzug geben?

Der gynäkologische Ordinarius, in dessen Klinik nach dem Kantschen Prinzip jeder Einzelfall paradigmatisch für das Handeln der Gynäkologen ist, wird andere didaktische Akzente fordern als der Poliklinikarzt oder der niedergelassene Gynäkologe.

In der Vergangenheit wurde unser Thema zuweilen schon so zerredet, daß besondere Sorgfalt und ernstes Abwägen angezeigt sind. Auch die unterschiedlichen Erfahrungsquellen, aus denen ich zu meiner Darstellung komme, stehen zueinander in widersprüchlichem Verhältnis: In der Tätigkeit als nervenärztlicher Psychotherapeut in einer Universitätsfrauenklinik lernt man ganz andere Krankheitsbilder im Zusammenhang mit konflikthafter Schwangerschaft kennen als sie der Nervenarzt in einer psychiatrischen Landesklinik sieht. Zum anderen haben die Teilnehmer verschiedener Balint-Gruppen – darunter besonders eine Gruppe von Ärzten aus verschiedenen Beratungsstellen – mir die schwierigen Bedingungen der Beratungstätigkeit vor Augen geführt, denen der Frauenarzt zuweilen ausgesetzt ist. Die Reflexion der eigenen, zuweilen leidvoll, selten auch beglückend erlebten Beratungstätigkeit erfuhr durch die Erfahrungsberichte und lebhaften Diskussionen in diesen Balint-Gruppen eine Erweiterung.

In einem 2½jährigen Diskussionsprozeß innerhalb einer dieser Gruppen wurde mit unterschiedlicher Akzentuierung beschrieben, wie sich der Arzt bei Beratung wegen konflikthafter Schwangerschaft in einen Loyalitätskonflikt gestellt fühlt, der sein ärztliches Selbstverständnis – aber auch seine menschliche Identität – nachhaltig berührt und verändert.

Unter den Teilnehmern waren 5 Ärztinnen und 4 Ärzte; 5 von ihnen kamen aus Beratungsstellen der Pro Familia, 2 aus Beratungsstellen der Arbeiterwohlfahrt und eine aus einer Caritas-Beratungsstelle; eine Beraterin gehörte einer universitären Einrichtung an; die meisten von ihnen waren halbtags oder nur stundenweise tätig.

Jeder der Gruppenteilnehmer berichtete für sich, wie er das Medizinstudium aus dem Bedürfnis begonnen habe, mehr über den Menschen zu wissen und Krankheit sowie Leiden zu bekämpfen. Dieses Bedürfnis sei bis in die Berufstätigkeit hinein erhalten geblieben, in seiner Ausgestaltung jedoch versachlicht worden. Arztsein wurde nun nicht mehr gesehen als das eines Kämpfers gegen Leiden und Tod, sondern eines „Störungsbeseitigers".

Das pathophysiologische und biochemische Wissen erlaubte eine Eingrenzung der Störungsursachen bei Krankheit und eine Einengung des Verständnisses von Krankheit auf das Paradigma einer biologisch definierten Funktionsstörung, in dem metaphysische und transzendente Aspekte des

Menschseins und des Krankwerdens unberücksichtigt bleiben. Erhalten blieb jedoch bei allen die Grundeinstellung des Arztes – oder sollte man hier besser noch vom „Mediziner" sprechen? – als eines Helfers, der den Patienten vor Leiden, Übeln und Bedrohungen von Leib und Leben bewahrt, die aus dem Inneren des Patienten entstehen oder sich in ihm auswirken.

Als bildhafte Darstellung dieses Verständnisses wurde wiederholt das Tumorwachstum gewählt: Durch Operation und biochemische oder radiologische Eingriffe wird das lebensbedrohende Wachstum ausgeschaltet oder begrenzt.

Der Berater im Schwangerschaftskonflikt sieht sich Frauen gegenüber, die das Leben des in ihnen wachsenden Kindes als eine ähnliche Bedrohung des eigenen Lebens, der Gesundheit oder aber nur der Lebensqualität und der eigenen Lebensplanung empfinden.

Hier gerät der Arzt als Berater selbst in einen Konflikt zwischen dem Bedürfnis, Leben zu erhalten – das des Kindes und das der Schwangeren – und dem Wunsch, der Patientin in ihrer Konfliktlage zu helfen.

Für den Arzt, der seinen Beruf aus einer positiven Einstellung zum Leben ergriffen hat, ist das Ertragen der widersprüchlichen Situation zwischen den unvereinbar erscheinenden Interessen des Kindes einerseits und seiner Mutter andererseits derart schwierig, daß er zu Lösungsversuchen auf begrifflicher Ebene neigen kann: Das Ungeborene wird begrifflich umdefiniert, es wird von „werdendem Leben" gesprochen – so, als sei es noch gar nicht richtig da –, und weitere semantische Anstrengungen werden unternommen, die eine andere Einschätzung der Konfliktlage ermöglichen; im Denken wird so eine geringere Wertung des ungeborenen Kindes erzielt, und seine Wahrnehmung als eines Menschen, der ins Leben will und muß, wird verschleiert. Bei einem solcher Entlastungsversuche ist die Rede vom „Blutklumpen" oder vom „Zellhäufchen", welches in der Frühschwangerschaft noch keine menschliche Qualität habe. Wie belastend der Gynäkologe in der Beratungssituation, aber auch in der Operationssituation die Vorgänge erleben kann, wurde dadurch deutlich, daß ein Gynäkologe von der „Richterfunktion" des Beraters und von der „Henkerfunktion" des den Abbruch vornehmenden Arztes sprach. Dieser Arzt fühlte sich dem Leben grundsätzlich verpflichtet.

Die um Hilfe bittende Schwangere aber brachte ihn jedesmal in den Konflikt, zwischen dem Leben der Mutter und dem Leben des Kindes entscheiden zu müssen, deren Lebensinteressen aufgrund einer Notlage in Gegensatz geraten waren. So hatte er das Gefühl, daß er unausweichlich in Schuld gerate, wenn er handelte, auch wenn sein Handeln in einer Unterlassung bestand.

Mythos und Wirklichkeit

Wenn man die nicht abflauende Diskussion um den § 218 in den Medien verfolgt, fällt auf, mit welcher Beständigkeit gewisse Formulierungen wiederholt werden: Mit vielfachen Abwandlungen ist die Rede von der „Entkriminalisierung" oder der „Legalisierung" der Abtreibung. Unterschwellig wird mit diesen und anderen Sprachregelungen der irreführende Eindruck gefördert, als sei nun der Schwangerschaftsabbruch eine erlaubte Handlung.

Andere Darstellungen, z. T. offiziösen Charakters, haben bei Patientinnen zu der Meinung geführt, als bestehe ein Anspruch auf den Vollzug ihrer persönlichen Entscheidung; der Arzt habe sich dieser Entscheidung nur anzuschließen. Der Versuch eines orientierenden Gespräches oder gar der einer Beratung wird dann zuweilen mit offenem Ärger abgewehrt, als Zumutung eingeschätzt oder als „Zwangsberatung" abqualifiziert. Besonders von Ärzten, die in gewissen Beratungsstellen arbeiteten, wurde mir berichtet, daß Frauen mit ärgerlichem Affekt darauf hinwiesen, ihre autonome Entscheidung sei durch die grundgesetzlich verbriefte Unantastbarkeit ihrer Menschenwürde geschützt; eine Frage nach den Gründen und Motiven ihrer Entscheidung sei also eine Infragestellung ihrer Selbstbestimmung und ihrer Menschenwürde zugleich. Diesem Denken ist die Überlegung fremd, daß der Arzt unter genau dem gleichen grundgesetzlichen Schutz steht.

Solche und andere, sicher allseits bekannte Äußerungen sind geeignet, beide Gesprächsteilnehmer in gegensätzlichen Positionen verharren zu lassen, aus denen heraus eine kreative Lösung erschwert ist.

Dabei wird offenbar, daß Irrtümer über die bestehenden Rechtsvorschriften wirksam sind, wodurch das Gespräch erschwert wird. Soweit es sich um Meinungen handelt, die von einer größeren Zahl von Menschen geteilt werden, könnte man von einem kollektiven Mythos sprechen, dessen Geflecht aus Wünschen und Ängsten die Realität verstellt.

Diese mythologische Verfälschung der Realität ist deshalb besonders störend, weil es sich um einen Schwangerschaftskonflikt mit etwaigem Abbruch um ein individuelles und gesellschaftliches Phänomen handelt, das vielfältige Probleme von biologischer, psychischer, sozialer und ethischer Relevanz aufwirft.

Es werden medizinische, ärztliche und rechtliche Belange berührt, die wiederum in widersprüchlichen Beziehungen zueinander stehen und immer nur krisenhaft zu einer Versöhnung gebracht werden können.

Auch wenn der Arzt sich immer nur *einer* Patientin gegenübersieht, weiß er doch, daß er die widerstreitenden Interessen von *zwei* Leben bedenken muß; denn die Patientin hätte ihn nicht aufgesucht, wenn sie nicht ihre Lebensinteressen und die ihres kommenden Kindes als gegensätzlich empfinden würde. Die Interessen des meist abwesenden Kindesvaters und die der Gemeinschaft werden in der Diskussion oft unzureichend berücksichtigt, obwohl sie doch unausweichlich in die Konfliktlage eingewoben sind.

Wo Mythen und Konflikte wirksam sind, ist die Prüfung der Sachlage geboten.

Die Prüfung der Realität

Wenn so vielfältig widerstreitende Interessen zu berücksichtigen sind, die gleichzeitig die Grundwerte des menschlichen Daseins berühren, müssen Gesetze als verbindliche Regelung des Zusammenlebens verläßliche Auskunft darüber geben, welche Kriterien die Grenzen und Verpflichtungen des Handelns bestimmen. Da Gesetze aber nicht konkrete Lösungen für jede individuelle Lage im voraus geben können, legen sie Rahmenbedingungen fest, die für den gegebenen Fall das Denken als ein abwägendes Ordnen des Tuns verpflichten.

Den Weg dieses Ordnens weisen die Formulierungen der §§ 218 und 219 StGB, dessen Entstehungsgeschichte einen Kompromiß gesellschaftlich widerstreitender Bestrebungen beschreibt, die zu einer Versöhnung gebracht wurden. In den Argumenten, die in dieser Entstehungsgeschichte wirksam wurden, sind all jene widerstreitenden Kräfte erkennbar, die der Arzt im Beratungsdialog mit der Frau im Schwangerschaftskonflikt erfährt und mit ihr durchleiden muß, um den Konflikthorizont zu erfassen und die darin wirksamen Gegensätze zusammenzuführen. Eine solche Arbeit kostet Kraft und stellt eine kreative Leistung dar. Daher ist es notwendig, die jeweilige konkrete Situation der Schwangeren an den Beurteilungskriterien des Gesetzes zu messen, um zu einem angemessenen Handlungsentwurf zu gelangen.

Die eingangs erwähnte Berufung auf die Menschenwürde und das Grundgesetz verweist darauf, daß die Interpretation der hier geltenden Rechtsvorschriften nur auf dem Hintergrund des im Grundgesetz repräsentierten Wertsystems möglich ist.

Das Gesetz belegt den Schwangerschaftsabbruch prinzipiell mit einem strafbewehrten Verbot.

Nur unter präzise definierten Voraussetzungen, die sämtlich grundlegende Rechtsgüter berühren, werden die an einem Schwangerschaftsabbruch handelnd Beteiligten von der Strafandrohung ausgenommen, soweit sie sich an festgelegte Verfahrensweisen halten. An erster Stelle nennt das Gesetz hier die Einwilligung der Schwangeren als Voraussetzung; insofern wird dem freien Willen der Patientin ein hoher Rang eingeräumt, freilich nicht ohne Begrenzungen.

Nachfolgend werden 4 Bedrohungen für Leib und Leben der Schwangeren beschrieben, welche eine Indikation zum Schwangerschaftsabbruch konstituieren können, wenn 3 weitere Bedingungen erfüllt sind:

1. Die genannten Gefahren und Notlagen sind auf keinem anderen Wege anwendbar.
2. Sie sind so schwerwiegend, daß für das Leben oder für die Gesundheit eine konkrete Gefahr besteht.
3. Etwaige Möglichkeiten ihrer Abwendung sind „nicht zumutbar"; in einer anderen Formulierung heißt es, daß von der Schwangeren die Fortsetzung der Schwangerschaft „nicht verlangt werden" kann.

In mehrfachen Formulierungen wird im Gesetz festgelegt, daß *ein Arzt* derjenige sein muß, der das Vorliegen dieser Bedingungen erkennt und abwägt.

Hinsichtlich des Vorliegens medizinischer Gründe wie Krankheit der Schwangeren leuchtet dies ein. Warum aber wird ausdrücklich gefordert, daß *ärztliche* Erkenntnis die Situation der Schwangeren beurteilen soll, wenn feststeht, daß ein kommendes Kind geschädigt sein wird? Der Arzt muß hier nicht nur das Vorliegen dringender Gründe feststellen, die für die Annahme sprechen, daß das Kind an einer nicht behebbaren Schädigung seiner Gesundheit leidet, sondern auch einschätzen, ob diese Schädigung so schwerwiegend ist, daß von der Schwangeren das Austragen der Schwangerschaft nicht verlangt werden kann.

Es ist also abzuwägen, welche körperlichen und seelischen Kräfte *die Patientin* zur Bewältigung dieser Beeinträchtigung hat und inwieweit sie diese nutzen kann.

Keineswegs geht es also um eine vermeintliche das Kind betreffende Indikation, sondern um die Beurteilung, ob der Schwangeren aus der Tatsache einer schwerwiegenden Schädigung ihres erwarteten Kindes eine derartig große Belastung erwächst, daß sie an Gewicht einer Gefahr für das Leben der Schwangeren oder einer schwerwiegenden Beeinträchtigung ihrer Gesundheit gleichkommt. Auch hier handelt es sich also um eine Indikation, die durch Kriterien begründet ist, die in der Person der Schwangeren liegen und deren Beurteilung der ärztlichen Erkenntnis aufgegeben ist.

Diese Klarstellung ist notwendig, um hervorzuheben, daß immer gleichwertige Rechtsgüter gegeneinander abgewogen werden, nämlich das vom Bundesverfassungsgericht ausdrücklich bestätigte Recht des Ungeborenen auf Leben und das durch die Verfassung gleichermaßen geschützte Lebensrecht der Mutter.

Unter diesem Gesichtspunkt gewinnt der Wortlaut des dritten von § 218a, Abs. 3, Klarheit im deutlichen Gegensatz zu landläufigen Interpretationen, die eine sog.

„soziale" Indikation herleiten wollen (der Terminus „sozial" ist im Wortlaut des Gesetzes nicht enthalten). Auch hier wird gefordert, daß „nach ärztlicher Erkenntnis" die Gefahr einer Notlage besteht, die den Bedrohungen an Leib und Leben der Schwangeren in der Schwere gleichkommt, wie sie in den zuvor genannten Abschnitten beschrieben sind; ebenso werden die Kriterien der Verlangbarkeit einer Fortsetzung der Schwangerschaft und die Zumutbarkeit gefahrenabwendender Maßnahmen in das abwägende ärztliche Erkennen eingebunden.

Es stellt sich also die Frage, warum ausdrücklich dem Arzt seine Erkenntnis die Beurteilung der Notlage auferlegt wird. Hierfür gibt es 2 Gründe:

Zum einen ist mit der Formulierung in § 218a (2), 3 „... wenn nach ärztlicher Erkenntnis ... der Abbruch der Schwangerschaft *sonst* angezeigt ist ..." festgelegt, daß eine Indikation vorausgesetzt wird, also das Vorliegen einer von der ärztlichen Erkenntnis abhängigen Beurteilung.

Nachdem zuvor Anlässe genannt worden sind, die im medizinischen Bereich liegen, werden mit der unscharfen Bezeichnung „sonst" auch andere Anlässe anerkannt, wenn diese den Abbruch angezeigt erscheinen lassen, um eine Gefahr abzuwenden.

Die genannte schwerwiegende und mit anderen zumutbaren Mitteln nicht abwendbare Gefahr einer Notlage muß nach den zuvor angeführten Kriterien in ihren Folgen einer schwerwiegenden Beeinträchtigung der Gesundheit gleichkommen oder sie beinhalten.

Zum anderen ist mit den Kriterien der Zumutbarkeit abwendender Maßnahmen und der Verlangbarkeit einer Fortsetzung der Schwangerschaft gefordert, daß der Arzt wiederum die Persönlichkeit der Schwangeren in ihrer Belastungsfähigkeit einschätzt und ggf. die Überforderung der Patientin feststellt.

Es wird also offenbar, daß nicht das schlechthinige Vorliegen der Gefahr einer Notlage, sondern die Unfähigkeit der Patientin, dieser Gefahr zu begegnen, das entscheidende Kriterium darstellt, welches in die Indikation zum Schwangerschaftsabbruch mit eingeht. Zuweilen ist die Notlage zu lindern; manchmal ist die zugrundeliegende Beeinträchtigung in der Fähigkeit, Notlagen durchzustehen, einer Behandlung zugänglich.

Aus diesem Grunde ist der Arzt gefordert, die der Patientin zur Verfügung stehenden Möglichkeiten und ihre Kräfte zur Bewältigung ihrer Notlage einzuschätzen.

Es wird erkennbar, daß er keineswegs zur Beurteilung bloß sozialer Sachverhalte aufgefordert wird, sondern zur ärztlichen Beurteilung der bei seiner Patientin wahrscheinlichen Folgen solcher Sachverhalte. Dennoch kommt er dabei in neue Widersprüche:

Einerseits hat er dabei die Aufgabe, ein verstehender und zartfühlender, dezenter Beistand und Berater zu sein; andererseits kommt ihm unausweichlich die Aufgabe der Urteilsfindung, des sachlichen Abwägens seines Handelns zu.

Nicht nur in der Gesprächsführung, sondern auch in seiner eigenen emotionalen Befindlichkeit muß er diese unterschiedlichen Erlebensbereiche zu einer Versöhnung bringen.

Gerade für diese Aufgabe ist eine gewisse Schulung in der Wahrnehmung eigener und fremder Gefühlsregungen wünschenswert, welche die rational-feststellenden und die abwägend-urteilenden Verstandeskräfte hilfreich ergänzen kann.

Dies erleichtert auch die Erkenntnis unbewußter Gegenhaltungen, die so charakteristisch für die konflikthafte Schwangerschaft sind. Molinski hat vielfach beschrieben, wie hochgespannt die Widersprüche in diesem Bereich sein können:
Genauso wenig, wie der bewußte und brennend vorgetragene Wunsch nach einem Kind – das absolute Wunschkind – eine unbewußte Angst vor dem Kind und die Ablehnung des Kindes ausschließt, so widerlegt der offen ausgesprochene Wunsch nach einem Abbruch der Schwangerschaft keineswegs das Wirken eines unbewußten Wunsches nach dem Kind.
Hier ist hervorzuheben, daß unausweichlich Schwangerschaft auch psychische Konflikthaftigkeit anstößt, die sich an den gegebenen äußeren Umständen festmacht.
Wenn der Arzt sich hier nicht zum Agenten der einen oder anderen Partei oder der partikulären Interessen einer Seite des Ambivalenzkonfliktes machen läßt, sondern sich als Anwalt der Beziehung zwischen dem kommenden Kind und seiner Mutter versteht, besteht die Chance, die widerstreitenden Kräfte dieses Beziehungskonfliktes zu einer Versöhnung zu bringen.
Es könnte eingewendet werden, daß Versöhnung nur als ein Akt der Liebe möglich sei. Hier aber ist sehr viel die Rede von Rechtsdefinitionen, welche die Leitlinie des Versöhnungsprozesses darstellen. Diesen letzten Bereich des Widerspruchs soll eine Frage von Augustinus umreißen, aus der erkennbar wird, daß die beiden Begriffe dieser Frage in einem zwar widersprüchlichen, aber doch auch ergänzenden Verhältnis zueinander stehen:

> „Was wäre Liebe ohne Gerechtigkeit –
> was wäre Gerechtigkeit ohne Liebe?"

Schwangerschaft als seelischer Konflikt – bewußte und unbewußte Motivationen zum Schwangerschaftsabbruch

O. Jürgensen

Die Nichterfüllung eines Wunsches ist meistens ein Unglück. Aber wir wollen uns heute Gedanken machen, warum auch die scheinbare Erfüllung eines Wunsches, besser gesagt: die Erfüllung eines Nichtwunsches ein Unglück bedeuten kann ...

Der Ambivalenzkonflikt bei Wunschindern

Als einige meiner Patientinnen während Analysen oder Psychotherapien schwanger wurden und gesunde Kinder bekamen, hatte ich die Gelegenheit, auch die Phantasien, welche Wunschkinder begleiten, von Anfang an mitzuerleben. Obwohl diese Kinder ersehnt waren, waren die Gedanken, die ihr Werden begleiteten, äußerst ambivalent, gelegentlich haßerfüllt. Dafür ein Beispiel:

Eine sehr attraktive, aber sich ihrer Attraktivität nicht bewußte Stewardeß konnte durch ihre beruflich bedingte Abwesenheiten ihre Beziehungskonflikte mit Eltern und Ehemann immer wieder vorübergehend lösen. Als sie schwanger wurde, erlebte sie, wie das Kind sie an die Erde zu fesseln drohte – sie möglicherweise unattraktiv machen und ihre phantasierte Freiheit im Vergleich zu kinderlosen Kolleginnen zerstören würde. Sie geriet in Panik oder haßte ihr ungeborenes, später auch ihr geborenes Kind dafür, was es ihr antat.
Dießer Haß wurde zeitweise dadurch verstärkt, daß diese erste Schwangerschaft Erfahrungen mit ihrer äußerst problematischen Mutter wiederbelebte, so wie es eigentlich in jeder ersten Schwangerschaft geschieht. Die Mutter hatte den Vater weggeschoben, die Patientin als Einzelkind für sich vereinnahmt und unter dem Druck des Aufopferns mißbraucht. Der wiederbelebte Haß auf die Mutter setzte sich v. a. dann auf das Kind fort, wenn die Patientin erkennen mußte, wie sehr sie trotz aller Anstrengungen, es anders zu machen, ihrer Mutter glich.
Später erlebte sie ihr Muttersein noch einmal als äußerst konflikthaft, nämlich, als ihr kleines Mädchen einer neuen – übrigens sehr unglücklich verlaufenden außerehelichen Liebesbeziehung – im Wege zu stehen schien.
Die eigene Mutter hatte ihr für diesen Fall ausdrücklich klargemacht, daß man als Mutter keine eigenen Ansprüche in dieser Richtung anzumelden habe. Die Patientin fand eine auf der Realebene durchaus gute Lösung, um weder ihr Kind zu vernachlässigen noch auf ihren Freund und das Fliegen ganz verzichten zu müssen. Überhaupt denke ich, war sie eigentlich eine gute Mutter, die auch voller Freude die Entwicklung ihres Kindes begleitete. Aber bei allem was sie tat, konnte sie sich jahrelang nicht von den Schuld- und Haßgefühlen freimachen, welche ihr die Mutter eingegeben hatte.

Diese Beispiele könnte ich beliebig vermehren. Mich beeindruckt an dieser und an vielen anderen Frauen, die ich auch als Gynäkologin sah, nicht einmal so sehr die Tatsache, daß Schwangerschaften auch von aggressiven Empfindungen und konflikthaftem Erleben begleitet werden, als vielmehr der Umstand, *wie* sehr diese Aggressionen verborgen werden müssen und wie unerhört schuldhaft sie erlebt werden. – Ich denke auch, daß man außerhalb der therapeutischen Atmosphäre, gleich, ob bei Seelsorgern, Ärzten oder Psychotherapeuten, wenig von diesen Gefühlen erfährt.

Bei vielen Frauen scheint es – aus welcher Quelle auch immer gespeist – den Mythos einer Übermutter zu geben, ein Ideal, dem man bereits durch das Faktum der Schwangerschaft voll zu entsprechen hat. Dieses Ideal schließt Hingabe, Aufopferung und unerschöpfliche Zuwendung ein, dafür aber jede aggressive Regung aus. So war es für meine Patientinnen entlastend, wenn sie erlebten, daß Ambivalenz Teil auch einer mütterlichen Beziehung ist und sie dem in sich errichteten Ideal von Mütterlichkeit nicht nur nicht entsprechen konnten, sondern auch nicht entsprechen mußten.

Genauso überfrachtet wie der Mythos von der Übermutter ist der Mythos, wonach das Faktum einer Schwangerschaft schon genügt, eine Frau zur Mutter zu machen. Vielen Mißverständnissen über den Schwangerschaftsabbruch liegt eigentlich dieses fundamentale Mißverständnis zugrunde.

Wenn schon gewollte ausgetragene Schwangerschaften zeitweise ambivalent besetzt werden, um wieviel mehr dann ungewollte Schwangerschaften! Sie zwingen schließlich zum Nachdenken darüber, wie Mütterlichkeit entsteht – und warum sie so oft nicht entstehen kann (Molinski 1972, Petersen 1975).

Der Ambivalenzkonflikt bei sterilen Frauen

So zeigt sich in einer Sprechstunde für Kinderlosigkeit bereits deutlich, wie sehr der ursprüngliche Kinderwunsch oft verzerrt wurde. Anscheinend stellt sich hier zunächst die Nichtschwangerschaft, also die Sterilität als Konflikt dar, aber oft genug danach auch die endlich erreichte Schwangerschaft!

So denken viele Frauen, ein Kind würde alle Wunden heilen, die das Leben ihnen geschlagen hat. Das Kind hätte dann sozusagen eine Erlöserfunktion. Andere meinen, nur mit einem Kind wären sie vollständig, d.h. das Kind soll – im psychologischen Jargon ausgedrückt – eine narzistische Wunde schließen. Bei einer weiteren Gruppe hat die Sterilitätsbehandlung bzw. der Kinderwunsch den Charakter einer Zwangssymptomatik; diese kann alles andere im Leben wie Partnerschaft und Beruf in den Schatten stellen und wertlos machen. Diese Frauen werden von dem Neid auf andere Frauen, die schwanger sind oder Kinder haben, geradezu zerfressen. Tagesablauf und Denkinhalte kreisen über Jahre nur um die Sterilitätsbehandlung.

Ich habe jetzt von Frauen gesprochen, die kein Kind haben, aber unerhörte Wunscherfüllungsphantasien auf ein Kind projizieren. Nun gibt es gelegentlich die scheinbar groteske Situation, daß solche Frauen abtreiben, nachdem sie endlich nach jahrelanger Sterilitätsbehandlung, in der sie sich selbst und die Ärzte gequält haben, schwanger geworden sind.

Damit wird deutlich, daß nicht nur der Wunsch, sondern erst recht die Wunscherfüllung konflikthaft ist und die projektiven Phantasien der Realität nicht standhalten.

Die Übergänge vom Phänomen des neurotischen Kinderwunsches zum Phänomen der ungewollten Schwangerschaft und Abtreibung halte ich für fließend und denke, daß in beiden Fällen die Schwangerschaft *gleich* konflikthaft besetzt ist.

Ich möchte jetzt an Beispielen zeigen, daß Frauen, die abtreiben wollen, ihre Schwangerschaft natürlich immer als Konflikt erleben, daß aber der erlebte bewußte Konflikt selten mit dem zugrundeliegenden unbewußten Konflikt identisch ist.

Das Gesetz gesteht uns bezüglich eines Schwangerschaftsabbruchs nur bewußte, nämlich medizinische, ethische, eugenische und soziale Konflikte zu, vor der Reform des § 218 StGB sogar nur medizinische. In dem Falle durfte es nur um Leben oder Tod, d. h. um die Abwägung mütterliches gegen kindliches Leben gehen.

Den Akten von Abruptiopatientinnen zufolge wurde in der Klinik bis in die Gegenwart die Gesetzestreue gewahrt: So fanden sich *vor* der Reform 80% medizinische Indikationen, die sich übrigens bis auf 5% als „windig" aufschlüsseln ließen. *Nach* der Reform wurden 65% soziale und nur noch 35% medizinische Indikationen aktenkundig. Bereits im Verständnis von über 100 interviewten Patientinnen waren es nur noch 27% medizinische und 12% soziale Indikationen. Dagegen handelte es sich im Verständnis der Interviewerin in 92% um Beziehungskonflikte (Jürgensen et al. 1982).

Der Ambivalenzkonflikt bei Schwangerschaftsabbruch

Aus den Jahren, in denen ich mich intensiv mit dem Problem des Schwangerschaftsabbruchs beschäftigt habe, übersehe ich Material über ca. 250 Gesprächsprotokolle. Ich möchte anhand exemplarischer Beispiele aufzeigen, warum Schwangerschaften zum Konflikt werden mußten und welche unglücklichen Beziehungsstrukturen keine andere Lösung als den Abbruch zuließen.

Eine sympathische 37jährige, überarbeitet aussehende Sekretärin suchte mich in der 8./9. SSW auf, weil sie abtreiben wollte. Sie hatte bereits ein uneheliches Kind von 16 Jahren, das sie unter großen Mühen aufgezogen hatte. Sie weinte heftig, als ich sie danach fragte und stieß schluchzend hervor: „Nicht noch einmal." Seit 12 Jahren kannte sie einen verheirateten Mann, mit dem sich jeden Freitag folgende Szene abspielte: Die halbwüchsige Tochter wurde weggeschickt. Man trank miteinander Kaffee, man ging ins Bad und dann ins Bett. „Und alles für diese halbe Stunde" schluchzte die Patientin.

Warum sie so vehement an diesem bißchen Glück festhalten mußte, wurde aus der Vorgeschichte deutlich: Die Ehe der Eltern zerbrach bei ihrer Geburt, als der Vater einbeinig aus dem Krieg zurückkam. Die Mutter starb an Bauchfellentzündung, als die Patientin 3 Jahre alt war. Mit den 5 und 10 Jahre älteren Geschwistern zusammen kam sie dann zu den Großeltern. Als dann ihre eigene uneheliche Tochter klein und in der Kinderkrippe war, versorgte sie noch den kranken Großvater.

Die bewußte Motivation zur Abtreibung ist hier leicht als soziale Not zu erkennen, die unbewußte ist ein Lösungsversuch, dem erneuten Wiederholungszwang in ihrem eigenen Schicksal zu entkommen.

Denn mit dem ersten Kind hat sie gleichsam ihr eigenes Kinderschicksal und das ihrer Mutter wiederholt. An die jetzt eingetretene 2. Konzeption ist sicher die Sehnsucht nach einer intakten Familie mit einem geliebten Partner geknüpft. Real aber würde auch diese Schwangerschaft das Schicksal eines unehelichen Kindes zum 3. Mal wiederholen.

In einem anderen Fall wurde eine verheiratete Krankenschwester schwanger, nachdem sie wegen einer Hepatitis kurzfristig die Pille abgesetzt hatte. Sie erwähnte, daß ihr Mann und sie sich bereits auf ein Leben ohne Kinder eingestellt hatten. Von einer Abtreibung war zunächst keine Rede. Sie äußerte dann Ängste, ein ebenso hirngeschädigtes Kind zur Welt zu bringen, wie die Kinder, die sie in ihrem Beruf betreute. Ich glaubte, sie mit dem Angebot einer Amniozentese und Chromosomenanalyse entlasten zu können, und wir vereinbarten einen Termin zur Schwangerschaftsvorsorge.

Wenig später geriet sie in einen panischen desolat depressiven Zustand. Angeblich sei der Ehemann angesichts des bevorstehenden Nachwuchses zusammengebrochen. Er fürchte akut den Verlust seiner Stelle in der Rezession und sähe sich außerstande, eine Familie zu ernähren.
Folgender Hintergrund hellte den Zusammenhang auf: Die Eltern der Patientin ließen sich scheiden, als sie 18 und die Mutter erneut vom Vater schwanger war. Den Bruder, der dann geboren wurde, zog die Patientin zusammen mit ihrer Schwester auf und betonte, wie „gelungen" er sei.
Möglicherweise lebte sie mit ihrem Mann in einer Bruder-Schwester-Beziehung. Ihre Panik signalisierte die Wiederholung ihres Schicksals, nämlich, vom Mann verlassen zu werden, wenn sie schwanger wäre – wie die Mutter. Möglicherweise hatte sie einen Mann gewählt, der nicht Vater werden, sondern bei ihr Kind bleiben wollte.
Da die damalige Gesetzgebung für diesen unbewußten Konflikt keine Lösung vorsah, mußte ich sie nach Holland schicken. Sie kam geradezu gelöst und glücklich zurück. Über das Ereignis wurde nie mehr gesprochen. – Der Mann hat seine Stelle de facto nicht verloren. Sie wirkt jetzt rigider und etwas vor der Zeit gealtert, wie jemand, für den das Leben keine Veränderungen mehr bringt und bringen darf.

In den letzten Jahren habe ich mir in sehr vielen Fällen von Abruptio über die Hintergründe einer sog. sozialen Indikation Gedanken gemacht (Jürgensen 1983) und kam zu folgendem Ergebnis:
Ein ödipaler Konflikt bestand in 35% der Fälle, Verwahrlosung, Borderlinestörungen, Charakterneurose und andere präödipale Störungen lagen bei 18% der Patientinnen vor. 12% waren Minderjährige, die immer eine Sondergruppe darstellen. Bei 8% war keine Diagnose möglich. Bei 26% der Patientinnen verbarg sich hinter der sozialen Indikation ein Trennungskonflikt oder ein Trennungstrauma. Darauf möchte ich gleich näher eingehen. Vorher möchte ich die übrigen Kategorien noch etwas näher erläutern, die ja tiefenpsychologische Diagnosen umfassen.
Unter ödipalem Konflikt ist – vereinfacht ausgedrückt – zu verstehen, daß es sich um eine in der Phantasie unlösbare Inzestthematik handelt – meist mit dem Vater, gelegentlich auch mit Geschwistern. Der letztgenannte Fall ist dafür ein Beispiel. Das Kind der Mutter war in der Phantasie eigentlich ein Kind der Patientin mit dem Vater; *sie* zog es auf, und der Vater verließ sie trotzdem. Der Ehemann hat vermutlich – wie schon erläutert – Züge des Bruders. Das Kind wäre, unabhängig von den Trennungsängsten, welche die Schwangerschaft mobilisierte, auch ein Inzestkind, das abgetrieben werden mußte. Dazu ein weiteres Beispiel:

Eine 37jährige sehr attraktive Patientin der sozialen Oberschicht wurde zu mir geschickt, weil sie nicht damit fertig wurde, daß sie eine nach jahrelanger intensiver Sterilitätstherapie entstehende Schwangerschaft abgetrieben hatte.
Sie war der Liebling ihres Vaters gewesen, der starb, als sie 10 war. Mit der Mutter hatte sie auch während der ersten Ehejahre weitgehend zusammen gelebt und einen Kiosk betrieben. Als das Paar endlich außerhalb des mütterlichen Wohnorts zusammenzog, kriselte es heftig in der Ehe. Zu dem Zeitpunkt wurde die Patientin schwanger. Sie fuhr weiter regelmäßig ohne den Mann zur Mutter in ihren Heimatort. Die Eifersucht der Mutter konnte sie nur schwer sehen. Nach einer dramatischen Szene im Urlaub, wo der Mann sie aus dem Auto warf, trieb sie ab. Die folgenden heftigen Auseinandersetzungen zwischen den Partnern führten zur Konsolidierung der Ehe auf einem reiferen Niveau. Aber eine weitere Schwangerschaft, die dann sehnlichst gewünscht wurde, blieb aus. Die Patientin suchte mich kürzlich wieder auf, um zu erfahren, wie sie ein Kind adoptieren könne.
In diesem Falle war die Bindung an den Vater nie aufgelöst und die Ablösung von der Mutter durch seinen Tod schuldhaft erschwert worden. Das Kind vom Ehemann war sozusagen das falsche Kind.

Präödipale Störungen sind solche, die vor der ödipalen Triangulierung auf früheren Stufen der psychosexuellen Entwicklung entstehen – je früher die Fixierung, desto schwerer die Störung. Dazu gehören z. B. Psychosen, Borderlinestörungen, Depressionen, Verwahrlosung usw. Diese Patienten sind mit soviel Defekten bereits in der Zweierbeziehung aufgewachsen, daß Mutterwerden für sie selten unproblematisch sein kann. Die Tatsache der Schwangerschaft mobilisiert bei ihnen oft soviel Haß auf die versagende eigene Mutter, daß er unweigerlich auf das ungeborene Kind übertragen wird, das dann abgetrieben wird.

Abtreibung und Trennungstrauma

Ich möchte jetzt gern noch näher auf die große Gruppe *der* Frauen eingehen, bei denen Konzeption und Schwangerschaftsabbruch in eine Trennungsthematik eingebettet waren:

Mir fiel auf, daß Schwangerschaften immer wieder in einer Phase des Verlassenwerdens vom Partner entstanden und dann abgebrochen wurden. Zunächst waren es Einzelbeobachtungen. Aber über einen Zeitraum von einigen Jahren machte ich sie so oft, daß mir dieses Phänomen nicht mehr zufällig erschien.

Unter den beobachteten Fällen waren 5 Gruppen zu unterscheiden – je nach dem Schweregrad des Trennungstraumas:

In der 1. Gruppe zerbrachen langjährige relativ gute Beziehungen. Die Schwangerschaft kam zustande, nachdem die Trennung bereits feststand, und wurde dann abgebrochen.

In der 2. Gruppe waren frühere Partnerschaften längst zerbrochen; die Konzeption erfolgte mit oft ungeliebten flüchtigen Ersatzpartnern.

In der 3. Gruppe fiel auf, daß die Frauen mit für sie inadäquaten Männern schwanger wurden, die z. T. noch anderswo gebunden waren (häufig Ausländer, die von den gegenwärtigen Partnerinnen vor Behörden versteckt und versorgt wurden. Diese Frauen hatten in ihrer Kindheit ihre Väter verloren.

Die Frauen in der 4. Gruppe waren meist sehr schwer krank (depressiv oder psychotisch); sie waren ohne Mutter aufgewachsen und klammerten sich an ungeeignete, haltlose Partner, mit denen sie schwanger wurden, und trieben dann ab.

Bei den Frauen der 5. Gruppe schließlich war der Verlust des einzigen Bruders der Konzeption und Abtreibung vorausgegangen. Die gegenwärtigen Partner waren durchweg ungeliebte Männer.

Die Indikationen zur Abtreibung in all diesen Fällen waren ausnahmslos sozial, in einigen Fällen sogar zu Recht.

Der Konflikt war aber ein ganz anderer.

Vom realitätsbezogenen Verstande her müßte man fragen: „Wieso nimmt eine Frau, die gerade verlassen wird, keine Verhütungsmittel bzw. wieso läßt sie sich mit dem treulosen Partner überhaupt noch ein und riskiert eine Schwangerschaft, wenn es keine gemeinsame Zukunft mehr gibt?“

Verstehbar wird dieses Verhalten nur, wenn man davon ausgeht, daß ganz gegenläufige unbewußte Motive zur Konzeption geführt haben. Unter diesem Aspekt muß die Abtreibung als Lösungsversuch verstanden werden.

Ich habe den Eindruck, daß da, wo die Abtreibung um einen Trennungskonflikt zentriert ist, die Konzeption eigentlich dazu dienen sollte, etwas von dem guten Anteil der Beziehung im Sinne des sog. guten Objekts zu erhalten oder wiederherzustellen. – Bei den wenigen Patientinnen, die vorher den einzigen, sehr geliebten Bruder verloren hatten, schien es sogar so, als ob das Kind den Bruder ersetzen sollte. Doch hielt diese unbewußte Motivation zum Schwangerwerden niemals der Realitätsprüfung stand. Und in dem Maße, wie erkannt wurde, daß ein Baby keine verlorenen Geschwister, Partner oder Eltern ersetzen kann, sondern selbst ein ungewöhnliches Maß an Zuwendung braucht, wandte sich der Haß, der dem verlorenen Liebesobjekt gegolten hatte, auch auf das ungeborene Kind, und es mußte abgetrieben werden. Dazu noch einige Beispiele:

Eine 43jährige Patientin hatte viele Jahre auf ihren Mann, einen Akademiker, gewartet. Er wandte sich dann in der Ehe anderen Frauen zu, inszenierte narzistische Rückzüge und kümmerte sich wenig um sie und die Kinder. Aufgrund ihrer Struktur und Lebensgeschichte, von der wenig bekannt ist, wurde sie depressiv und süchtig und war oft in der Psychiatrie. Ohne Wissen des Mannes war sie eine Beziehung zu einem 14 Jahre jüngeren Ausländer der Unterschicht eingegangen, die sie selbst als Nur-Bett-Beziehung bezeichnete. Sie wurde schwanger. Beide Männer erfuhren nichts davon. Die Schwangerschaft wurde abgebrochen. Aber die Patientin fand anscheinend keine adäquaten Mittel mehr, aus ihrem Unglück herauszufinden. Sie brachte sich einige Jahre später um.
Ein weiteres Beispiel zeigt eine zarte, blonde, sympathische, aber unnahbare Frau, die seit 10 Jahren mit einem Grafiker in einer angeblich guten Ehe verheiratet war. Das erste und bisher einzige Kind war 10 Jahre alt und wurde wegen Verhaltensstörungen behandelt. Sie wünschte eine Abtreibung, da sie für ein weiteres Kind nicht bereit sein könne. Ich gab ihr meine Zweifel zu verstehen, ob sie überhaupt für das erste Kind bereit sein konnte und erfuhr schließlich, daß sie eine Mußehe eingegangen war. Sie selbst hatte mit 6 Jahren ihre Mutter verloren und viel zu früh für 2 kleine Geschwister und 3 Stiefgeschwister sorgen müssen. Als ich ihr dann sagte, daß sie immer noch jemand suche, der endlich *für sie* sorge und ihr nicht noch ein Baby „aufhänge", war das Eis gebrochen, und sie konnte ein Stück weit sie selber werden, ohne den falschen Anspruch falscher Mütterlichkeit. In diesem Falle war wohl auch der Schwangerschaftsabbruch eine Entlastung für die ganze Familie.

Noch ein letztes Beispiel aus der Gruppe von Frauen, die ihre Väter verloren haben:

Eine 31jährige Lehrerin war von einem jüngeren Araber schwanger, den sie bei sich ohne Aufenthaltsgenehmigung versteckte und der sein Studium abgebrochen hatte. Die Beziehung hatte keinerlei Zukunft; sie hätte ihn und das Kind ernähren müssen.
Von einem 20 Jahre älteren katholischen Priester (der die Vaterschaft verleugnete) hatte sie bereits ein 6jähriges Kind. Ihr Vater war gestorben, als sie selbst 6 Jahre alt war.
Hier wird deutlich, wie sich die Suche nach dem verlorenen Vater immer wieder an ungeeigneten Männern als Objekten festmacht:
Der Priester – eigentlich mit den Eigenschaften eines Supervaters ausgestattet, gemessen an seiner Funktion und seinem Alter – erweist sich als schwach und versucht, seine eigene Haut zu retten.
Der 2. Mann ist scheinbar eine Kontrastfigur dazu – aus einem anderen mit Sehnsüchten besetzten fernen Land, aber real als Vater ungeeignet.

Schlußbemerkungen

Die angeführten Beispiele sollten zeigen, wie ungewollte Schwangerschaften bei unglücklichen Lebenskonstellationen unbewußt in den Dienst des Wiederholungszwanges gestellt werden können, d.h. es wird immer wieder mit den gleichen inadäquaten Mitteln versucht, ein von Trennung und Verlust geprägtes Schicksal ungeschehen zu machen.
Diese Versuche müssen aber unweigerlich damit enden, daß dem ungeborenen Kind das zugefügt wird, was man selbst erlitten hat, nämlich beseitigt, verlassen, weggeworfen zu werden.

Ich wollte versuchen darzustellen, wie zwiespältig Gefühle einem möglichen Kind gegenüber vor dem Hintergrund individueller Lebensschicksale verstanden werden müssen. Aus vielen dieser Schicksale wird deutlich, daß Abtreibungen nicht nur ein Akt blinder Destruktivität sind, sondern unglückliche Lösungsversuche aus Ambivalenzkonflikten, in denen Verletzungen der frühen Kindheit neu ausagiert werden müssen.

Literatur

Jürgensen O (1983) Schwangerschaftskonfliktberatung. Abtreibung als wiederholter Trennungsversuch. Sexualmedizin 12: 15
Jürgensen O, Siedentopf HG, Trainer U (1982) Das Selbstverständnis von Frauen nach Schwangerschaftsabbruch. In: Poettgen H (Hrsg) Die ungewollte Schwangerschaft. Dtsch Ärzteverlag, Köln, S. 124
Molinski H (1972) Die unbewußte Angst vor dem Kind. Kindler, München
Petersen P (1985) Schwangerschaftsabbruch und Todesbewußtsein. In: Jürgensen O, Richter D (Hrsg) Psychosomatische Probleme in der Gynäkologie und Geburtshilfe 1984. Springer, Berlin Heidelberg New York Toyko, S 28

Katamnestische Erhebungen an Patientinnen nach Schwangerschaftsabbruch

P. Goebel

In Berlin wird der § 218 großzügig interpretiert, so daß hier m. E. von einer Fristenlösung gesprochen werden kann. Die großzügige Interpretation und Handhabung wird mit dem Selbstverständnis der dort lebenden Menschen zusammenhängen, aber auch durch das Vorhandensein entsprechender Einrichtungen – wie Praxiskliniken, die ambulant abbrechen – bedingt sein. Eine positive Nebenwirkung der toleranten Einstellung ist die relativ sorgfältig durchgeführte Meldung der Abbrüche an den Senator für Gesundheit und Soziales, was uns zu einer brauchbaren Statistik verhilft, im Gegensatz zu den Angaben des Statistischen Bundesamtes in Wiesbaden (s. Tabelle 1). Erfreulich kann die dargestellte Entwicklung nicht genannt werden, denn der Anstieg der Abbrüche ist ungebremst; von einem Hellwerden einer Dunkelziffer kann seit 1979 nicht mehr gesprochen werden. Seit dieser Zeit hat sich allgemein die Erkenntnis durchgesetzt, daß ein Abbruch ohne demütigende Unterwerfungsgesten zu haben ist. Um ungefähr 35% haben sich die Abbrüche seither für alle Altersgruppen erhöht, wobei der Zuwachs bei den 20- bis 30jährigen – standardisiert auf die Zahl der Frauen – am stärksten ist (s. Tabelle 2). Zieht man zum Vergleich die Abrechnungsdaten der Kassenärztlichen Vereinigung heran und geht davon aus, daß kein Eingriff abzurechnen vergessen wird, ergibt sich eine Abbruchzahl von ca. 15 000 für 1983. Die Zunahme der Eheschließungen um 1980 und der Verlauf der Scheidungen hätte eine andere Entwicklung erwarten lassen (s. Tabelle 3).

Von diesen Daten ausgehend lassen sich rechnerische Überlegungen anstellen. 1983 befanden sich ungefähr 380 000 Frauen in Berlin im konzeptionsfähigen Alter zwischen 15 und 45. Nimmt man an, daß sich über 30 Jahre die Stärke dieser Gruppe nicht verändert und daß das Abbruch- und das Antikonzeptionsverhalten gleichbleibt, dann verteilen sich 450 000 Abbrüche auf 380 000 Frauen. Läßt jede Frau in ihrem konzeptionsfähigen Lebensabschnitt einen Abbruch vornehmen, dann muß es mindestens 70 000 geben, rund 19%, die 2 Abbrüche machen lassen. Wahrscheinlicher ist, daß ein Drittel der Frauen keinen Abbruch vornehmen läßt, was wiederum bedeutet, daß die anderen zwei Drittel mindestens 1 oder 2 oder mehr Abbrüche im Laufe ihres Lebens hinter sich bringen. Die Entwicklung widerspricht allen Voraussagen, daß beim legalen Abbruch im Gegensatzu zum illegalen, die Möglichkeit, daß die Frauen über die Antikonzeptionsmethoden aufgeklärt werden können, zu dem Erfolg führt, daß es zu einer langfristigen Reduzierung der Abbrüche kommt.

Wir haben es mit einem so häufig vorkommenden Verhalten zu tun, daß sich die

Tabelle 1. Entwicklung der Schwangerschaftsabbrüche in Berlin (West) 1976–1983 (Prozentzahlen in Klammern)

Alter (Jahre)	1976	1977	1978	1979	1980	1981	1982	1983
15		35 (0,4)	50 (6,5)	48 (0,5)	32 (0,3)	38 (0,3)	16 (0,1)	57 (0,4)
15–20		970 (11,3)	1277 (12,9)	1486 (14,7)	1460 (14,1)	1818 (15,8)	1509 (12,8)	1781 (3,5)
20–25		2084 (24,4)	2317 (23,4)	2399 (23,7)	2584 (25)	2988 (26)	3232 (27,5)	3651 (27,6)
25–30		2399 (28,0)	2761 (27,9)	2682 (26,5)	2538 (24,6)	2854 (24,9)	3149 (26,8)	3280 (24,8)
30–35		1636 (19,1)	1824 (18,4)	1799 (17,8)	2002 (19,0)	2154 (18,8)	2334 (19,9)	2522 (19,1)
35–40		1080 (12,6)	1264 (12,8)	1220 (12,1)	1218 (11,8)	1188 (10,4)	1136 (9,7)	1322 (10,0)
40–45		320 (3,7)	388 (3,9)	443 (4,4)	457 (4,4)	416 (3,6)	351 (3)	555 (4,2)
>45		31 (0,4)	26 (0,3)	27 (0,3)	39 (0,4)	22 (0,2)	26 (0,2)	54 (0,4)
Gesamt	5920	8555	9907	10104	10303	11478	11753	13222

Tabelle 2. Abbrüche pro 1000 Frauen im Alter von 15 bis 45 Jahren in Berlin (West)

Alter (Jahre)			1979	1981	1983
15	≤	20	25,2	28,8	29,2
20	≤	25	44,9	51,4	57,2
25	≤	30	40,8	49,1	58,1
30	≤	35	29,2	31,4	37,5
35	≤	40	15,8	18,3	22,1
40	≤	45	7,2	5,4	7,3

Tabelle 3. Verlauf des generativen Verhaltens und des Zivilstandes in Berlin (West) 1976–1983

	1976	1977	1978	1979	1980	1981	1982	1983
Entbindungen	17416	16151	16701	16381	18306	18619	18351	17490
Fehlgeburten	2652	2453	2407	2555	2553	2626	2591	2425
Eheschließungen	12691	12789	10804	10754	11833	12658	11503	12162
Scheidungen	7005	5000	960	3675	5559	6497	6695	5950
Abbrüche	5920	8555	9907	10104	10303	11478	11753	13222

Frage nach den Ursachen und den Folgen neu stellt. Kommt es zur Bildung eines Personenkreises, der Abbruch als Antikonzeptionsmittel mißversteht? Warum ist das Antikonzeptionsverhalten so schlecht? Weil die Sicherheit besteht, daß ein Abbruch gemacht werden kann? Weil die Beziehungen zu Partner und/oder Herkunftsfamilie immer problematischer werden? Weil die Männer immer weniger Antikonzeptionsverantwortung übernehmen? Wir wissen es nicht. Sind bald die Frauen oder die Männer auffällig, die keinen Abbruch durchführen lassen oder mitverursachen?
Die derzeitige Entwicklung widerspricht allen Voraussagen, wonach beim legalen Abbruch – im Gegensatz zum illegalen – die Möglichkeit der Aufklärung über Antikonzeptionsmethoden und -mittel langfristig zu einer Reduzierung der Abbrüche führt.
An dieser Stelle möchte ich nun keine ethischen und kulturspezifischen Betrachtungen anstellen, sondern von der von mir durchgeführten Untersuchung berichten, die 2½ Jahre zurückliegt und vielleicht bald von den Ereignissen überholt sein wird.
Vom September 1979 bis Juni 1980 habe ich 228 Interruptiopatientinnen am Tage ihrer stationären Aufnahme in einem Berliner Krankenhaus tiefenpsychologisch untersucht. In diesem Zeitraum nahmen – mit einer Ausnahme – sämtliche Interruptiopatientinnen an der Untersuchung teil. Von der 55. Patientin an wurde der Untersuchungsrahmen erweitert um die Vorlage des Gießen-Tests S und um die Bitte, an einer Nachuntersuchung teilzunehmen, die 1½–2 Jahre später stattfand. Lediglich 7 Patientinnen lehnten es ab, den Gießen-Testbogen auszufüllen, und 3 wollten an der Nachuntersuchung nicht teilnehmen. Die Untersuchung ging von der Hypothese aus, daß bei fehlendem oder sehr unsicherem Antikonzeptivum die ungewollte Schwangerschaft, die abgebrochen werden soll, nicht als ein Zufall anzusehen ist, sondern als ein sinnvolles Ereignis im Zusammenhang mit der aktuel-

len Lebenssituation – im Sinne einer auslösenden Konfliktsituation. Die ungewollte Schwangerschaft und ihr Abbruch hatten dann die Funktion, die aktualisierten Konflikte zu bewältigen. Als Ergebnis wurden verschiedene Konfliktsituationen herausgearbeitet, die sich als sinnvoll für die Struktur und die Lebenssituation der betroffenen Frauen interpretieren ließen. Weiter will ich darauf nicht eingehen, die Situationen sind an anderer Stelle ausführlich beschrieben (Goebel 1984).

Aus dieser Untersuchung seien ein paar Daten genannt, die für die Nachuntersuchung von Bedeutung sind. Ungefähr 85% der Frauen waren verheiratet oder hatten einen festen Partner. Zum Zeitpunkt der Konzeption waren es nur rund 8%, die keinen festen Partner hatten. Eine ungewollte Schwangerschaft ist also nicht als ein Problem Beziehungsloser, sondern eher als ein Beziehungsproblem zu verstehen. Für 17,6% war es der 2. oder 3. Abbruch, für die anderen Frauen der erste. Über 50% der Frauen wollten in Zukunft ein oder mehrere Kinder haben, in der Regel dann, wenn sie älter wären, die Beziehungssituation besser oder die Ausbildung abgeschlossen gewesen wäre. Von der Schulausbildung her gesehen handelt es sich um Frauen mit einer eher höheren Bildung. Zur Zeit der Konzeption hatten 62,3% keinerlei Schutz praktiziert, 16,2% hatten sich nach Knaus orientiert oder Coitus interruptus durchgeführt – ungefähr 80% waren ein hohes Schwangerschaftsrisiko eingegangen. Dieses Verhalten wird in anderen Untersuchungen beschrieben (Döring 1980; Wimmer-Puchinger 1982; v. Schoultz et al. 1982). Das bei der Konzeption praktizierte Antikonzeptionsverhalten stand häufig im Gegensatz zu dem bisher üblichen Schutzverhalten.

Die Frauen, die ihre Zustimmung zur Nachuntersuchung gegeben und den Gießen-Test S ausgefüllt hatten, wurden 18–24 Monate später von mir angeschrieben und gebeten, sich telefonisch zu melden, um einen Termin für die Nachuntersuchung zu vereinbaren. Erfolgte keine Antwort, so wurde das Schreiben zweimal wiederholt. Erfolgte wiederum keine Antwort, so wurden sie – soweit eine Telefonnummer vorhanden war – angerufen und um Mitarbeit gebeten. 125 (82,3%) nahmen an der Nachuntersuchung teil, 28 nicht. Nach dem 8. Gespräch in der Wohnung der Betroffenen wurde diese Form der Befragung aufgegeben. Ich begnügte mich mit einem ausführlichen Telefongespräch. Der Gießen-Test wurde dann zugesandt. Sinn der Nachuntersuchung war es, die Verarbeitung des Eingriffs zu erfassen und die These von den spezifischen Konfliktsituationen zu überprüfen. Als Parameter für die Verarbeitung des Eingriffs wurde der Verlauf der Beziehungssituation, das Antikonzeptionsverhalten, die Einstellung zur damaligen Entscheidung, in der Zwischenzeit aufgetretene geplante oder ungeplante Schwangerschaften und die direkt erfragte Art und Weise der Verarbeitung des Eingriffs genommen. Der Vergleich der Gießen-Profile Erstuntersuchung/Nachuntersuchung sollte zusätzliche Erkenntnisse über die Verarbeitung bringen, da man davon ausgehen kann, daß unbewußte und/oder bewußte Erfahrungen sich im Selbstbild niederschlagen werden. Ausbleibende Veränderungen sind kritisch zu sehen.

Ergebnisse der Nachuntersuchung

Der varianzanalytische Vergleich der Gießen-Profile – Erstuntersuchung gegen Nachuntersuchung ergab nur in Skala I einen hochsignifikanten Unterschied. In der Nachuntersuchung gaben die Frauen eine Zunahme der positiven Resonanz an, was im Zusammenhang mit ihrer damaligen abhängigen Situation gesehen werden muß. In allen anderen Skalen erfolgte keine signifikante Änderung, nicht einmal auf der Depressivitätsskala. Dieses Ergebnis stimmt nachdenklich, denn in der Erst- wie in der Nachuntersuchung unterscheiden sich die Interruptiofrauen auf der Depressivitätsskala hochsignifikant von der Eichstichprobe.

Beziehungssituation

Rund 80% der Frauen hatten zum Zeitpunkt der Nachuntersuchung eine unveränderte Beziehung, 8,2% wechselten von einer festen in eine andere feste Beziehung und lediglich 11,8% trennten sich von ihren Partnern und hatten zur Zeit der Nachuntersuchung keine feste Beziehung. Dagegen lebten 9 von 15 Frauen, die vorher keine feste Beziehungen hatten, jetzt wieder in einer festen Beziehung. Wenigstens bei 22 (20%) Frauen kam es also zu einer Trennung, bei 9, wie erwähnt, zu einer erneuten Beziehung. Offensichtlich handelt es sich bei der Interruptio um ein Ereignis, das von einer Beziehung getragen werden kann, aber auch im Zusammenhang mit Beziehungskrisen gesehen werden muß.

Das Antikonzeptionsverhalten nach der Interruptio

Da die Interruptio keine positive Erfahrung darstellen wird, ist anzunehmen, daß sich das Antikonzeptionsverhalten deutlich in Richtung „sicher" verändern wird. Dies hat sich auch insgesamt bestätigt. Lediglich 20% schützten sich nach wie vor nicht oder nur sehr unzureichend. Meist kommentierten sie dieses Verhalten mit „nachlässig wie eh und je", oder „nichts dazugelernt". Bei den Frauen, die ihr Antikonzeptionsverhalten verbessert hatten, gab es dagegen oft die Bemerkung, daß so etwas wie damals nicht mehr vorkommen werde. Die Hoffnung, daß der Eingriff zu einem Reifungsprozeß führen wird, hat sich bei der Mehrheit der Frauen erfüllt.

Erneute Schwangerschaft oder der Wunsch, schwanger zu werden

12 (11,4%) von 125 Frauen waren in der Zwischenzeit wieder schwanger geworden, davon waren 3 Schwangerschaften geplant und 9 ungeplant. Bei weiteren 4 (3,8%) Frauen bestand ein aktueller Kinderwunsch. Alle wollten oder hatten bereits ausgetragen. 2 der 12 Frauen, die schwanger waren und austrugen, hatten sowohl jetzt als auch zur Zeit der Konzeption keinen festen Partner. Sie überkam nach dem Eingriff so eine Art Torschlußpanik. Von den 10 Frauen mit festem Partner war es in 9 Fällen derselbe Vater wie bei der letzten Schwangerschaft mit nachfolgender Interruptio. Keine einzige Frau, die teilnahm, ließ in der Zwischenzeit wieder einen Abbruch vornehmen. Beim Verhältnis von 1:5,7 der Frauen mit mehreren Abbrüchen zu denen mit einem Abbruch wären unter Berücksichtigung des zeitlichen Abstand zwischen 1. und 2. Abbruch aus der Erstuntersuchung 5–10 erneute Abbrüche zu erwarten gewesen.
Was zeichnet nun diese 16 Frauen aus, bei denen der Abbruch gleich wieder zu

einer neuen, mehr oder weniger ungeplanten Schwangerschaft oder zu einem Schwangerschaftswunsch geführt hat? Sie hätten es doch einfacher haben können! 4 Frauen weisen starke Verwahrlosungszüge auf oder sind ausgesprochen neurotisch belastet, so daß sich über sie keine weiteren Aussagen machen lassen; 4 der verbliebenen 12 Frauen wurden in der Erstuntersuchung der Konfliktgruppe „kritische Periode" zugeordnet. Es ließ sich bei ihnen in engerem Sinne keine auslösende Konfliktsituation finden. Die Frauen hatten aber alle im Jahre zuvor entbunden. Ihre darauffolgende ungewollte Schwangerschaft wurde als Reaktion auf den drohenden Verlust regressiver Bedürfnisse durch die Auflösung der Symbiose zwischen Mutter und Kind verstanden. Bei allen – außer bei den Frauen mit neuritischen Zügen – wurde in der Erstuntersuchung deutlich, daß sie „eigentlich" gegen den Abbruch waren, sich aber aufgrund der ablehnenden Haltung des Mannes oder der augenblicklichen beruflichen und finanziellen Situation doch zu dem Eingriff entschlossen hatten. Die berufliche und finanzielle Situation hatte sich in der Zwischenzeit nur unwesentlich verbessert, im Gegensatz zur partnerschaftlichen. So hatten 5 von ehemals 8 unverheirateten in dieser Gruppe in der Zwischenzeit geheiratet. Hätte hier nicht eine bessere Beratung Leid und Gefahren verhindern können? Ich glaube nicht, es sei denn, der Partner wäre miteinbezogen worden, denn auf die hypothetische Frage, ob sie bei Ablehnung des Antrags die Unterbrechung auch illegal hätten machen lassen, antworteten damals 10 von 12 mit Ja.

Die psychische Verarbeitung des Eingriffs

Auf die direkte Frage, wie sie den Eingriff seelisch verkraftet haben, antworteten von den in der Zwischenzeit nicht schwanger gewordenen Frauen 63,8% mit gut, 25,8% gaben an, unter dem Eingriff bis zu einem Jahr gelitten zu haben, und lediglich 12 (10,4%) litten bis zum Tag der Nachuntersuchung, davon hat ihn aber nur eine bereut. Von diesen 12 Frauen ging bei 8 die Beziehung zum Zeitpunkt der Konzeption oder kurz nach der Interruptio auseinander, so daß sich die Verarbeitung des Eingriffs von der schmerzhaften Trennung vom Partner nur schwer unterscheiden läßt. Eine weitere Frau hatte zur Zeit der Unterbrechung ein Baby mit einer lebensbedrohlichen Krankheit und ließ unter diesem Eindruck den Abbruch vornehmen. In der Zwischenzeit hatte sich an dem Zustand des Kindes nichts geändert. Nur bei 3 Frauen gab es keine äußeren Umstände, die diese unerwartet schlechte Verarbeitung verständlich gemacht hätten.
Bei den Frauen, die erneut schwanger sind oder werden wollen, ist die Verarbeitung schwierig zu beurteilen. Liegt doch der Verdacht nahe, daß sie die erneute Schwangerschaft zu einer Verarbeitung gebraucht haben.
Von besonderem Interesse sind natürlich die 28 Frauen, die nicht geantwortet haben und telefonisch nicht zu erreichen waren. Denn es ist davon auszugehen, daß unter Einbeziehung der Nichtantwortenden sich die Zahl der Frauen, die erneut einen Abbruch machen ließen oder den Eingriff schlecht verkraftet haben, erhöhen würde. Dafür sprach, daß von den 12 Frauen, die nicht geantwortet hatten und von mir angerufen wurden, 2 angaben, den Abbruch schlecht verkraftet zu haben und daher daran nicht mehr erinnert werden möchten. Eine der Angerufenen verweigerte die Auskunft. Die restlichen 9 gaben als Grund für die ausbleibende Antwort

schlicht Nachlässigkeit an. Es gibt folglich einen Zusammenhang zwischen Nicht-beantwortung und negativer Verarbeitung. Überträgt man die Relation auf die 28 Frauen, die nicht antworteten, so wird sich der Anteil der Frauen, die den Eingriff schlecht verkraftet haben, leicht erhöhen. Bei den Nichtantwortenden fiel auf, daß der Abbruch bei ihnen im Schnitt länger zurücklag (21–24 Monate), da sie relativ spät angeschrieben wurden; dies dürfte auch zu einer Abnahme der persönlichen Beziehungs- und Verpflichtungsgefühle, die damalige Zusage einzulösen, geführt haben. Überrepräsentiert sind auch die Frauen mit mehr als 2 Kindern, die der Fragestellung dieser Arbeit vielleicht nicht so viel Bedeutung beigemessen haben.

Daß es sich um einen problematischen Patientenkreis handelt, wird auch daran deutlich, daß Frauen mit mehreren Abbrüchen in dieser Gruppe überrepräsentiert sind, ebenso wie die Frauen ohne festen Partner. Über Fremdanamnesen wurde bekannt, daß 2 der Nichtantworterinnen wieder schwanger wurden, warum eine austrug und die andere erneut abbrechen ließ.

Zusammenfassung

18–24 Monate nach der Interruption hat sich die Beziehungssituation in ungefähr 22 (20%) der Fälle verändert. Das Antikonzeptionsverhalten wurde deutlich besser mit Ausnahme von 20%, die nicht dazugelernt haben. Zwischen 9,6% und ungefähr 15% – unter der hypothetischen Einbeziehung der Nichtantworterinnen – leiden 1½ Jahre später unter dem Eingriff. Die negative Verarbeitung steht in einem deutlichen Zusammenhang mit der Beziehungsänderung.

Zwischen 15,2% und ungefähr 20% (unter der hypothetischen Einbeziehung der Nichtantworterinnen) sind 1½ Jahre später schwanger oder wollen es werden. Hier liegt die Vermutung nahe, daß sie die erneute Schwangerschaft benötigen, um den Abbruch zu verarbeiten. Dem gegenüber steht die Mehrheit der Frauen, die offensichtlich aus dem Abbruch gelernt haben und bei denen es im Zusammenhang damit zu einer inneren Auseinandersetzung im Sinne einer Reifung kam.

Literatur

Döring G (1980) Die gebräuchlichen Methoden der Kontrazeption. Dtsch 20: 1309–1314
Goebel P (1984) Abbruch der ungewollten Schwangerschaft. Ein Konfliktlösungsversuch? Springer, Berlin Heidelberg New York Tokyo 1984
Schoultz B von Bjork JB, Jacobsson L (1982) Free abortion: Motives, attitudes and relationship between women and their men. (Vortrag anläßlich des Internationalen Symposiums „Reproductive Health Care") Maui, USA
Wimmer-Puchinger B (1982) Schwangerschaft als latenter Konflikt – empirische Untersuchungen über soziale und psychische Determinanten der Entscheidungsbildung. In: Poettgen H (Hrsg): Die ungewollte Schwangerschaft. Dtsch Ärzteverlag, Köln, S 99–109

Die seelische Verarbeitung des Schwangerschaftsabbruchs bei Jugendlichen

M. Merz

Wenn ein Mädchen unerwünscht schwanger ist und eine Abtreibung will, so ist sie innerhalb des emotionalen Bereichs, den wir als außenstehende Beobachter wahrnehmen können, ganz auf die rationalen Argumente, die gegen das Austragen der Schwangerschaft sprechen, zentriert. Das Mädchen ist von der Vorstellung beherrscht, eine Bedrohung seines eigenen Lebens und dessen Entfaltungsmöglichkeiten abwenden zu müssen, so daß Gefühle für das andere Wesen, welches von diesem Entscheid mitbetroffen ist, kaum gespürt werden können. Sobald aber die Einwilligung zum Abbruch der Schwangerschaft erlangt ist, scheint sich im Erleben der Mädchen eine Änderung zu vollziehen. Sie beginnen zu spüren, daß dieser Eingriff nicht einfach nur eine banale, kleine Operation bedeute, sondern den ganzen Ernst einer fundamentalen, existentiellen Krise an sie herantrage. Die Frage nach dem Wert, dem Sinn und der Vergänglichkeit des menschlichen Lebens tritt ins Bewußtsein und fordert eine Antwort. Worin besteht das Fundamentale, das unausweichlich Konflikthafte des Problems?

Die Schwierigkeit besteht darin, daß die rationalen Erwägungen, aller Beredsamkeit und Überzeugunskraft zum Trotz, nicht bis in die tieferen Schichten des Erlebens hineinwirken. Die rationalen Argumente mögen für den Verstand noch so gewichtig und gültig sein – das archaische Erleben scheint sich darum gar nicht zu kümmern, sondern interpretiert das Geschehen nach seinen eigenen Gesetzen, die sich eher in Bildern als in logischen Gedankenabläufen Ausdruck verschaffen. Der Verstand, das logische Denken – das Ich in der Sprache der psychoanalytischen Metapsychologie – sagen (ich zitiere entsprechende Äußerungen der betroffenen Mädchen): Es ist nur etwas Kleines, Winziges, es ist noch kein rechtes Leben, es ist erst eine Anlage, es ist nur ein Stückchen Fleisch. Gleichzeitig drängte sich aber im Gespräch mit den Mädchen unüberhörbar und unmißverständlich das Wort „Kind" auf.

Auch in Träumen, wie wir weiter unten noch sehen werden, steigt das Bild des Kindes aus den Tiefenschichten der Psyche empor und stellt die reduktionistischen Manöver des Verstandes, es sei ja nur dieses oder jenes, in Frage. Fragen wir uns daher zuerst, was dieses innere Bild „Kind" für ein Mädchen in der Adoleszenz bedeutet.

Die zentrale Aufgabe während der Adoleszenz besteht darin, die äußeren Strukturen der Geborgenheit, welche durch die Eltern repräsentiert sind, in innere Strukturen der Geborgenheit, also in eine tragfähige Beziehung zu leitenden Werten und Idealen, umzuwandeln. Diese Aufgabe mußte von den von mir untersuchten Mädchen mit unerwünschter Schwangerschaft unter ungünstigen Voraussetzungen in Angriff genommen werden. Die große Mehrheit von ihnen stammte aus zerrütteten Familienverhältnissen und war bereits vor eingetretener Schwangerschaft mit persönlichen Konflikten belastet, die über den Rahmen üblicher Loslösungskonflikte hinausgingen. Die Familienstrukturen waren besonders dadurch gekennzeichnet, daß die Väter entweder nicht mehr da waren, etwa infolge Scheidung oder Tod, oder zwar in der Familie lebten, aber emotional nicht zur Verfügung standen, sei es wegen Alkoholismus oder einer anderen psychischen oder somatischen Krankheit. Die Beziehung des Mädchens zur Mutter war häufig durch ein kleinkindhaftes Abhängigkeitsverhältnis bestimmt. Die Mädchen klebten geradezu an ihren Müttern, und zwar nicht nur in der Untersuchungssituation; sondern auch in ihrem Alltagsleben war die Mutter das Zentrum ihrer Welt geblieben. Wo diese Beziehung zur Mutter fehlte, hatte der Partner ihre Rolle übernommen. oder es fanden sich in der Vorgeschichte der Schwangerschaft die psychodynamischen Äquivalente der ungelösten Bindung an die symbiotische Mutter, also Verwahrlosungserscheinungen, Drogenabusus, Depressionen u. ä. Zudem fiel mir auf, daß bei einem Teil der Mädchen traumatisierende Todesfälle (Suizid des Vaters oder Bruders) oder lebensbedrohliche Krankheiten in der Familie der Schwangerschaft vorausgegangen waren. Die Schwangerschaft, auch wenn sie im bewußten Erleben ganz unwillkommen ist, kann daher nicht einach als zufälliges Ereignis verstanden werden, sondern sie steht im Zusammenhang mit der gestörten, zumindest erschwerten Entwicklung. Die Schwangerschaft, genauer gesagt: das Kind mit seinen Wachstums- und Entfaltungspotenzen, soll offenbar dazu dienen, die gestörte narzißtische Balance auszugleichen und das Loch im Selbstgefühl aufzufüllen. Mutterwerden bedeutet in diesem Sinn, in die eigene Weiblichkeit einen nicht wegzudiskutierenden, absoluten und vollkommenen Wert, eben das heranwachsende Kind, einzupflanzen. Statt eine neue innere Struktur, das Ideal mit seinen leitenden Werten, zu errichten, wird das Absolute und Vollkommene in der konkreten Gestalt eines Kindes dem eigenen Selbst einverleibt. Auf diese Weise soll die fehlende emotionale Resonanz eines liebenden Vaters und das ungenügende Vertrauen in den Wert des eigenen, unabhängigen Selbst - insbesondere in den Wert der heranreifenden Weiblichkeit - ausgeglichen werden. Es soll auf archaischer Erlebnisebene eine Situation der Geborgenheit realisiert werden. Das schwangere Mädchen identifiziert sich mit dem Kind in seinem Innern, es realisiert damit gleichsam seinen Wunsch, selber noch einmal ein kleines Kind zu sein und die Geborgenheit des frühkindlichen Umhülltseins erleben zu können.

Das Kind im Mutterleib ist ein uraltes Symbol des Geborgenseins. Geborgenheit setzt ja immer einen Zustand der Schwäche, der Hilflosigkeit, des Angewiesenseins voraus, welcher aber durch die Geborgenheit schenkende Nähe in optimaler Weise beantwortet wird. Geborgenheit bedeutet aufgehobene Hilflosigkeit, aufgehobener Schmerz, aufgehobene Angst. Das Bedrohliche bleibt gleichsam in der Nähe anwesend, aber es bleibt draußen, jenseits der schützenden Hülle der Geborgenheit. Auch die Symbole der Geborgenheit in Märchen und Träumen zeigen diese umhüllende, vor einer Bedrohung schützende Struktur: die Herberge, die Burg, der Baum mit den weitausladenden Ästen, die Höhle, die Stube mit dem warmen Ofen.

Eine Patientin träumte noch während des Krankenhausaufentalts, der Kochherd im Elternhaus sei explodiert und das ganze Haus sei in die Luft geflogen; es sei abgebrannt, und alles sei schwarz gewesen. Ihren Geschwistern sei dabei nichts passiert, nur ihr selbst. Die Patientin wachte mit großer Angst aus diesem Traum auf und hatte das Gefühl, ihr Elternhaus sei wirklich abgebrannt. Sie erkundigte sich am nächsten Tag bei den Eltern, ob mit dem Haus etwas passiert sei, was diese natürlich verneinten. Die Patientin aber befürchtete, man verheimliche vor ihr nur das Unglück, weil man sie schonen wolle. Sie sei erst wieder beruhigt gewesen, als sie heimgekommen sei und sich mit eigenen Augen davon habe überzeugen können, daß das Haus wirklich noch stehe. In den folgenden Monaten konnte auch mit Hilfe von Neuroleptika das Abgleiten in eine psychotische Depression nur mit Mühe verhindert werden.

Wie ist das zu verstehen? Mit dem Abbruch der Schwangerschaft wird ein Symbol der Geborgenheit zerstört. (Im vorliegenden Traum ist es der Kochherd, welcher das Bedürfnis nach Nahrung – nach emotionaler Nahrung – darstellt. Die Basisernährung im emotionalen Bereich aber ist eben die Erfahrung des Geborgenseins.) Die Zerstörung eines Symbols bedeutet ja aber nicht nur die Zerstörung einer schönen Phantasie, sondern sie wird als wirkliche, im Innern des eigenen Selbst stattfindende Zerstörung erlebt. Das Symbol erweist seine Wirklichkeit anhand der Wirkung, der Erfahrung des Geborgenseins, welche es ausübt. Die Zerstörung der schützenden Hülle führt zur Erfahrung von Angst und Schmerz und zum Gefühl hilfloser Verlassenheit. Die Angst mancher Mädchen, beim Abbruch der Schwangerschaft verstümmelt zu werden oder umzukommen, veranschaulicht die Tatsache, daß im archaischen Erleben zwischen dem Kind, welches abgetrieben, und dem eigenen kindlichen, bedürftigen Selbst nicht unterschieden wird. Träume der Mädchen, in welchen sie irgendwo hinabfielen und nicht aufgefangen wurden oder in welchen etwas Bedrohliches, etwa eine schwarze, verkrüppelte Hand nach ihnen griff, weisen ebenso wie die häufigen Träume von sterbenden Kindern auf die Zerstörung der Geborgenheitsvorstellung hin. Dazu ein weiterer Traumbericht:

Ein Mädchen berichtete, für sie sei der Aufenthalt im Krankenhaus eigentlich eine Art Ferien gewesen. Endlich habe sie sich von der vielen Arbeit einmal richtig erholen können. Einmal habe sie einen merkwürdigen Traum gehabt: Das Kind ihrer Schwester sei gestorben. Es sei aber während der Beerdigung wieder aufgewacht und habe die Augen geöffnet. Man habe es dennoch begraben wollen, aber es habe zu schreien begonnen, daß es nicht tot sei und man es nicht begraben solle. Aber ihre Mutter habe gesagt, es würde dennoch begraben, denn wenn es jetzt auch noch nicht tot sei, so werde es ja doch bald sterben. Zum Schluß hätten sie es dann doch lebend mit nach Hause genommen. Aus diesem Traum sei sie mit Angst erwacht und habe noch längere Zeit das Gefühl gehabt, daß etwas Schlimmes passiert sei. Am nächsten Morgen aber habe sie sich beruhigt, weil sie Träume im allgemeinen nicht ernst nehme.

Bei solchen Berichten darf man sich von der Fassade („wie eine Art von Ferien") nicht täuschen lassen. Hier schreit nicht nur das Kind im Traum, sondern auch das Mädchen aus seiner Erfahrung der Angst und des Verlassenseins.

Bei vielen Mädchen stand die Auseinandersetzung mit der Erfahrung der Schuld im Zentrum des Geschehens. Es wäre allzu vereinfachend, das emotionale Geschehen nach dem Abbruch der Schwangerschaft lediglich als ein Kräftefeld von mehr oder weniger heftigen Schuldgefühlen, im Sinne einer psychopathologischen Reaktion, verstehen zu wollen. Dem psychopathologischen Begriff „Schuldgefühl" haftet die Vorstellung von Unangemessenheit, von unnötiger Selbstquälerei und von etwas Krankhaftem an. Von dieser Art neurotischen Schuldgefühls sollte aber die Möglichkeit eigentlicher Schulderfahrung abgegrenzt werden. Schuld bedeutet ja zunächst nicht ein mehr oder weniger störendes Gefühl, sondern eine Grundkategorie der menschlichen Existenz. „Das Schuldigsein resultiert nicht erst aus einer Verschuldung, sondern umgekehrt: diese wird erst möglich auf Grund eines ursprünglichen Schuldigseins" (Heidegger, *Sein und Zeit*, S. 284). Diese Grundkategorie existentieller Schuld kann nicht mit moralischer Schuld, also mit der Vorstellung von böser, verwerflicher Gesinnung und Tat, gleichgesetzt werden. Es wäre ein arges Mißverständnis, diese Art von Schuldverständnis der Interpretation des Schwangerschaftsabbruchs als einer wirklichen Schulderfahrung zugrundezulegen. Mit Schuld als existentieller Kategorie ist vielmehr die Tatsache bezeichnet, daß jede Art von unmittelbarer Selbstverwirklichung immer auch, zumindest teilweise, auf Kosten der Selbstverwirklichung und der Entfaltungsmöglichkeiten der andern geht. Schuld in diesem existentiellen Sinn ist schon beim Kind gegeben, dessen Gedeihen die Bereitschaft der Eltern, auf die unmittelbare Verwirklichung eigener Wünsche und Strebungen zu verzichten, zur Voraussetzung hat. Daß die natürliche Zentrierung um das eigene Wohl im Leben der anderen beeinträchtigende und zerstörerische Wirkungen ausüben kann, gehört zu den Erkenntnissen, die das Kind sich im Verlauf seines Erwachsenwerdens aneignen muß. Der Abbruch der Schwangerschaft erinnert das Mädchen daran, daß auch sein Leben dieser Grundkategorie existentieller Schuld unterworfen ist.

In der folgenden Fallskizze kommt der Konflikt, der durch die Zerstörung eines Wertsymboles heraufbeschworen wird, besonders deutlich zum Ausdruck:

Ein Mädchen berichtete nach dem Eingriff, daß sie die Abtreibung grausam gefunden habe. Es sei ja doch ein Kind, und es sei, wie wenn sie jemanden umgebracht hätte. Dann fragte mich das Mädchen, ob man das Kind jetzt in den Mistkübel werfe, und auf meine etwas ausweichende Antwort, daß man es wohl forttun werde, rief sie ganz entsetzt, daß man es doch nicht einfach wegwerfen könne. Spontan fuhr sie dann fort, sie habe es zwar auch weggeworfen, aber vielleicht könnten es die Ärzte noch zu etwas brauchen, möglicherweise zum Lernen.

Hier wird ein geradezu verzweifeltes Bemühen spürbar, die radikale Zerstörung des Wertes zu verhindern, indem noch etwas Gutes inmitten der Zerstörung erhalten bleiben soll: Wenn schon Leben zerstört wird, dann soll aus dieser Zerstörung wenigstens eine Hilfe für die Ärzte erwachsen, um zu lernen – und wir dürfen wohl den Wunsch dieses Mädchens ergänzen: damit aus diesem Lernen anderes Leben geschützt und gefördert werden möge.

Daß das Ziel der Betreuung nicht in der bloßen Beseitigung von Schuldgefühlen bestehen kann, wird besonders auch durch den Verlauf bei denjenigen Mädchen veranschaulicht, welche sich gerade deswegen Vorwürfe machten, weil sie den Abbruch der Schwangerschaft zunächst mühelos, also ohne Schuldgefühle zu spüren, hinter sich hatten bringen können. Unmittelbar nach der Interruptio hatten sie angegeben, der Eingriff habe ihnen nichts ausgemacht. Eine sagte lachend, das sei ja noch ein so winziges Knöpfchen gewesen, von einem Kind könne da wirklich keine Rede sein. Eine andere sagte, es sei alles wie vorher, wie wenn nie etwas dagewesen wäre. Nach einem zeitlichen Intervall von einigen Tagen tauchte dann aber doch ein Schuldbewußtsein auf, welches sich um Traumerlebnisse kristallisierte.

Die erste träumte, sie sei wieder schwanger, das Kind sei aber zu früh zur Welt gekommen und tot gewesen. Aus diesem Traum sei sie mit Angst erwacht. Jetzt habe sie Angst, sich später, wenn sie wieder einmal schwanger würde, Vorwürfe machen zu müssen oder vielleicht gar keine Kinder mehr bekommen zu können.

Das zweite Mädchen berichtete einen Traum, worin sie jemanden hätte töten sollen, worauf sie sich selber in irgendeine Tiefe gestürzt habe. Sie müsse sich jetzt immer fragen, ob es recht gewesen sei, die Abtreibung vornehmen zu lassen.

Ein drittes Mädchen träumte etwa drei Wochen nach dem Eingriff, daß sie ein Kind zur Welt gebracht und zu sich heimgenommen habe. Sie habe sich dann im Traum schlafen gelegt. Wie sie dann tatsächlich erwacht sei, habe sie den Traum mit der Wirklichkeit verwechselt und in der ganzen Wohnung ihr Kleines gesucht, schließlich sogar die Mutter gefragt, wo diese es hingetan hätte. Erst auf deren Befremden hin sei ihr alles wieder klar geworden, und darauf habe sie lange Zeit „den Moralischen gehabt". Sie müsse auch jetzt immer wieder daran denken, es komme ihr immer von neuem in den Sinn, wenn sie kleine Kinder sehen würde. Sie hänge eben stark an diesem Kind, obwohl sie es nie gesehen habe. Es sei ja doch eine Tötung, weil es jetzt ein richtiges Leben wäre.

Gerade weil diese Mädchen über eine intakte Selbstwahrnehmung verfügten, spürten sie, daß die mit dem Abbruch der Schwangerschaft vollzogene, wirkliche Zerstörung die Möglichkeit, ohne weiteres zur Tagesordnung überzugehen, nicht zuließ, sondern eine Antwort von ihnen forderte. Das Zugeständnis wirklicher Schuld, nämlich daß zugunsten ihres eigenen Wohls und ihrer Entfaltungsmöglichkeiten eine andere, menschliche Lebensform geopfert wurde, bedeutet eine angemessene Reaktion und den Beginn einer Entwicklung, die zu einer wirklichen Verarbeitung des Erlebten führen kann.

Das Zugeständnis und das Tragen der Schuld heißt aber nicht, fortan wegen des Abbruchs der Schwangerschaft hilflos unter Schuldgefühlen leiden zu müssen. Das Tragen der Schuld hat mit Unterwerfung unter ein unnachsichtiges Gewissen nichts zu tun, sondern es besteht in der Entwicklung der eigenen Verantwortung. Sich seiner Verantwortung bewußt zu werden, stellt den ersten Schritt zur Wiedergutmachung dar. Die Forderung nach Wiedergutmachung wird ja nicht von außen an die Mädchen herangetragen, sondern sie entsteht in ihrem Innern, sie ist ihr eigenes Bedürfnis: das Bedürfnis nämlich, auch selber wieder „gutgemacht", von der inneren Verletzung, die sie erlitten haben, wieder geheilt zu werden.

Was die Verpflichtung, die damit verbunden ist, konkret beinhaltet, kann von Fall zu Fall, unter Berücksichtigung aller Umstände, erarbeitet werden. Sicher ist damit immer gemeint, daß die Maßnahmen zur Verhütung einer weiteren, unerwünschten Schwangerschaft sorgfältig beachtet werden sollen. Ich habe in der Regel auch darauf hingewiesen, daß die Schwangerschaft nicht zuletzt zugunsten der beruflichen Entwicklung abgebrochen worden sei und daher das Ernstnehmen der mit dem Beruf verbundenen Anforderungen als eine solche Verpflichtung gelten könne. Einige Mädchen haben sich nach dem Abbruch der Schwangerschaft eindeutig besser auf die mit Schule oder Lehre verbundenen Anforderungen eingestellt, fragwürdige Partnerverhältnisse aufgegeben und überhaupt mit ihrer ganzen Einstellung einen klaren Schritt zu einer erwachseneren Lebenseinstellung vollzogen. Diese Mädchen haben, soweit ich es erkennen konnte, den Abbruch ihrer Schwangerschaft gut, also ohne dauernde Schuldgefühle, verarbeitet, weil sie ihre Verantwortung wahrgenommen und so das ihnen Mögliche zur Wiedergutmachung erbracht haben.

Allerdings gilt es aber auch zu beachten, daß nicht alle Mädchen über die charakterlichen, emotionalen Möglichkeiten verfügen, das Schuldhafte des Schwangerschaftsabbruchs anzunehmen und adäquat zu verarbeiten. Bei denjenigen Mädchen, die im Verlauf ihrer Kindheit schwere psychische Traumatisierungen erlitten haben, muß von vornherein erwartet werden, daß die Fähigkeit, sich mit der Schulderfahrung auseinanderzusetzen, beeinträchtigt ist. Wenn das Mädchen, weil es in seinem bisherigen Leben die Erfahrung des Geliebtseins trotz vorhandener Fehler und Mängel nicht genügend hat machen können, zu große Angst davor hat, sich mit dem Schuldaspekt des Schwangerschaftsabbruchs auseinanderzusetzen, wäre es falsch, den Schutzmechanismus der Verdrängung und Verleugnung zu unterlaufen. Die psychotherapeutische Aufgabe besteht dann vielmehr darin, in kleinem, bescheidenem Maße etwas von dem wiedergutzumachen, was dem Mädchen im Verlauf seiner Kindheit an psychischer Verletzung zugefügt worden ist. Was ihm an inneren Strukturen der Geborgenheit fehlt, an Sicherheit des unbedingten Geliebt- und Angenommenseins, kann ja in der kurzen, zur Verfügung stehenden Zeit nicht erarbeitet werden. Aber der Betreuer hat doch, gerade in einer solchen Extremsituation, die Möglichkeit, durch seine gleichbleibende Zuwendung, sein freundliches Wohlwollen, seine echte Anteilnahme und nicht zuletzt durch seine eigene Zuversicht, daß der Schuldspruch nicht das letzte Wort des inneren Richters sei, das Vakuum an Strukturen innerer Geborgenheit für die Dauer der größten Bedrohung auszugleichen. Es ist selbstverständlich nicht die Aufgabe des Betreuers, Schuld zu vergeben, aber es steht ihm frei, in aller Unvollkommenheit, so gut er eben kann, das Prinzip zu vertreten, daß das Angenommensein ursprünglicher, tiefer und umfassender sei als Strafe und Vergeltung. In diesem Sinne dürften auch direkte, beschwichtigende Bemerkungen wie etwa: sie brauche sich wegen des Abbruchs der Schwangerschaft keine Vorwürfe zu machen, durchaus am Platz sein.

Zum Schluß möchte ich einen Satz aus dem Werk *Entweder-oder* von Kierkegaard zitieren, der mich in meiner psychotherapeutischen Arbeit mit Jugendlichen immer wieder an den eigentlichen, mit der adoleszenten Entwicklung verbundenen existentiellen Auftrag erinnert. Er lautet:

„Nicht wahr, Du würdest selber jung werden, Du würdest fühlen, daß etwas Schönes im Jungsein liegt, aber auch etwas überaus Ernstes, daß es keineswegs eine gleichgültige Sache ist, wie man seine Jugend gebraucht, daß eine Wahl vor einem liegt, ein wirkliches Entweder-Oder?"

Aus Forschung und Praxis

Zur Situation der ausländischen Patientin in der gynäkologischen Praxis

K. Pingsten

Die Existenz der Ausländer, von denen bei uns in der Bundesrepublik Deutschland fast 5 Mio. leben, ist im öffentlichen Bewußtsein offensichtlich noch immer eine vorübergehende Randerscheinung. Dieser Eindruck wird durch die oft wiederholte Behauptung, die Bundesrepublik sei kein Einwandererland, noch verstärkt.

Auch in der medizinischen Versorgung ist die Berücksichtigung der besonderen Probleme der Ausländer eher die Ausnahme.

Wer sind nun die ausländischen Patientinnen? „Die Ausländer" werden zu leicht als homogene Gruppe gesehen – mit klischeehaften Eigenschaften. Aber Herkunft, Schichtzugehörigkeit, Religion und besonders der Grund ihres Aufenthaltes bei uns sind sehr unterschiedlich. Es gibt Länder, aus denen fast ausschließlich Angehörige der höheren Gesellschaftsschichten zu uns kommen; diese haben bei uns selten die Probleme, von denen im folgenden die Rede sein soll.

Die meisten der hier lebenden Ausländer stammen jedoch aus Ländern, die aufgrund ihrer ökonomischen Struktur und ihrer politischen Situation nicht in der Lage sind, die wachsende Bevölkerung adäquat zu versorgen. Diese Menschen, die zu Millionen in den 50er bis 70er Jahren als sog. Gastarbeiter zu uns kamen, haben nach wie vor drückende und z.T. erdrückende Probleme. Sie wurden von Anfang an mit Skepsis aufgenommen, nicht wie Gäste, und die Vorurteile, mit denen die deutsche Bevölkerung ihnen begegnete, sind auch nach über 25 Jahren nicht geringer geworden.

Vorurteile gibt es aber nicht nur auf seiten des Gastlandes. Viele Ausländer kamen hierher mit hohen, teilweise illusionären Erwartungen an das saubere und reiche Gastland, an dessen in ihrer Heimat sprichwörtlichem Reichtum sie ein wenig teilhaben wollten. Der türkische Schriftsteller Sinasi Dikmen der seit langem in Deutschland lebt und als Krankenpfleger arbeitet, läßt in seiner Satire *Deutschlandmärchen* einen Landsmann in einem Bericht an seinen Bruder schwärmen, daß z.B. die Straßen in Deutschland so sauber seien, daß sie wie Gold glänzen und daß man von ihnen lecken könne. Daß solche Erwartungen, wie sie in diesem satirisch verzerrten Bericht zum Ausdruck kommen, bald enttäuscht wurden, war bittere Erfahrung für viele Ausländer.

Ich möchte mit der Schilderung weniger Beispiele dazu anregen, noch mehr darüber nachzudenken, wie es zu den Schwierigkeiten, die die Ausländer mit uns und offensichtlich auch wir mit ihnen haben, gekommen sein kann und wie wir den Umgang miteinander erleichtern können.

Sprachschwierigkeiten sind natürlich ein erstes Hindernis bei der Kontaktaufnahme mit unseren ausländischen Patientinnen; auch bei längerem Aufenthalt im Gastland fällt vielen das Erlernen einer Fremdsprache nicht leicht, da die meisten von ihnen aus den ärmsten ländlichen Gegenden ihres Heimatlandes stammen. In der Türkei waren nach einer Erhebung im Jahre 1974 25% der Männer und sogar mehr als 50% der Frauen Analphabeten.

Die Sprachbarriere darf aber nicht vordergründig als einzige Erklärung für die Schwierigkeiten gesehen werden; auch die uns oft unbekannten und befremdlich erscheinenden Erwartungen unserer Patientinnen führen leicht zu Mißverständnissen und Mißerfolgen.

In den wenigen Worten wie z. B.: „Doktor, Schmerzen, Spritze" zeigt sich schon ein Großteil der Problematik, die sich im Umgang mit ausländischen Patienten ergibt: Das *Symptom* Schmerz steht oft im Vordergrund, andere Krankheitszeichen, wie Depressionen, die ja oft hinter den Schmerzen stehen, werden von den Patienten nicht wahrgenommen oder verheimlicht, da nach Vorstellung vieler Ausländer nur als krank „anerkannt" wird, wer Schmerzen hat. Die Schmerzintensität wird zur Glaubhaftmachung oft durch übertriebene Gestik unterstrichen; ist eine Dolmetscherin anwesend, so übersetzt sie nicht nur die Worte, sondern tut dies oft mit ebenso schmerzverzerrtem Gesicht wie die leidende Patientin.

Eine für uns selbstverständliche gründliche Anamneseerhebung ist wegen der Sprachschwierigkeiten meistens nicht möglich, wird von der Patientin aber auch gar nicht erwartet, da sie glaubt, der Arzt müsse doch wissen oder bei der Untersuchung feststellen, was ihr fehlt. Als auslösende Ursachen für ihre Beschwerden vermutet sie meistens nur ganz aktuelle Ereignisse. Wichtiger noch als eingehende Untersuchungen (die gerade Frauen aus Mittelmeerländern und besonders islamischen Frauen nur ungern über sich ergehen lassen) ist ihr die Spritze, die alles heilt.

Die Situation der ausländischen Patientin aus den Herkunftsländern des größten Teiles der „Gastarbeiter", ist geprägt von vielerlei Ängsten. Seit frühester Kindheit wurde ihr die Rolle als Frau vermittelt, wie sie in den Mittelmeerländern und besonders im Bereich des Islam vorherrschend ist. Sowohl die Bibel als auch der Koran billigen dem Mann eine bevorzugte Rolle zu.

In dem Gedicht „Unsere Frauen" des türkischen Dichters Nazim Hikmet findet sich ein erschütterndes Zeugnis für die Stellung der Frau in der traditionellen Gesellschaft:

> „... Frauen, die sterben, ohne daß sie gelebt hätten,
> und deren Platz am Eßtisch erst nach unseren Ochsen kommt ..."

Obwohl andere strenge Vorschriften des Korans oft ohne schlechtes Gewissen mißachtet werden – Allah ist ein nachsichtiger Gott –, haben sich in der Tradition des osmanischen Reiches strenge Normen für das Verhalten der Frauen entwickelt, die für den größten Teil der Bevölkerung noch verbindlich sind, obwohl sie uns heute unerträglich erscheinen. Auch die frühzeitige Gewöhnung an dieses harte Los ändert nichts daran, daß die Frauen in ihrer geschlechtsspezifischen Rolle viel leiden müssen.

Das kann schon bei der Geburt beginnen, wenn die enttäuschten Eltern „schon wieder nur" ein Mädchen bekommen haben; während das erste Mädchen in der Türkei noch einen wohlklingenden Namen wie „Birgül", etwa „Erste Rose" bekommt, muß sich, wenn die Eltern meinen, daß jetzt endlich ein Junge an der Reihe gewesen wäre, das Mädchen durch die Namensgebung ihr Leben lang daran erinnern lassen, daß sie als Mädchen unerwünscht war, wenn sie „Tamam" = „Genug", „Durdu" = Stopp" oder „Döndu" = „Wechsel" genannt wird. Verständlich wird der Wunsch der Eltern nach einem Jungen allerdings, wenn man weiß, daß Mann und Frau erst als Eltern eines Jungen gesellschaftliche Achtung finden, ja sogar erst dann, wie in einigen arabischen Ländern üblich, ihren endgültigen Namen bekommen, der sich auf den erstgeborenen Jungen bezieht. Auch geht den Eltern das Mädchen mit der Heirat – oft schon mit 14 Jahren oder gelegentlich noch früher – an die Familie des Schwiegersohnes „verloren", manchmal ohne weitere Kontakte; der Kaufpreis für die Braut kann kein Ersatz sein für die Altersversorgung der Eltern, die oft ganz von der Arbeitskraft der Söhne abhängig ist.

Das Mädchen wird in der traditionellen Familie fast nur auf ihre Aufgabe als Hausfrau und Mutter vorbereitet. Während ihr aber die Hausfrauentätigkeiten von klein auf beigebracht werden, erfährt sie i. allg. bis zur Hochzeitsnacht mit keinem Wort, was sie beim ersten Zusammensein mit ihrem Mann erwartet; so ist es nicht verwunderlich, daß sie vor diesem ersten Alleinsein mit ihrem Mann, den sie sich in den seltensten Fällen selbst ausgesucht hat, große Angst hat.

Der Virginität kommt bekanntermaßen eine besondere Bedeutung zu. Schon das kleine Mädchen muß darauf achten, daß es seine Unschuld nicht verliert, was schon durch einfaches Berühren durch einen gleichaltrigen Jungen geschehen kann. Diese Angst prägt die ganze Kindheit. Während im Heimatland noch eine Schutzfunktion durch die dörfliche Gemeinschaft besteht, sieht sich das Mädchen hier in der fremden Umgebung ständig der Gefahr ausgesetzt, die Virginität zu verlieren, was gleichbedeutend damit ist, daß sie niemals von einem Mann aus ihrem Lebensbereich zur Frau genommen wird, ja sie muß sich sogar Tötungsdrohungen von ihrem eigenen Vater oder von ihren Brüdern anhören, wenn sie nur mit einem Jungen spricht. Daß gerade türkische Mädchen trotz dieser ständigen Existenzangst fast immer fröhlich wirken, verwundert mich.

Wenn ein Mädchen in einem Land, in dem der Virginität so überragende Bedeutung zukommt, durch Vergewaltigung oder Verführung doch ihre „Unschuld" verliert, so wird mit verschiedensten – nach unserer Vorstellung auch grausamen – Mitteln versucht, diese Schande zu vertuschen oder zu mildern. Dies kann z. B. durch sofortige Heirat erreicht werden; die Eltern zwingen nicht selten das Mädchen, sogar den Vergewaltiger zu heiraten. Auf der anderen Seite kann auch von einem Paar, das die Erlaubnis zur Heirat von den Eltern nicht bekommt, durch tatsächliche oder vorgetäuschte Entführung oder Vergewaltigung die Einwilligung zur Heirat erzwungen werden.

Auch chirurgische Maßnahmen zur „Wiedererlangung" der Virginität werden oft durchgeführt – eine lukrative Einnahemquelle für manche Ärzte, da fast jeder geforderte Preis dafür bezahlt wird.

Ein besonders raffiniertes Vorgehen schilderte mir eine junge Türkin, die mit ihrem deutschen Freund geschlafen hatte, den sie aber nicht heiraten wollte. Sie fuhr nach Istanbul, heiratete einen armen, debilen jungen Mann, der froh war, einmal in seinem Leben eine Frau besitzen zu können, ließ sich nach wenigen Wochen wieder von ihm scheiden, wie es vor der Eheschließung mit ihm vereinbart worden war, und war jetzt, als geschiedene, ehrbare Frau auch ohne Hymen wieder heiratsfähig.

Große Angst besteht auch vor Überdehnung oder gar Verletzung des Hymen bei einer gynäkologischen Untersuchung, da auch dies als Entjungferung gilt; manchmal werden ärztliche Bescheinigungen verlangt über außergewöhnliche Dehnbarkeit des Hymen, wenn in der Hochzeitsnacht kein Blut beobachtet wurde.

Wenig gerecht werden wir unseren ausländischen Patientinnen mit einer Einstellung, die ein Kollege, der sich dazu noch als ausländerfreundlich bezeichnet, zeigt, wenn er allein das Festhalten am Gebot der Virginität auch im Gastland und die panische Angst vor einer Hymenverletzung durch eine gynäkologische Untersuchung schon für unerträglich hält. Ich zitiere aus der Zeitschrift *Sexualmedizin* vom Januar 1984, aus „Brief aus der Praxis": „... Was ich aber nicht verstehen kann, ist, daß viele von ihnen von unseren Steuergeldern leben, aber keinerlei Anstalten machen, sich unseren Lebensgewohnheiten anzupassen. Oder sollen wir uns ihnen anpassen?"

Die Menstruation wird als monatliche Reinigung angesehen, das „Gift", das „Schlechte", muß aus dem Körper gespült werden – eine Vorstellung, die auch bei uns noch gelegentlich zu hören ist. Verständlich wird dadurch, warum Zyklusstörungen von diesen Frauen mit großer Angst erlebt werden.

Es erscheint möglich, daß der Mann im Islam deshalb höher gestellt ist, weil er als vollkommener gilt, da er einer der Menstruation entsprechenden Reinigung gar nicht bedarf.

Nicht nur die besondere Stellung der Frau im Islam führt zu Problemen für die ausländischen Patientinnen. Allein die Entwurzelung, die Trennung von Familie und Heimat können Ursache für vielfältige psychosomatische Erkrankungen sein. Ich kenne türkische Familien, die in einem Zeitraum von 10 Jahren 3 Trennungsphasen durchmachten:

1. Trennung: Der Vater kam allein nach Deutschland, um Geld zu verdienen und ließ die Familie in der Heimat zurück; erst einige Jahre später kam die Ehefrau mit den Kindern nach.

2. Trennung: Die Kinder, die hier in Deutschland geboren wurden, wurden bald nach der Geburt zu Verwandten in die Heimat gebracht, damit auch die Mutter in Deutschland mitarbeiten konnte.

3. Trennung: Nachdem genügend Geld gespart war, um den Traum vom eigenen Haus oder vom eigenen Geschäft in der Heimat zu verwirklichen, zogen die Eltern in die Heimat zurück, aber – und das ist für die Eltern besonders schmerzlich – einige der älteren Kinder blieben in Deutschland, weil sie hier Arbeit und Partner gefunden haben und sich mit der alten Heimat nicht mehr identifizieren können.

Für die Frau kann der Konflikt noch größer werden, wenn sie als erste der Familie nach Deutschland kam; ihre traditionelle Rolle als Ehefrau wird völlig umgekehrt, wenn sie dem Mann in fast allem überlegen ist, was sonst ihm zukommt: Kommunikationsmöglichkeit durch die schon erworbenen Sprachkenntnisse, teilweise ökonomische Unabhängigkeit durch selbstverdientes Geld; diese Identifikationsprobleme können auch den Mann zum Patienten machen.

Die Ärztin Rita Kielhorn, die in ihrer Allgemeinpraxis in Berlin-Kreuzberg zu 80% türkische Patienten betreut, hat ein Modell einer Krankengeschichte ausländischer Patienten vorgestellt:

„Zuerst psychische Störungen mit hysterisch agitierten und depressiven Krankheitsbildern, dann psychosomatische Störungen, Anpassung, Heilung oder ‚mit der Krankheit leben' und schließlich die Entwicklung von sogenannten Zivilisationskrankheiten" (Kielhorn 1984).

Der Begriff der *Vorsorge*untersuchung ist den fatalistisch eingestellten Menschen fremd. Fatalismus bedeutet aber nicht, daß sie nicht Angst vor Krankheiten hätten; im Gegenteil, besonders die Angst vor Krebs ist bei vielen Ausländern aus den Entwicklungsländern weit verbreitet. Daher macht oft schon die Erwähnung der „Krebsvorsorgeuntersuchung" Angst, da von diesem Ausdruck nur der Begriff „Krebs" verstanden wird. Vieles ihnen Unbekannte wird als krebserzeugend angesehen, besonders aber die „Pille" und die „Spirale".

Eine gründliche Untersuchung scheuen die Frauen wegen ihres stark ausgeprägten Schamgefühls; die Berührung durch einen Mann, auch wenn er Arzt ist, verletzt aber nicht nur das Schamgefühl der Frau, auch beim Ehemann kann allein die Vorstellung, daß seine Frau untersucht werden muß, unerträgliche Eifersuchtsgefühle auslösen.

Wenn die Angst vor einer Untersuchung und das Schamgefühl unüberwindlich sind, besonders bei der Erstuntersuchung, fällt es mir oft schwer, mich zunächst mit einer oberflächlichen Untersuchung zufriedenzugeben. Wir sollten aber die ausländischen Patienten, besonders auch beim Einsatz technischer Untersuchungsmethoden, nicht sofort mit dem ganzen Segen unseres – oft genug auch fragwürdigen – medizinischen Fortschrittes überfallen. Ob wir bei dieser Rücksichtnahme in Kauf nehmen wollen, möglicherweise schwerwiegende Befunde zu übersehen, ist allerdings eine schwere Entscheidung, die individuell getroffen werden muß.

Es gibt aber auch Ausländer, die enttäuscht sind, wenn bei ihnen nicht sofort alle Möglichkeiten der modernen Diagnostik und Therapie angewandt werden, von denen sie in ihrer Heimat gehört haben; sie äußern dann gelegentlich den Verdacht, daß diese aufwendigeren Maßnahmen nur den Deutschen zugute kämen. Es dürfte nicht immer leicht sein zu unterscheiden, zu welcher dieser gegensätzlichen Gruppen die jeweilige Patientin gehört.

Manche islamische Frauen, schämen sich bei der gynäkologischen Untersuchung wegen ihrer rasierten Schamhaare, weil sie wissen, daß das Rasieren – eine lästige und je nach traditioneller oder modernerer Methode unterschiedlich schmerzhafte Prozedur – bei europäischen Frauen nicht üblich ist. Andere Frauen wissen nicht, daß deutsche Frauen üblicherweise nicht rasiert sind, und erfahren dies höchstens zufällig einmal im Gespräch mit vertrauten Arbeitskolleginnen; dann aber sind sie sehr verwundert darüber, daß die sonst so sauberen Deutschen ausgerechnet im Intimbereich die einfachsten Hygieneregeln nicht beachten, wie sie meinen.

Übrigens beklagen Ausländer aus islamischen Ländern auch, daß in deutschen Toiletten oft keine Möglichkeit besteht, sich mit Wasser zu reinigen; der Gebrauch von Toilettenpapier gilt als äußerst unhygienisch und ist in ländlichen Gebieten dieser Länder auch weitgehend unbekannt, da dort selbst in den einfachsten Toiletten Behälter mit Wasser für Spülungen zur Verfügung stehen.

So kann man verstehen, was der bereits erwähnte Sinasi Dikmen in seiner bissigen und doch auch wohlmeinenden Art schreibt: er habe früher geglaubt, die Deutschen hätten immer so viele gute Gedanken, die sie zu Papier bringen müßten, und da sie nur auf der Toilette ausreichend Ruhe hätten, seien hier die Notizzettel besonders lang.

Wie wenig sich Erfahrungen mit ausländischen Patientinnen verallgemeinern lassen, zeigen etwa die folgenden überraschenden Beobachtungen.

So verwundert es mich immer wieder, daß trotz weitgehender Tabuisierung des Themas Sexualität selbst Kinder unter 10 Jahren wegen besserer Sprachkenntnisse mit der Mutter in die Praxis kommen und über Menstruationsstörungen oder sogar über Verhütungsprobleme sprechen. Ein kleiner Junge kam mehrmals in die Praxis und sagte: „Meine Mutter kriegt ihre Periode nicht." Trotz gründlicher Untersuchung war die Frau nicht davon zu überzeugen, daß keine Schwangerschaft vorlag, sondern verlangte: „Doktor, Spritze, Baby weg!" Da die Amenorrhö erst kurze Zeit bestand, versuchte ich sie auf das spontane Einsetzen der Blutung zu vertrösten. Einige Wochen später kam sie wieder und berichtete, daß sie zum Schwangerschaftsabbruch in die Türkei gefahren sei, um sich dort „die Abtreibungsspritze" geben zu lassen; sie habe auch bald einen Arzt gefunden, der ihr die Spritze gegeben habe; die danach erfolgte Abbruchblutung hatte sie als erfolgreich durchgeführte Abtreibung gedeutet und dementsprechend dem Arzt ein für Abtreibungen übliches Honorar gezahlt. Obwohl nach islamischen Moralvorstellungen eine Abtreibung als Sünde gilt, ist die Zahl der Schwangerschaftsabbrüche auch bei Frauen aus islamischen Ländern sehr hoch. Unkenntnis, Angst vor nachteiligen Folgen und oft stark ausgeprägte Ambivalenz führen zu scheinbarer Nachlässigkeit bei der Empfängnisverhütung; Abtreibungen mit z.T. äußerst bedenklichen Methoden wie Seifenlösung und Stricknadeln kommen noch vor.

Einmal erlebte ich, daß eine zunächst unerwünschte Schwangerschaft von einer Türkin doch ausgetragen wurde, weil gerade der heilige Fastenmonat Ramadan war und weil der Ehemann der Meinung war, daß die Sünde einer Abtreibung im Ramadan größer sei als während der übrigen Zeit des Jahres.

Unser Eindruck, daß nur der Ehemann zu bestimmen habe, trifft aber nicht in allen Fällen zu. Auch die Frau kann sich eine große Machtposition innerhalb der Familie sichern, wenn nur die Vormachtstellung des Mannes nach außen hin deutlich bleibt.

Überraschend ist auch, wie einfühlsam und ungezwungen sich orientalische Ehemänner verhalten, wenn sie bei der Geburt ihres Kindes anwesend sind, ohne auf diese Rolle vorbereitet zu sein; in ländlichen Gebieten ihrer Heimat wäre die Anwesenheit des Mannes bei der Geburt undenkbar.

Weitere Beobachtungen haben mich überrascht. Da in meiner Praxis eine türkische Arzthelferin arbeitet, freuen sich viele türkische Patientinnen, daß sie in ihrer Muttersprache Probleme besprechen können; auch bei den Untersuchungen haben sie weniger Angst, wenn sie von ihrer Landsmännin Erklärungen bekommen. Eine türkische Patientin weigerte sich jedoch, sich in Gegenwart der türkischen Mitarbeiterin untersuchen zu lassen und sagte recht schroff: „Die Türkin soll raus!" Als dann die Untersuchung zusammen mit einer deutschen Arzthelferin durchgeführt worden war, erfuhren wir in einem anschließenden Gespräch, daß sich die Patientin mehr schämte, sich vor einer moslemischen Landsmännin auszuziehen als vor uns Deutschen, zu denen der emotionale Abstand in dieser Situation für sie wohl größer war.

Ebenfalls überraschend ist, daß Befragungen ergeben haben, daß es eine Anzahl – wenn auch nicht die Mehrzahl – von ausländischen Patientinnen gibt, die lieber zu einem männlichen deutschen Frauenarzt gehen als zu einer Frauenärztin aus ihrem

Heimatland. Eine Erklärung dafür könnte sein, daß sie entsprechend ihrem Rollenverständnis dem Mann mehr Können zutrauen als der Ärztin; zusätzlich könnte bei dieser Entscheidung eine Rolle spielen, daß sie der Ausbildung der deutschen Ärzte mehr Vertrauen schenken.

Ich wollte mit diesen Bemerkungen darauf aufmerksam machen, daß es zwar spezifische Probleme der ausländischen Patientin und mit der ausländischen Patientin gibt, daß aber bei Vermeidung einer pauschalen, oberflächlichen Einschätzung die ausländische Patientin nicht von vornherein eine „Problempatientin" sein muß, wenn die individuelle Prägung jeder Patientin, also auch der ausländischen, respektiert wird.

Bei unseren beratenden Gesprächen sowie bei diagnostischen und therapeutischen Erwägungen stehen wir oft vor dem Problem, daß wir die Hintergründe für das Auftreten insbesondere psychosomatischer Erkrankungen unserer ausländischen Patientinnen zwar kennen oder ahnen, wir aber die Situation meistens nicht grundlegend ändern können.

Oft liegt aber die Hilfe näher als uns bewußt ist; wenn z.B. eine Patientin mit chronischen, therapieresistenten Unterbauchschmerzen immer Besserung nach einem Urlaub in ihrer Heimat mit südlicher Wärme angibt und danach immer wieder nach Wärmebehandlung mit Kurzwellenbestrahlung verlangt, so ist dies doch ein deutlicher Apell.

Zwar können wir unseren ausländischen Patientinnen nicht die Sonne ihrer Heimat ersetzen, wir können aber versuchen, sie ein wenig von der Wärme unserer Herzen spüren zu lassen.

Literatur

Degirmenci O (1983) „Türkische Frauen im deutschen Gesundheitswesen". Med Dissertation, Universität Hamburg
Demel H (1984) Andere Männer, andere Sitten. Sexualmedizin 1: 43
Dikmen S (1983) Wir werden das Knoblauchkind schon schaukeln. Satiren. Express Edition, Berlin
Geiger A, Hamburger F (Hrsg) (1984) Krankheit in der Fremde. Express Edition, Berlin
Kayankaya I (1983) Vorstellungen und Konzepte türkischer Frauen für den Bereich der Gynäkologie und Geburtshilfe. In: (Curare, Sonderband) Die Geburt aus ethnomedizinischer Sicht. Vieweg, Braunschweig Wiesbaden
Kielhorn R (1984) Beobachtungen aus einer Allgemeinpraxis in Berlin-Kreuzberg. Vortrag, Berlin
Scheinhardt S (1983) Frauen, die sterben, ohne daß sie gelebt hätten. Express Edition, Berlin
Scheinhardt S (1984) Drei Zypressen. Express Edition, Berlin
Windgasse A (1983) „Schwangerschaftssituation ausländischer Frauen". Express Edition, Berlin

Beratungsgesichtspunkte vor definitiver Antikonzeption

W. Schuth

Die definitive Antikonzeption bei Mann und Frau zeigt in der Bundesrepublik Deutschland in den letzten Jahren eine deutliche Zunahme. Schätzungen lassen vermuten, daß aus Gründen der Familienplanung jährlich ca. 50000 Sterilisationen in der Bundesrepublik durchgeführt werden; das Verhältnis Vasektomie zu Tubenligatur dürfte bei etwa 1:60 liegen. Somit wird der Arzt, insbesondere der Gynäkologe, in der Praxis häufig mit dem Wunsch des Paares nach definitiver Antikonzeption konfrontiert werden.

Über die medizinische Durchführung, Nebenwirkungs- und Versagerrate liegen ausführliche und gesicherte Daten und Darstellungen vor (zusammenfassend: Petersen et al. 1981). Auch wird seit Jahrzehnten versucht abzuschätzen, welche Faktoren auf die psychische Verarbeitung der definitiven Antikonzeption einen günstigen oder ungünstigen Einfluß haben – allerdings mit sehr widersprüchlichen bzw. unzureichenden Antworten.[1] Es ist daher nicht möglich, in der Beratung vor Durchführung des Eingriffs anhand definierter Parameter eine Vorhersage über die psychische Verarbeitung zu treffen.

Wir können nur einen allgemeinen Rahmen für die Beratung angegeben, innerhalb dessen die individuelle Situation der Frau, ihres Partners und des Paares wahrzunehmen, zu differenzieren und zu gewichten sind.

Voraussetzungen der Beratung

1. Es wird zumindest funktionell gesehen, nicht die Frau, nicht der Mann, sondern die *Paargemeinschaft* sterilisiert. Daher müßte gleichgewichtiger Adressat des Beratungsangebotes auch der jeweilige Partner sein. Verweigert der Partner dieses Angebot, z.B. aus der Einstellung heraus, daß Antikonzeption wie auch Schwangerschaft und Geburt, ausschließlich Sache der Frau sei, so ist dies im Gespräch mit der Frau unbedingt zu problematisieren.

2. Es sollte *jedem Paar* das Angebot einer Beratung gemacht werden. Wird dieses Angebot von beiden Partnern abgelehnt, ist darin eine relative Kontraindikation für die definitive Antikonzeption zu sehen. Wer sich dem Angebot entzieht, hat etwas zu verbergen, hat Angst vor der konfrontativen Selbstexploration, will sich

---

[1] Eine ausführliche Literaturliste hierzu kann beim Autor angefordert werden.

bzw. den Entsschluß nicht mehr in Frage stellen, meist unter betontem Hinweis auf die Abgewogenheit des Entschlusses und seines freien Willens. Wie vorsichtig wir hinsichtlich der Freiheit des „freien Willens" sein müssen, erleben wir wohl täglich an uns und unseren Patienten, und zwar keineswegs nur im Zusammenhang mit der definitiven Antikonzeption.

3. Die Beraterin/der Berater muß ihre/seine *eigene Einstellung* zur definitiven Antikonzeption kennen und reflektiert haben. Diese setzt sich zusammen aus verschiedenen Komponenten: eigene Bewertung gewollter Kinderlosigkeit, Bewertung der Beziehung zwischen Sexualität und Fruchtbarkeit, eigene Kinderwunschmotive, Rollenverständnis von Mann und Frau, besonders hinsichtlich der Verantwortung für die Antikonzeption, versteckte soziale Vorurteile („Für diese arbeitslose Verkäuferin ist es nur gut, wenn sie keine Kinder mehr bekommt" vs. „Diese junge gesunde und so glücklich verheiratete Bäuerin auf dem eigenen Hof muß zu ihren 3 Mädchen doch noch einen Jungen bekommen, der den Hof übernehmen kann"; im letzteren – tatsächlich vorgekommenen – Fall führte die Ablehnung der Wunschsterilisation mit der genannten Begründung zur ungewollten Schwangerschaft und zum Abbruch mit gleichzeitiger Sterilisation; anschließend wurde die Patientin in die psychologische Sprechstunde überwiesen zwecks „Ausbügeln der Fehlverarbeitung" beider Eingriffe).
Der Berater muß sich als *Berater* und *nicht als Richter* über den Wunsch des Paares verstehen. Das heißt, daß er seine Einstellung zur definitiven Antikonzeption nicht nur kennen, sondern auch zurückstellen und relativieren können soll zugunsten der Sichtweise des ratsuchenden Paares. Die Entscheidung für oder gegen die definitive Antikonzeption trifft nur das Paar selbst. Der Berater bzw. der durchführende Arzt haben lediglich die Entscheidung zu fällen, ob sie diese Entscheidung akzeptieren und vollziehen oder nicht, und ihren Entschluß dem Paar zu begründen, besonders im Falle einer Ablehnung der Durchführung. Damit ist der Berater sachkundiger Helfer; eigentliche Experten im Entscheidungsprozeß sind Mann und Frau. Dies ist eine völlige Rollenumkehr des üblichen Arzt-Patienten-Rollenschemas und sicherlich gerade für Ärzte nicht leicht zu vollziehen. Nur so aber nimmt er dem Paar das Gefühl, den Entschluß rechtfertigen und verteidigen zu müssen, was eine Beratung immer scheitern ließe. Mit anderen Worten: Der Berater sollte sich ständig prüfen, ob er eine Entscheidung des Paares in seinem Sinne herbeiführen oder Hilfestellung für eine selbstverantwortete individuelle Entscheidung geben will.

4. Eine zunächst ganz formale Voraussetzung für Beratung ist, daß Zeit zur Verfügung gestellt wird. Dabei hat sich das zweizeitige Vorgehen bewährt:
   a) Information der Frau. In aller Regel trägt sie ohne den Partner den Wunsch bzw. die Idee der definitiven Antikonzeption vor.
   b) Zweitgespräch mit dem Paar, in dem dann zusätzlich der Prozeß, den das Erstgespräch ausgelöst hat, in die Beratung einbezogen werden soll.

Weil sich der zeitliche Bedarf dieser Zweitberatung schlecht abschätzen läßt, empfiehlt sich die Herausnahme der Beratung aus der Routinesprechstunde.

Inhalte der Beratung

Die Inhalte orientieren sich am Ziel der Beratung. Es soll 2 Betroffenen durch einen Helfer ermöglicht werden, in einer Frage mit weitreichender Bedeutung die vom Berater oft größer eingeschätzt wird als vom Paar selbst, unter Berücksichtigung möglichst vieler Gesichtspunkte und deren Wertung zu einer selbstverantworteten, freien Entscheidung zu gelangen, die so in die vergangene, aktuelle und zukünftige Lebens- und Partnersituation paßt, daß unter prospektivem Aspekt eine psychische Fehlverarbeitung unwahrscheinlich ist (obwohl diese nie ganz auszuschließen ist). Die definitive Antikonzeption darf nicht als isolierter Akt gesehen werden, sondern muß als in und aus dem Gesamtgefüge der Paar- und Individualsituation gewachsen begriffen werden. Aus dieser individualisierenden Sicht sozusagen im Längsschnitt verbieten sich dann auch automatisch schematische Entscheidungskriterien, wie z. B. bereits vorhandene Kinder, Zivilstand oder Alter der Frau.

Zum Beratungsgespräch gehört auch die Information. Sie sollte folgende Punkte, jeweils für Tubenligatur und Vasektomie, enthalten:

1. Art und Durchführung der operativen Eingriffe inklusive Narkoseverfahren,
2. Komplikationsmöglichkeiten und -rate sowie Versagerquote,
3. Irreversibilität. Dieser Punkt sollte unbedingt und uneingeschränkt betont werden, damit die Bedeutung und Ernsthaftigkeit des Entschlusses nicht aufgeweicht wird. Der Berater darf nie, weil er sich selbst unsicher ist und für ein noch unentschlossen erscheinendes Paar eine Kompromißlösung anbieten zu müssen glaubt; die definitive Antikonzeption quasi auf Probe, die dann problemlos und erfolgreich rückgängig gemacht werden könne.
4. Aufgreifen gängiger Vorurteile über die definitive Antikonzeption, besonders über die Vasektomie, die Quelle irrationaler Befürchtungen sind; z. B. die Gleichsetzung von Kastration und Sterilisation, die befürchteten Auswirkungen auf Hormonhaushalt und damit Sexualität und Körpergewicht, „Verfaulen" des Samens und der Eier im Bauchraum; daß nach der Vasektomie beim Verkehr „nur noch Luft herauskommt".
5. Zwanglos läßt sich daran anschließend in Erfahrung bringen, welche Erwartungen und Befürchtungen das Paar mit dem geplanten Schritt verbindet, wobei meist eher übertriebene Hoffnungen als Befürchtungen geäußert werden: Tubenligatur als Wunderwaffe gegen Migräne, „Depressionen", Partnerschaftskonflikte, Sexualstörungen.
6. Es sollten Informationen über andere Möglichkeiten der Antikonzeption gegeben werden, aufbauend auf dem oft erschreckend geringen sowie angst- und vorurteilsbesetzten Kenntnisstand des Paares, z. B. das Intrauterinpessar verursache Hormonstörungen, Kondome würden nur die Kunden von Prostituierten benutzen, die Pille sei verantwortlich für die Beziehungsstörung in der Ehe.
7. Informationen über den Zeitpunkt des Einsetzens der Wirksamkeit der definitiven Antikonzeption; besonders muß für die Vasektomie die Notwendigkeit von Spermakontrollen betont werden.

Die Beobachtungen, welche Reaktionen und Interaktionen diese Informationen beim Paar auslösen, kann dann überleiten zur eigentlichen Beratung.

1. Zunächst sollte das Motivationsgefüge beider Partner breit dargelegt werden. Reihenfolge der Motive, Wortwahl, begleitender Affekt und Kommentare können wichtige Hinweise auf das Erleben und die Gewichtung des jeweiligen Motivs geben. Sagt die Frau beispielsweise „Ich darf keine Kinder mehr bekommen, weil ich nervlich so fertig bin und alles an mir hängenbleibt!", so ist das anders zu gewichten als „Ich will einfach keine Kinder mehr kriegen, das Kapitel ist innerlich für mich abgeschlossen." Um den Berater zu überzeugen und sich selbst vor einer Auseinandersetzung mit den tatsächlichen Motiven und der damit verbundenen Ambivalenz zu schützen, werden häufig medizinische Gründe konstruiert, z.B. Krampfadern, die sich bei der Inspektion dann als Vibices entpuppen. Sodann sollte darauf geachtet werden, ob die Frau und der Mann ihre subjektiven Begründungen selbstsicher und selbstbewußt oder eher ängstlich, gedrückt, fremdbestimmt oder überforsch vortragen. Ist es „ihre Sache", oder macht sich die Frau zum Sprecher eines fremden Wunsches? Wie weit stimmen die Motive der Partner und deren Gewichtung überein? Wie gehen sie mit den Motiven des anderen um? Läßt sich bei Diskrepanzen ein Gespräch darüber anregen, oder wird es durch Bagatellisierung, Ungeduld („Darüber haben wir doch schon hundertmal gesprochen!") oder Dominanzbestreben des einen Partners unterdrückt?

2. Die Entwicklung der Motive und der bisherige Verlauf des Entscheidungsprozesses sollten erfragt werden. Gab es überhaupt einen Entscheidungsprozeß, oder wurde aus einer aktuellen Belastungssituation heraus entschieden? Wurden Ambivalenzen registriert, unterdrückt oder gelöst? Wurde auf die Fruchtbarkeit unwiderruflich und freiwillig verzichtet, oder fügte sich ein Partner, meist die Frau, resigniert den Wünschen und Absichten anderer? War im Entscheidungsprozeß zur definitiven Antikonzeption und bezüglich der Frage, wer sie durchführen läßt, ein Austausch zwischen den Partnern möglich? Wer verweigerte warum die Auseinandersetzung? Wurde gemeinsam entschieden, oder wurde die Verantwortung und Durchführung diktatorisch an die Frau delegiert? Und falls ja, was erlebte sie dabei, welche Bedeutung mißt sie diesem Umstand hinsichtlich der zukünftigen Qualität der Beziehung bei? Ist bei beiden Partnern der Wunsch gleich stark ausgeprägt, oder macht einer Vorbehalte? Wie wurden früher wichtige Entscheidungen gefällt, und wie wurde das Ergebnis der Entscheidung später bewertet?

3. Aus der aktuellen Beobachtung des Paares ergibt sich für den Berater ein vorläufiges Bild der Qualität der Beziehung. Er sollte sich aber nicht scheuen, konkret nach der subjektiv erlebten Qualität zu fragen. Wie wurden bisher welche individuellen und gemeinsamen Lebensziele und Wünsche verwirklicht oder enttäuscht? Wie schätzen die Partner die Stabilität und Qualität der Beziehung für die Zukunft ein? Würde das Paar heute nochmals heiraten bzw. eine Beziehung eingehen? Welchen hypothetischen Stellenwert hat die Fruchtbarkeit in einer denkbaren späteren Beziehung mit einem anderen Partner? (Hauptmotiv für den Wunsch nach Refertilisierung ist, wie wir wissen, eine neue Partnerschaft nach Scheitern der Partnerschaft, die zum Zeitpunkt der definitiven Antikonzeption bestand!)

4. Wie stellt sich das Paar die weitere individuelle und gemeinsame Lebensperspektive vor? Es ist erschreckend, daß fast stereotyp auf diese Frage hin die Frau nach meist verblüfftem Nachdenken nur die Rückkehr in den Beruf oder die Versor-

gung der zu erwartenden Enkel als zukünftige Beschäftigung bzw. Lebensaufgabe angeben kann. Die definitive Antikonzeption wird dabei nur als Befreiung von etwas, nicht aber als Befreiung *für* etwas angesehen, nämlich daß man frei von Furcht vor einer Schwangerschaft mit dem eigenen Leben, seinen Möglichkeiten, Energien, Interessen, planend und gestaltend umgehen kann. Was tritt an die Stelle der meist unreflektierten „Selbstverwirklichung" als Mutter?

5. Nachdenklich werden die meisten Paare auch bei dem Hinweis, daß es einen Unterschied ausmacht, ob ich etwas besitze, aber nicht benutzen will, also die Möglichkeit habe, Kinder zu zeugen, oder ob ich diese Möglichkeit definitiv aufgebe. Nicht selten kommt die Erkenntnis zu spät: „Hinterher war's doch anders als ich gedacht habe, es war halt einfach weg!"

6. Welche Konsequenzen würde das Paar aus einer Ablehnung seines Sterilisationswunsches ziehen? Würde es auf dem Hintergrund der Information und Beratung den Entscheidungsprozeß erneut durchdenken, oder würde es einfach zu einem anderen Arzt gehen, „der nicht soviele Fisematenten macht"? Merkmal einer gelungenen Beratung ist es, wenn das Paar oder ein Partner sinngemäß äußert: „Sie machen sich ja viel mehr Gedanken als wir!" oder „Sie haben ja mehr Angst vor der Geschichte als ich!" oder „Sie nehmen das ja viel wichtiger als ich!" und daraufhin das Problem neu bedacht wird.

7. Welche Konsequenzen würde das Paar aus einer hypothetischen ungewollten zukünftigen Schwangerschaft ziehen? Mit dieser Frage verlasse ich die Ebene der klientenzentrierten Beratung und bringe ein Werturteil ins Spiel: Ist das Paar zweifelsfrei zum Abbruch entschlossen, so ist dies für mich ein sehr gewichtiges Argument für die definitive Antikonzeption.

Aus den genannten Gesichtspunkten sollte sich dann für den Berater und das Paar ein Bild ergeben, das eine subjektive Abschätzung der psychischen Verarbeitung der definitiven Antikonzeption gestattet. Sofern der Berater noch Bedenken gegen den Eingriff hat, sollte er diese dem Paar unbedingt mitteilen und sich dessen Begehren nach einer Sterilisation nicht ohne weiteres fügen. Natürlich trägt das Paar das Risiko der Entscheidung letztlich selbst, doch haben der Berater und der durchführende Arzt die Verpflichtung die Ratsuchenden nach Möglichkeit von selbstschädigendem Verhalten abzuhalten.

Literatur

Petersen P (Hrsg) (1981) Sterilisation. Beratung – Operation – Recht. Ein Leitfaden für die Praxis. Thieme, Stuttgart

Zur Schwangerschaftskonfliktberatung an einer Universitätsfrauenklinik

I. Schmid-Tannwald

Jährlich lassen in der Bundesrepublik Deutschland schätzungsweise 200 000 Frauen einen Schwangerschaftsabbruch durchführen, d. h. bei jeder 3. Schwangeren sind bei der Indikationsstellung sowie beim Abbruch Frauenärzte maßgeblich beteiligt. Allein angesichts des zahlenmäßigen Ausmaßes, in dem hierbei menschliches Leben von Ärzten zerstört wird, ist es unverständlich, warum die Schwangerschaftskonfliktberatung so wenig Aufmerksamkeit in Klinik, Forschung und Lehre findet.

Beim Schwangerschaftskonflikt handelt es sich um den Widerstreit zwischen dem Wunsch nach einem Kind und der Angst davor. Das Ziel der Konfliktberatung durch den Arzt sehe ich darin, das gesunde Überleben möglichst von Mutter *und* Kind zu erreichen, und nicht nur darin, der Mutter zu einer selbstverantwortlichen Entscheidung zu verhelfen. Diese Auffassung unterscheidet sich grundsätzlich vom Beratungsziel vieler Ärzte und insbesondere nichtärztlicher Berater wie Psychologen, Sozialarbeiter u. a. Ärztliche Schwangerschaftskonfliktberatung kann daher nicht ausschließlich in Form der klientenzentrierten nichtdirektiven Beratungsmethode erfolgen, sondern erfordert es, der auch vom Gesetzgeber verlangten Schutzwürdigkeit des embryonalen menschlichen Lebens Rechnung zu tragen. Der Schwangerschaftsabbruch als eine Möglichkeit der Konfliktlösung bedeutet geplante Tötung des Kindes. Das Wissen um den bei der Operation beobachtbaren Tötungsvorgang muß unsere Beratung bestimmen dürfen, da es sich hierbei eben nicht um Wertvorstellungen handelt, die aus dem Beratungsgespräch ausgeschlossen werden könnten, sondern um einen von jedermann zu beobachtenden Sachverhalt, der sich nur mit großem Aufwand wegdiskutieren, verdrängen oder schlicht verleugnen läßt. Mit dieser von der persönlichen Erfahrung des Tötens beim Abbruch geprägten Einstellung habe ich an unserer Klinik in den letzten Jahren schwangere Frauen, vorwiegend wegen befürchteter oder nachgewiesener mütterlicher oder kindlicher Erkrankungen beraten (Abb. 1). In Tabelle 1 sind die nachgewiesenen oder vermuteten kindlichen Gefährdungen durch Erbkrankheiten oder exogene Einflüsse aufgeführt; Tabelle 2 gibt einen Überblick über die Fachgebiete, denen die mütterlichen Erkrankungen zuzuordnen sind.

Die oben beschriebene Einstellung wird schon sehr bald beim Erstkontakt mit der Ratsuchenden für diese erkennbar und stößt bei Schwangeren, die sich zum Abbruch entschlossen haben, rasch auf Ablehnung. Sie scheuen eine erneute Herausforderung, verweigern den Einblick in ihre Motive und entziehen sich einem Dialog, den sie zumindest als Zeitvergeudung betrachten.

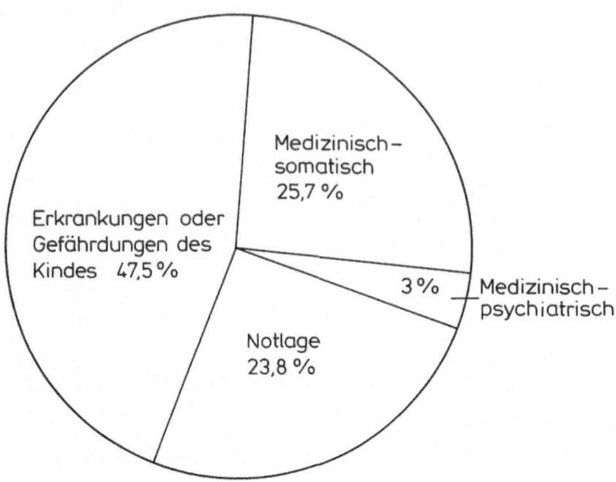

Abb. 1. Schwangerschaftskonflikt-
beratungen aus verschiedenen An-
lässen (01. 01. 1980–31. 03. 1984,
n = 202)

Tabelle 1. Beratungen wegen Gefährdung des Kindes (n = 96)

– *Erbliche Erkrankungen*		38 (39,6%)
Nachgewiesen	31	
Nicht nachweisbar	7	
– *Exogene Einflüsse*		58 (60,4%)
Medikamente, Alkohol etc.	21	
Mechanische Irritationen	14	
(Intrauterinpessar, Schwangerschaftsabbruch)		
Infektionen (Röteln,	14	
Toxoplasmose)		
Ionisierende Strahlen	9	

Tabelle 2. Erkrankungen der Mutter nach Fachgebiet (n = 58)

Innere Medizin	33	(56,9%)
Herz/Kreislauf	16	
Magen/Darm	9	
Lunge	5	
Stoffwechsel	2	
Hämopoetisches System	1	
Neurologie/Psychiatrie	11	(19,0%)
Psychiatrie	6	
Neurologie	5	
Urologie	6	(10,3%)
Gynäkologie	5	(8,6%)
Neurochirurgie	2	(3,5%)
Orthopädie	1	(1,7%)

Andernfalls versuche ich zunächst ein möglichst umfassendes Bild von der Art des
Konfliktes zu gewinnen. Besonders schwierig gestaltet sich die Beratung bei bereits
vorliegender Indikation. Ich habe den Eindruck, als würde dem ausgesprochenen
oder vermeintlichen Wunsch der Schwangeren mitunter allzusehr entsprochen oder
vom indizierenden Arzt im eigenen Interesse sogar „sicherheitshalber" zum Ab-

bruch geraten. Daher sind vielfach Nachfragen bei Spezialisten oder weitere zeitaufwendige Untersuchungen nötig, wobei sich etwa bei einem Drittel der Fälle allerdings zeigt, daß eine medizinische oder kindliche Indikation zum Abbruch nicht gegeben ist. Damit stehen zwei ärztliche Beurteilungen, nämlich die des überweisenden Arztes und unsere eigene einander gegenüber, was den Konflikt mitunter erst recht verschärft. Das zeitaufwendige Eingehen auf die Fragen und Belange der Frau stellt aber m. E. die Voraussetzung dafür dar, daß die Patientin bereit ist, sich in ihrem Konflikt ganz anzuvertrauen, da sie daraus mit Recht auf gewissenhaftes ärztliches Handeln schließen kann. Dies trägt für sich schon wesentlich dazu bei, die Bereitschaft und Fähigkeit der Frau zum Austragen der Schwangerschaft zu stärken. Dazu bewährt es sich weiterhin, vermeintlichen Zeitdruck von ihr zu nehmen, indem man sie über die ihr oft nicht bekannten gesetzlichen Fristen beim legalen Abbruch aus kindlicher oder medizinischer Indikation unterrichtet. Auch der Hinweis auf die Möglichkeit einer sorgfältigen Schwangerenvorsorge im Hause, die Leistungsfähigkeit der neonatologischen Einrichtung und die Aufklärung über die Bereitschaft, bei Komplikationen aus medizinischen Gründen einen Schwangerschaftsabbruch jederzeit vornehmen zu können, nehmen ihr die Angst, ggf. ohne Hilfe dazustehen. Das Streben nach einer verantwortungsbewußten Lösung und die Wahrhaftigkeit erfordert m. E. auch die Aufklärung über das Entwicklungsstadium des Kindes sowie die Ultraschalldarstellung des Ungeborenen, sofern eine solche Untersuchung indiziert erscheint und die Patientin Interesse daran zu erkennen gibt. Das realistische Bild des Kindes trägt sehr eindrucksvoll dazu bei, eine Mutter-Kind-Beziehung entstehen zu lassen, wie sie sonst sehr viel später erst die ersten Kindsbewegungen bewirken.

Sofern durch den medizinischen Sachverhalt die Lösung des Konflikts nicht eindeutig vorgegeben ist, führt die Frage nach der Bedeutung der Schwangerschaft und dem Zeitpunkt ihres Auftretens gerade auch bei Erkrankungen der Mutter weiter und vermittelt eine tiefere Einsicht in die Entstehungsbedingungen der sog. unerwünschten Schwangerschaft. So zwingt doch die alleinige Existenz sicherer Kontrazeptiva zu einer persönlichen Entscheidung für oder gegen deren Anwendung und damit für oder gegen eine Schwangerschaft. Tritt eine solche ein, muß sie m. E. als Ausdruck und Folge einer konflikthaften Einstellung zur Kontrazeption und damit zu sich, seiner Sexualität, seinem Partner etc. gesehen werden. Sie stellt somit bereits eine positive biologische Entscheidung des Ambivalenzkonflikts dar (im Gegensatz zur negativen Entscheidung z. B. bei psychosomatischen Formen der Sterilität). Der Schwangerschaftsabbruch wäre somit lediglich eine symptomatische „Lösung" des Konflikts, die in Anbetracht des damit verbundenen Tötungsvorgangs sehr sorgfältig zu prüfen ist. Damit ist das Beratungsgespräch bei der Schilderung und Diskussion wichtiger Aspekte der Hintergründe für die Entstehung der Schwangerschaft und die Lebenserhaltung angelangt und steuert auf die Entscheidung im Schwangerschaftskonflikt zu.

Sofern sich die Frau zum Schwangerschaftsabbruch entschließt, bedeutet dies für mich nicht sozusagen automatisch einen Handlungsauftrag. Auch die Tatsache, daß die Schwangere letztlich das Schicksal ihres Kindes bestimmen wird, kann kein Argument hierfür sein. Mein Recht auf eine eigene Entscheidung im vorliegenden Konflikt verletzt weder den Respekt vor der Entscheidung der Schwangeren noch deren Entscheidungsfreiheit selbst. Meine eigene Entscheidung, die auch durch die

Art der bisherigen Beziehung zur Patientin und ihrem Problem glaubwürdig sein muß, teile ich ihr mit und begründe sie ausführlich. Meines Erachtens handelt es sich dabei um mehr als nur ein Gebot der Fairneß einem Menschen gegenüber, der sich mir in schwerstem Konflikt ratsuchend anvertraut hat.

Die Wirkung und Qualität einer derartigen Schwangerschaftskonfliktberatung ist schwer beurteilbar und am wenigsten durch Statistiken über ausgetragene und abgebrochene Schwangerschaften zu dokumentieren. Fände sie nicht allein schon durch eine einzige ausgetragene Schwangerschaft ihre Berechtigung? Dennoch sei über den weiteren Verlauf der Entscheidungsprozesse in unserem Krankengut anhand der folgenden Abbildung für den Zeitraum 1980–1982 berichtet (Abb. 2).

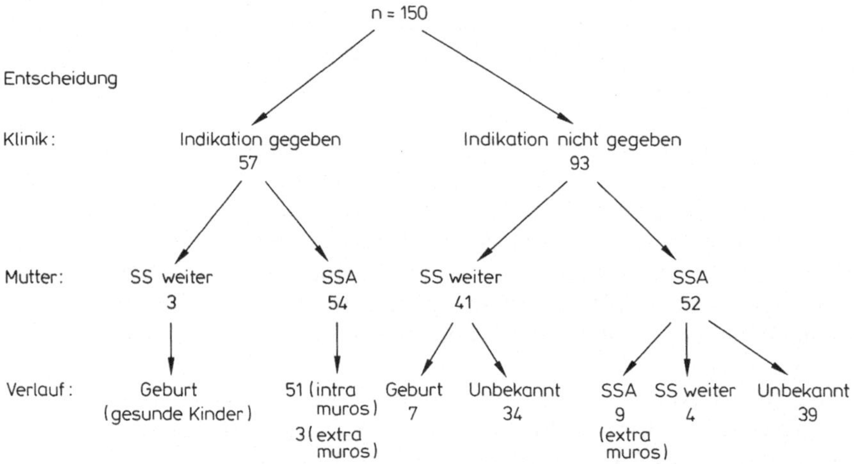

Abb. 2. Beratungen, und Entscheidungsprozesse 1980–1982 (n = 150; *SS* Schwangerschaft, *SSA* Schwangerschaftsabbruch)

Die Bedeutung der Schwangerschaftskonfliktberatung ergibt sich aus der Summe der einzelnen Begegnungen und immer aufs neue überraschenden Schwangerschaftsverläufe, und es beeindruckt mich, wie in unserem stark medizinisch selektionierten Krankengut, in dem meist harte Fakten das Schicksal der Schwangerschaften bestimmen, mit vergleichsweise bescheidenstem Aufwand Schwangeren geholfen und das Leben ihrer Kinder bewahrt werden kann, was doch unsere ureigenste Aufgabe ist.

Erfahrungen mit „adjuvanter Psychotherapie" bei mastektomierten Frauen

C. Haupt

Im folgenden möchte ich einen kurzen Überblick darüber geben, welche Erfahrungen ich mit psychotherapeutischer Gruppenarbeit bei brustamputierten Frauen an unserer Universitätsfrauenklinik gemacht habe. Zunächst ein Rückblick auf eine Ärztebesprechung vor 2 Jahren.

Eine Kollegin berichtete, daß eine 40jährige Patientin 7 Jahre nach Mammaablatio links mit einem verdächtigen Knoten in der rechten Brust und einem suspekten Befund in der Axilla sowie multiplen Knochen- und Organmetastasen wieder in unsere Klinik aufgenommen worden war. In diesem Augenblick spürte ich eine tiefe Betroffenheit, Bitterkeit, Traurigkeit und vor allem Hilflosigkeit und Resignation angesichts dieser scheinbar ausweglosen Situation und Prognose. Auch über die Kollegen schien sich ein Netz gleichartiger Gefühle niederzusenken.

Für unsere Patientinnen stehen zu einem solchen Zeitpunkt Angst, Schmerz, Leid, tiefe Verzweiflung, daraus resultierend auch oft eine totale Orientierungslosigkeit und Isolationsgefühle im Vordergrund. Und dann stehen wir ihnen oft noch mit unserer aus den oben beschriebenen Empfindungen herrührenden Befangenheit gegenüber. Aufgrund dieser Erfahrung stellte sich mir die Frage: gibt es sinnvolle, spezifische psychotherapeutische Ansätze im Rahmen der Krebsbehandlung?

Ein entsprechendes Vorgehen sollte also bei den betroffenen Frauen positive Tendenzen und Kräfte wieder fördern, den Willen zu leben wiedererwecken. Lähmung und Verzweiflung sollten übergehen in ein Entfalten der körpereigenen Abwehr- und Selbstheilungskräfte, Isolation sollte wieder zur Integration (z.B. in Familie, Beruf, Sport) führen.

Insgesamt ging es mir also darum, zu einer besseren Verarbeitung der psychischen (damit auch der somatischen) Folgen der Krebserkrankung zu gelangen. Darüber hinaus bestand natürlich die Hoffnung, auf psychosomatischem Wege ausgedehntere Phasen von Rezidivfreiheit bzw. eventuell Remissionen zu ermöglichen. Die Arbeitsberichte von LeShan (1982) sowie Simonton et al. (1982) waren ein erster Wegweiser. Eine Arbeitsgruppe um Beitel (1983) an der Bochumer Ruhr-Universität hat sich die Mühe gemacht, die Vorgehensweise von Simonton in ein Gruppentrainingsprogramm umzustrukturieren. Vom Grundgedanken her habe ich dieses Konzept übernommen. Die Arbeit mit den Patientinnen zeigte sehr schnell, daß sie über die vorgegebenen Übungen hinaus immer wieder zusätzliche Zeit zum Aufarbeiten aktueller Fragen oder Konflikte benötigten; m.E. muß daher der Kursablauf auf mindestens 15, besser 20 Wochen mit wöchentlichen Treffen von 2 Stunden Dauer konzipiert werden.

Der durchgeführte Kurs ist zu verstehen als ein Gesundheitstraining. Die wesentlichen Elemente sind:

- Entspannungsübungen (bei uns autogenes Training),
- Vorstellungsübungen,
- Übungen zur Überwindung von Kränkung und Feindseligkeit,
- Mobilisierung eines inneren Ratgebers,
- Rückschau auf den bisherigen Lebensweg,
- Auseinandersetzung mit dem Krankheitsgewinn,
- körperliches Training,
- gesunde Ernährung,
- bewußte Zielfindung und Lebensplanung.

All diese Arbeitsschritte werden den Patientinnen, nach einer gemeinsamen Reflexion des jeweiligen Themas, eingebunden in Entspannungs-, Wahrnehmungs- und Vorstellungsübung, vorgegeben. Die Frauen bekommen alle die Texte für ihre Imaginationsübungen auf Kassetten, teilweise mit entspannender Musik untermalt, mit nach Hause.

Die Arbeit mit den Frauen hat gezeigt, daß der wesentliche Aspekt ist, wieder ins Leben zu finden, besser noch ihren jeweils eigenen Lebensweg zu entdecken. Es ist also m. E. nicht wie LeShan es noch im Titel seines Buches formuliert, eine „Psychotherapie gegen den Krebs", sondern eine Arbeit für das Leben.

Wobei – und das soll hier nicht ausgeklammert bleiben – es manchmal darum geht, eine bessere (menschlichere) Form des Sterbens zu ermöglichen. Schon die ersten Schritte des Programms, nämlich die Entspannungsübungen, führen die Patientinnen dazu, sich in ihrer Familie, ihrem täglichen Arbeitsrhythmus, einen Raum zu verschaffen, sich Zeit nur für sich selbst zu nehmen. Dies fällt allen anfangs außerordentlich schwer.

Nachdem die Frauen sich dann im Laufe der Wochen die Möglichkeit erarbeitet haben, zu einer oft seit Jahren entbehrten inneren Ruhe zu finden und parallel dazu erste Erfahrungen machen, ihre eigenen Wünsche und Bedürfnisse zumindest erst einmal wahrzunehmen, kommt es in den folgenden Sitzungen zu einer Auseinandersetzung mit so wichtigen Fragen wie die nach der Möglichkeit, sich in ihrem Leben Freude zu verschaffen, oder wie sie wieder Lebensenergie spüren können, welche Lebensziele sie verwirklichen wollen und wie ihr Lebensplan aussieht.

Für die meisten Frauen sind dies neue bzw. sehr lange nicht mehr gestellte Fragen. Etwa bei der Frage nach 40 Dingen, die ihnen im Leben Freude machen, schauen sie sich zunächst ratlos fragend an; nur selten können sie mehr als 10 Dinge aufzählen.

Im weiteren Verlauf stellen sich hier Veränderungen ein. Die Patientinnen beginnen sich zu fragen, was für sie der Sinn ihres Lebens ist, und in diesem Zusammenhang, welchen Stellenwert die Krebserkrankung in ihrem Leben hat, sehen dabei auch in unterschiedlichem Maße, welche positiven Seiten die Krankheit für sie hat, wie z. B. Schonung durch andere, Entlastung von Arbeit und Verantwortung zu finden, Aufmerksamkeit und Pflege zu bekommen. Mir persönlich ist es bei dieser Arbeit sehr wichtig, den Frauen Raum zu lassen, sich aus dem gesamten Gesundheitsprogramm – jede auf ihre Art – das herauszusuchen, was sie gerade an sich heranlassen bzw. entwickeln wollen und können, womit sie sich am besten fühlen.

Es zeigt sich, daß die Gruppenteilnehmerinnen immer ganz unterschiedliche Schwerpunkte im Verlauf der 20 Wochen unserer gemeinsamen Arbeit setzen. Die einen verfolgen ganz intensiv die Arbeit mit dem autogenen Training, andere wiederum nehmen sich immer wieder bestimmte Kassetten vor, je nach ihren Vorlieben bzw. gerade aktuellen Bedürfnissen oder Notwendigkeiten. Schon dies ist für die sonst für ihre eigenen Bedürfnisse oft unsensiblen Brustkrebspatientinnen ein ziemlicher Fortschritt.

Kurz noch ein Hinweis auf 3 Phasen, die in den Gruppen immer wieder durchlaufen werden.

Die *1. Phase* ist geprägt von Skepsis und Gedanken wie: „Mal sehen, was die in der Frauenklinik uns da anbieten."

In der *2. Phase* kommt Interesse mit mehr oder weniger Begeisterung auf.

In der *3. Phase* wird parallel zur positiven Entwicklung der Frauen die Enttäuschung über die Begrenzung des Kurses und der Wunsch nach Vertiefung laut.

Bei 2 Gruppen führte dieser Wunsch dazu, daß sich die Frauen zur weiteren Arbeit außerhalb der Klinik gemeinsam um einen Therapeuten bemühten. Auch eine Reihe von Einzeltherapien haben sich angeschlossen.

Lassen sie mich zusammenfassen, was nach Aussagen der Patientinnen die wichtigsten Auswirkungen ihrer oben skizzierten Auseinandersetzung sind:

Deutlich wird die Fähigkeit verbessert, sich ruhig zu stellen, zu entspannen; oft sind Ein- bzw. Durchschlafstörungen behoben; die Betroffenen kommen zu einer größeren Gelassenheit (gegenüber medizinischer Therapie, aber auch im täglichen Leben).

Sehr häufig konnten sie die Position überwinden: „Ich bin schuld an meiner Erkrankung, ich bin eine Last für alle." Eine Reintegration ist oft die Folge. Überhaupt erleben sie häufig in ihrer Partnerbeziehung und auch zu ihren Kindern ganz neue positive Dimensionen.

Viele kommen zu der Erkenntnis: „Mir geht es gut, ich habe Hoffnung." Sie haben gelernt, Dinge, Situationen und v.a. sich selbst bewußt wahrzunehmen und zu genießen.

Darüber hinaus haben alle Frauen – wenn auch in sehr unterschiedlichem Ausmaß – sich einen ganz neuen Lebensraum erobert; vielen half die Entscheidung weiter, sich auch künftig mit sich und ihrem Leben in Einzeltherapien bzw. zusammen mit der Gruppe auseinanderzusetzen.

Abschließend sei noch einmal betont, daß m.E. durch sinnvollen Einsatz psychotherapeutischer Mittel die Krebserkrankung *nicht* gleichbedeutend bleiben muß mit der Konfrontation mit dem Tod, sondern zum Ausgangspunkt für die Auseinandersetzung mit dem Leben werden kann.

Literatur

Beitel E, Krischat R, Schumacher J, Niesel W (1983) Bochumer Gesundheitstraining. Arbeitsgruppe Vegetative Physiologie. Ruhr-Universität Bochum
LeShan L (1982) Psychotherapie gegen den Krebs. Klett-Cotta, Stuttgart
Simonton OC, Matthews-Simonton S, Craighton J (1982) Wieder gesund werden. Rowohlt, Reibek

Der chronische Unterbauchschmerz (Pelipathie)

J. Gabelmann

Die Pelipathie (oder Pelvipathie) gehört wie der chronisch-rezidivierende Fluor und die Miktionsbeschwerden ohne pathologisches Substrat zu den psychosomatischen Syndromen in der Gynäkologie. Sie wird definiert als diffuser, chronisch rezidivierender Unterleibsschmerz ohne organische, entzündliche oder tumoröse Ursache.

Im allgemeinen besteht eine Druckdolenz der Organe des kleinen Beckens sowie der Beckenwände.

Daneben können Kohabitationsschmerzen bestehen sowie extragenitale Symptome wie Kopf-, Rückenschmerzen, Mastopathien, Fluor usw.

Zur Therapie der Pelipathie werden verschiedene Ansätze empfohlen. Neben psychotherapeutischen Techniken werden auch kombinierte Therapien durchgeführt, bestehend aus Entspannungsübungen, Selbstwahrnehmungstechniken, gestalt- und bewegungstherapeutischen Elementen.

Manche Autoren schlagen allgemein roborierende Maßnahmen, Suggestionsbehandlung sowie Relaxationstechniken zur Therapie leichterer Fälle vor.

Daneben erscheint die therapeutische Blockade von Nervenbahnen bzw. Nervenplexus ebenfalls Erfolge zu zeigen, so die parametrane Impletolbehandlung bzw. die Injektion in die paravertebralen Hautsegmente oder die Ausschaltung von Triggerpunkten (durch die Blockade von kutanosomatischen Fasern an bestimmten Punkten). Eine Kombination von Physiotherapie, Psychotherapie und Kaudalblock empfehlen Blendinger u. Stauber (1980) zur Therapie chronischer Unterbauchschmerzen.

Die Beurteilung des Therapieerfolgs ist bei der Pelipathie durch das polysymptomatische Beschwerdebild recht schwierig; einige Beschwerden können spontan verschwinden, andere persistieren oder sich verstärken.

Auch das Bild der Symptomverschiebung wird bei diesem Krankheitsbild recht häufig angetroffen, so daß die Effektivität einer Therapie nur schwer nachzuweisen ist. Zusätzlich erschweren im Laufe der Zeit auftretende Spontanheilungen die Beurteilung des Therapieerfolgs.

So schwanken die Zahlen einzelner Autoren über ihre Therapieerfolge. Generell kann man sagen, daß diese zwischen 40 und 60% liegen, zieht man auch nur die Besserung einzelner Symptome mit in Betracht. Heilungen liegen zwischen 25 und 46%.

Wir entschieden uns bei der Behandlung der chronischen Unterbauchschmerzen für die Ohrakupunktur aus folgenden Gründen:

1. Es besteht eine klare Darstellung der Somatotopie in der Ohrmuschel. Die Korrelationen zwischen Punkten im Ohr und Störungen einzelner Organe sind reproduzierbar.
2. In der Ohrakupunktur gibt es einfache, gut untersuchte und wenig zeitaufwendige Verfahren zum Aufsuchen veränderter Punkte.
3. Im Gegensatz zur Körperakupunktur ist die Therapie nur weniger Punkte erforderlich, um eine therapeutische Wirkung zu erzielen.
4. Wir hatten bereits recht gute Erfahrung in der Behandlung der Mastopathie mit Hilfe der Ohrakupunktur gemacht.

Die eigentliche Ohrakupunktur begann mit der Entdeckung Nogiers (1969), daß bestimmte drucksensible Punkte im Ohr mit bestimmten peripheren Störungen reproduzierbare Korrelationen haben. Er gilt als der Begründer der „Reflexsomatotopie des Ohrs". Nach seinen Vorstellungen entspricht diese Somatotopie der der Gehirnrinde bzw. der anderer Gehirnabschnitte wie Thalamus und Kleinhirn. Nogier fand folgende Gesetzmäßigkeiten:

1. Ein Punkt wird nur dann im Ohr auffindbar, wenn eine entsprechende periphere Störung vorliegt und zwar meistens auf der homolateralen Körperseite.
2. Punkte im Ohr, die bei bestimmten Erkrankungen gefunden werden, sind oftmals in bestimmter Weise miteinander verbunden.
3. Die Beeinflussung der Punkte durch Kauterisation, durch Stechen von Nadeln, durch magnetische oder elektrische Reizung führt zu einer Abschwächung bzw. dem Verschwinden peripherer Störungen.

Pathologische Punkte können mit mehreren Verfahren gefunden werden. Druckschmerzhafte Punkte werden mit speziellen Drucktastern aufgesucht. Punkte, die mit peripheren Störungen korrelieren, verändern ihren Hautwiderstand gegenüber der Umgebung, wobei für die Ohrakupunktur nicht der absolute, sondern der relative Wert im Verhältnis zum umliegenden Gebiet entscheidend ist.
Zur Behandlung werden in der Akupunktur mehrere Verfahren verwendet:

1. Gold-, Silber- und Stahlnadeln sind die traditionellen Mittel der Ohrakupunktur. Punkte mit erniedrigtem Hautwiderstand werden mit einer Goldnadel, Punkte mit erhöhtem Hautwiderstand mit einer Silbernadel gestochen. Die Einstichtiefe in der Ohrakupunktur beträgt etwa nur 1–2 mm. Der Ohrknorpel darf von der Nadel berührt, aber nicht verletzt werden, da sonst kein therapeutischer Effekt erzielt wird.
Wenn in einem Ohr ein Punkt mit einer Goldnadel gestochen wurde, wird in vielen Fällen zur Verstärkung des Effekts der korrelierende Punkt im anderen Ohr mit einer Silbernadel behandelt.
Stahlnadeln werden zur Therapie in beiden Ohren verwendet. Sie haben weder einen tonisierenden noch sedierenden Effekt auf pathologische Punkte, sondern eher eine ausgleichende Wirkung.
2. Für die Therapie chronischer Schmerzzustände haben sich in vielen Fällen Dauernadeln als sehr hilfreich erwiesen. Es sind kleine Nadeln, die steril in einem Führungsröhrchen gestochen und mit sterilem, desinfizierendem Klebstoff fixiert, bis zu einer Woche liegenbleiben können. Die Patienten stimulieren die Nadel mit einem kleinen Magneten, der auf der Führungshülse sitzt.

Der beim Stimulieren schwach auftretende Induktionsstrom führt zu einer milden Stimulation des Akupunkturpunktes.

Eine Vorgehensweise

Nach den üblichen klinischen Untersuchungen und Erheben einer ausführlichen Anamnese wird zunächst mit Hilfe einer speziellen Diagnostik ein sog. Störfeld ausgeschlossen.
Nach Operationen oder anderen somatischen Traumen bleiben in manchen Fällen Störfelder zurück, die ihrerseits oft chronische Beschwerden bewirken bzw. unterhalten können. Ausführlich wird der Begriff des Störfeldes zuerst in der Neuraltherapie diskutiert. Er ist für die Akupunktur um so wichtiger, als solche Störfelder, falls nicht erkannt oder therapiert, sich oft als Therapieblockaden erweisen.
Eine als Störfeld erkannte Operationsnarbe wird durch Unterspritzung mit Procain „ausgeschaltet". Bei Zustand nach Hysterektomien wird entsprechend der Vaginalstumpf unterspritzt. Die Behandlung wird mit der Ohrakupunktur weiter fortgeführt.
Danach suchen wir nach anderen sog. Therapieblockaden, wie Lateralitätsstörung, Inversion, Syndrom der 1. Rippe u. ä., auf deren ausführliche Diskussion hier verzichtet werden soll. Falls solche Therapieblockaden auszuschließen sind, werden mit dem Drucktaster die druck- bzw. schmerzsensiblen Punkte im Ohr gesucht und kontrolliert, ob bei den gefundenen pathologischen Punkten der Hautwiderstand erniedrigt oder erhöht ist. Entsprechend den oben angegebenen Therapierichtlinien werden diese Punkte mit Gold- oder Silbernadeln gestochen.
Entsprechend der vielfältigen Symptomatik der Pelipathiepatientinnen werden im Ohr ebenfalls relativ viele pathologische Punkte gefunden.
In unseren Fällen waren die lokalen Punkte, die mit der Genitalgegend korrelierten, zu 70% behandlungsbedürftig. Zusätzlich fanden wir auch die sog. zonendominanten Punkte in ebenso vielen Fällen.
Daneben erwiesen sich die sog. antidepressiven sowie die psychosomatischen Punkte zu 50% als pathologisch. Jede Behandlung dauerte zwischen 15 und 20 min; sie wurde im Liegen durchgeführt, da wir in wenigen Fällen vegetative Nebenwirkungen im Sinne eines vagovasalen Syndroms erlebt hatten. Wenn die Beschwerden noch nach der 1. Behandlung bestanden, wurden die Patientinnen in Abständen von 1–3 Wochen behandelt. Kürzere Abstände erwiesen sich als nicht erfolgreicher; längere Abstände erhöhten die Zahl der Behandlungen.
Als Nebenwirkung trat in 2% aller Fälle eine lokale Reizung des Ohres bei Applikation von Dauernadeln auf. Diese klang jedoch ohne zusätzliche Therapie nach Entfernung der Nadeln ab. In weniger als 3% kam es zu vegetativen Nebenwirkungen im Sinne eines vagovasalen Syndroms, die jedoch nach etwa 10 min spontan abklangen.
Insgesamt ist die Rate der Nebenwirkungen, gegenüber der konservativ behandelten Gruppe, wo sie ca. 23% betrug, extrem niedrig. Alle Patientinnen, auch solche, die der Methode am Anfang sehr kritisch oder ablehnend gegenüberstanden, beurteilten die Akupunktur nach der Behandlung sehr positiv. Das lag nicht zuletzt daran, daß sich in vielen Fällen die Beschwerden schon während der Behandlung oder

kurz danach besserten und in manchen Fällen sogar verschwanden. Bei unmittelbarer Beschwerdefreiheit wurde mit den Patientinnen vereinbart, daß sie sich erst nach Auftreten der Beschwerden wieder melden sollten. Durchschnittlich wurden unsere Patientinnen 3- bis 4mal behandelt.

In einem Zeitraum von 2 Jahren fanden wir in unserer Ambulanz bei insgesamt 300 Patientinnen das Beschwerdebild des chronischen Unterbauchschmerzes ohne pathologisches Substrat. In alternierender Reihenfolge wurden jeweils 150 Patientinnen mit Akupunktur und 150 mit den an unserer Klinik üblichen konservativen Maßnahmen behandelt. Von der Akupunkturgruppe konnten 110, von der Kontrollgruppe 145 Patienten in die Auswertung übernommen werden.

Bei allen Patientinnen wurden die üblichen klinischen Untersuchungen durchgeführt.

Eine diagnostische Laparoskopie war bei 25% aller Patientinnen notwendig.

In der Altersverteilung sowie hinsichtlich der Berufstätigkeit fanden sich keine wesentlichen Unterschiede zwischen beiden Gruppen.

Der Anteil der kinderlosen Frauen war in beiden Gruppen relativ hoch (35%); ebenso die Zahl der Aborte (12%). Auch hier zeigten sich keine wesentlichen Unterschiede zwischen beiden Gruppen.

Wir fanden bei unseren Patientinnen einen hohen Prozentsatz an zusätzlichen somatischen wie psychischen Beschwerden.

Lediglich 20% hatten in beiden Gruppen eine Oligosymptomatik, d. h. die Pelipathie als einzige Beschwerde. Etwa 40% der Frauen zeigten in beiden Gruppen z. T. erhebliche depressive Störungen, wie Passivität, Gleichgültigkeit, Gefühl der Hoffnungslosigkeit, Einschlaf-, Durchschlafstörungen, mangelndes Interesse, Leistungsunfähigkeit, hypochondrische Reaktionen sowie eine deutliche Angstsymptomatik.

Bei über 33% der Patientinnen bestand die Pelipathie schon länger als 3 Jahre, über 50% waren wegen dieses Beschwerdebildes bereits einmal oder mehrmals gynäkologisch therapiert worden.

Der Anteil der operierten Frauen war in beiden Gruppen relativ hoch; bei über 50% waren größere gynäkologische Eingriffe durchgeführt worden. Es ist bekannt, daß der chronische Unterbauchschmerz in vielen Fällen im Zusammenhang mit gynäkologischen Eingriffen, v. a. Hysterektomien, steht. Etwa 66% der operierten Frauen in beiden Gruppen gaben an, daß ihre Schmerzen seit der Operation bestünden; 15% der Frauen in beiden Gruppen gaben an, wegen Unterbauchschmerzen operiert worden zu sein. Bei diesen Frauen verstärkten sich die Beschwerden nach der Operation nach einem schmerzfreien Intervall von ca. 3–4 Monaten.

Behandlungserfolg

Folgende Kriterien wurden zur Beurteilung des Erfolgs herangezogen:

- *Sehr gut,* wenn die Pelipathie und alle zusätzlichen somatischen Beschwerden verschwunden waren.

- *Gut,* wenn die Pelipathie erfolgreich behandelt war und die zusätzlichen somatischen Beschwerden mindestens zu 50% gebessert waren.

- *Befriedigend* bei einer leichten Besserung der Pelipathie.
- *Schlecht* bei unverändertem Weiterbestehen des Beschwerdesyndroms.

Ergebnisse der Kontrolluntersuchungen nach Abschluß der Behandlung
Berücksichtigt man nur die erfolgreiche Therapie der Unterleibsschmerzen, so verschwanden bei 76% der mit Akupunktur behandelten Frauen die chronischen Unterbauchschmerzen, gegenüber 33% der Kontrollgruppe.
Nach einem Jahr wurden die Patientinnen zu einer Kontrolluntersuchung einbestellt.
79% der Akupunktur- und 69% der Kontrollgruppe konnten nachkontrolliert werden. Die üblichen klinischen Untersuchungen wurden wie am Anfang durchgeführt.
Berücksichtigt man die Pelipathie allein, so waren von den kontrollierten Patientinnen 68% beschwerdefrei, gegenüber 37% in der Kontrollgruppe.
Die Rezidivrate lag in beiden Gruppen bei 22%.
Die Persistenzrate war in der Akupunkturgruppe 4%, gegenüber 28% in der Kontrollgruppe.
Wir prüften den Einfluß einzelner Variablen auf den Behandlungserfolg in beiden Gruppen.
In der Akupunkturgruppe zeigten die Frauen, deren Beschwerdedauer unter 12 Monaten lag, eindeutig die besseren Ergebnisse. In der Kontrollgruppe läßt sich derselbe Trend feststellen, wenn auch mit kleineren Unterschieden ($p < 0{,}01$).
Das Vorhandensein depressiver Störungen wirkte sich auf die Prognose ungünstig aus. Faßt man die *Erfolgsgruppen* zusammen, so zeigten nur 60% der depressiven Patientinnen eine Besserung ihrer Beschwerden gegenüber 85% der nichtdepressiven in der Akupunkturgruppe. In der Kontrollgruppe waren es 23% gegenüber 39% ($p < 0{,}001$).
Nichtoperierte Patientinnen hatten eindeutig die besseren Ergebnisse als operierte Patienten ($p < 0{,}001$).
In der Akupunkturgruppe kamen bei den nichtoperierten Patientinnen praktisch keine Therapieversager vor; auch in der Kontrollgruppe hatten die nichtoperierten die bessere Prognose. Die kleinere Gruppe der Frauen, deren Schmerzen im Unterbauch sich nach der Operation sogar noch verstärkt hatten, wies schlechtere Behandlungsergebnisse auf, verglichen mit Patientinnen, deren Schmerzen nicht im Zusammenhang mit einer Operation standen ($p < 0{,}001$). Der gleiche Trend, wenn auch nicht signifikant, fand sich in der konservativ behandelten Gruppe.
Ebenfalls bessere Ergebnisse zeigten Patientinnen mit einer Oligosymptomatik gegenüber solchen mit einer Polysymptomatik ($p < 0{,}01$).
Nach unseren Ergebnissen haben Frauen mit Pelvipathien in beiden Kollektiven unter folgenden Voraussetzungen eine bessere Prognose:

- Beschwerdedauer unter 12 Monaten,
- keine Operation in der Anamnese,
- keine depressiven Störungen,
- oligosymptomatische Pelipathie.

Eine schlechtere Prognose haben alle die Patientinnen,

- die 3mal oder häufiger operiert wurden,
- deren Beschwerden durch Operation verstärkt worden waren,
- die 3 oder mehr zusätzliche Symptome hatten.

Die obengenannten Ergebnisse zeigen, daß die Akupunktur eine gute alternative Methode zur Behandlung des chronischen Unterbauchschmerzes darstellt.

Literatur

Blendinger J, Stauber M (1980) Diagnosis and treatment of chronic pelvic pain. – Multidisciplinary approach. 6th International Congress of Psychosomatic Obstetrics and Gynecology (Proceedings). Berlin
Nogier P (1969) Lehrbuch der Aurikolotherapie. Maison Neuve, Metz

Indikation und Prognose der modifizierten Paartherapie nach Masters und Johnson – Eigene Erfahrungen mit 55 Paaren

H.-R. Falck

Nach einer zweijährigen Vorlaufphase habe ich von 1976 bis Dezember 1984 in meiner Frauenarztpraxis als Einzeltherapeut unter 88 Paaren mit funktionellen Sexualstörungen (sexuelle Appetenz- und Satisfaktionsstörungen, Vaginismus, Algopareunie ohne Organbefund, Erektions- und Ejakulationsstörungen) 43 Paare primär nach Masters u. Johnson (modifiziert; Masters u. Johnson 1970), mit einer Erfolgsquote von 74,4%, und weitere 12 Paare nach vorangegangener tiefenpsychologisch fundierter Einzelpaar- oder Paargruppentherapie sekundär, ebenfalls nach Masters u. Johnson, erfolgreich behandelt, d.h. es wurden rezidivfreie Verläufe über 2 Jahre ohne manifeste Symptomwiederholung oder Symptomverschiebung beobachtet. Fallbeispiele am Schluß des Beitrags sollen Indikation und Prognose veranschaulichen.

Insgesamt wurden von 1976 bis 1984 413 Patienten psychotherapeutisch behandelt, wobei aus statistischen Gründen jeweils ein Paar als eine Behandlungseinheit gezählt wurde. Folgende Übersicht zeigt, welche Therapieformen zur Anwendung kommen.

Patientenzahlen 1976 bis 31.12. 1984[1]

Sexualtherapien (30'–50') 305 (73,8%)

   darunter Paartherapien 88 — primMJ 43

tiefPsych 45 — sekMJ 12 / tiefPsych 33

(28,9% von 305)

tiefPsych Neurosen (50') 65 (15,7%)

tiefPsych Psychosomatik (50') 43 (10,4%)
   (Sterilität, urogenitales Syndrom,
   Unterleibsspasmen ohne Organbefund,
   Karzinom)

Gesamt 413 (100%)

---

[1] Siehe S. 155.

Vorbereitungsphase

Während dieser Phase sollte möglichst bald, spätestens nach der 2. Sitzung der Partner hinzugezogen werden, um die Übertragungsgefühle nicht einseitig auf den Arzt zu lenken. In maximal 3 Sitzungen werden schwerpunktmäßig folgende Bereiche berücksichtigt:

1. Erstinterview unter neurosenpsychologischen Gesichtspunkten (Biographie, Krankheiten, Bezugspersonen, bisherige Therapeuten, welche sexuelle Funktionsstörung liegt vor, psychosomatische Begleitsymptomatik;
2. Paardynamik:
   a) Wie imponiert das Paar als Gestalt: wer von beiden dominiert, wer bietet sich als offener Symptomträger an, wo findet sich Gemeinsames, wo Trennendes?
   b) Kann das zu vermutende unbewußte Zusammenspiel des Paares dem Kollusionskonzept nach Willi (Willi 1976, 1978, 1981) zugeordnet werden? Hierbei gilt es zu klären, ob schon jetzt erkennbar eine neurotische Kompromißbildung vorliegt, die das sexuelle Symptom als gemeinsame Abwehr erforderlich macht, oder ob eine innere Bereitschaft des Paares erkennbar wird, eigene Veränderungen und die des Partners zuzulassen und so ein konfliktzentriertes Vorgehen zu ermöglichen.
   c) Welche Motivation hat das Paar, was wollen die Partner erreichen?
3. Differentialdiagnose und Therapieplan:
   a) sexuelle Funktionsstörung als Monosymptom: Therapie modifiziert nach Masters u. Johnson;
   b) sexuelle Funktionsstörung mit mehreren Symptomen einschließlich psychosomatischer Krankheitsbilder: tiefenpsychologisch fundierte Psychotherapie in Einzelpaar- oder Paargruppensitzungen mit nachfolgender Behandlung des möglicherweise noch bestehenden Sexualkonflikts, modifiziert nach Masters u. Johnson;
   c) ausschließliche Beratungsgespräche bei Jugendlichen, älteren Patienten über 60 Jahre, Psychosen, Persönlichkeitsstörungen u. ä.
4. gemeinsame Erörterung des weiteren Vorgehens einschließlich des Therapieplans.

Besonderheiten der Indikationsstellung

Nach meinen Erfahrungen ist die Therapie nach Masters u. Johnson unter strenger Berücksichtigung folgender Kriterien relativ gefahrlos anwendbar:

- sexuelles Monosymptom (vordergründig),
- „intakte Partnerschaft" ohne akutelle Nebenbeziehungen,

---

[1] *primMJ* primär nach Masters u. Johnson,
sekMJ sekundär nach Masters u. Johnson,
tiefPsych tiefenpsychologisch fundierte Therapie,
30'–50') Sitzungsdauer 30–50 Minuten,
(50') Sitzungsdauer 50 Minuten.

- Kooperationsbereitschaft beider Partner als *gemeinsame* Symptomträger,
- Bereitschaft zur Einsicht und Einstellungsänderung,
- realisierbares Therapieziel (*cave:* irrationale Anforderungen an den Therapeuten, z. B. „Mein Partner soll mich wieder lieben"),
- keine wesentliche psychosomatische Symptombildung,
- akzeptable Kontrazeption,
- relativ stabile sozioökonomische Bedingungen (Angehörige, Beruf, Wohnung),
- Paare bis zum 60. Lebensjahr,
- jugendliche Paare nur ausnahmsweise; meistens reichen beratende Gespräche aus, um die elterliche Ablösung zu fördern, einen Prozeß der Nachreife zu ermöglichen und sexuelles Probierverhalten zu unterstützen.

Hinweise und Anweisungen des Therapeuten

1. Setting: jede 2. Woche eine Sitzung unter Beibehaltung der paarbedingten Lebensform (kein Urlaub).
2. Striktes Einhalten der stufenweise begrenzten übenden Verfahren (Arentewicz et al. 1976; Arentewicz u. Schmidt 1980; Kaplan 1974; Schoof-Tams 1975) bei Koitusverbot in von Dritten abgeschirmter, gemütlicher Atmosphäre.
3. Akzeptanz einer Blockade während der übenden Verfahren und Rückführung in den vorher als angenehm und befriedigend erlebten Zustand.
4. Frühzeitiger Hinweis auf mögliche Abwehrmechanismen wie Kitzelreiz, Kichern, Ekel, emotionales Fernesein.
5. Aufforderung zur Verbalisierung bzw. Beschreibung von angenehm Erlebtem.
6. Jede Übung grundsätzlich in der als angenehm erlebten Phase beenden.
7. Zurückstellen von ängstigenden Erlebnissen bis zur Rückmeldung in der nächsten Therapiesitzung; bei Bedarf raschere Rückmeldung.
8. Übungen auf etwa 10 Minuten für jeden Partner begrenzen, 20 Minuten sollten insgesamt nicht überschritten werden.
9. Sexualphysiologische Informationen.
10. Keine Ratschläge von Dritten annehmen.

Vor jedem neuen Therapieschritt, der ausführlich besprochen wird, sollte geklärt werden, ob entscheidende Veränderungen der Lebensumstände, z. B. Arbeitslosigkeit, Krankheit oder Tod, innerhalb der Paarfamilie eingetreten sind oder ob vorher nicht bemerkte Widerstände, die sich z. B. in einem veränderten kontrazeptiven Verhalten ausdrücken, erkennbar werden. Erst nach genügender Bearbeitung der aktuell aufgetretenen Konflikte kann mit den Übungen fortgefahren werden.
Im Gegensatz zu Masters u. Johnson (1970) Kaplan (1974) Schoof-Tams (1975) Arentewicz u. Schmidt (1980) habe ich, ähnlich wie Molinski (1976) und Höffken et al. (1982), angeregt durch Sigusch und Rieber (1. und 2. Fortbildungskurs für Sexualmedizin, Klinikum der Universität Frankfurt am Main, 1977/78) versucht, den tiefenpsychologischen Ansatz mit den übenden Verfahren zu verbinden.[1] Daraus lassen sich folgende therapeutische Ansätze ableiten.

---

[1] Siehe dazu meine (unveröffentlichten) Referate: a) „Modifizierte Paartherapie nach Masters und

Therapeutische Intention

- Vorzeitige Unterbrechung der Verhaltenskette des Versagens und Hinführen zur weniger angstbesetzten Zärtlichkeit sowie Integration von konstruktiver Aggression; Verstärken von angenehm Erlebtem und Verständnis für Enttäuschung.
- Stufenweiser Aufbau des als befriedigend erlebten Sexualverhaltens durch systematische Desensibilisierung von Versagenheitsängsten: Entspannung – allmähliches Herstellen der gefürchteten Situation, ohne in diese abzugleiten – Signalgeben, wenn Angst oder Abwehr erkennbar – Zurücknehmen des Reizes – neuer Aufbau.
- Verbalisierung von Angst- und Schuldgefühlen in der therapeutischen Sitzung.
- Veränderung im bewußten Zusammenspiel des Paares.

  1. Stufe: Steigerung des Selbstwertgefühls jedes Partners durch Wechsel von aktivem und passivem Verhalten. Dabei werden regressive Tendenzen, wie z.B. analsadistische Impulse, durch den Therapeuten korrigiert, und der therapeutische Prozeß wird auf die phallisch-ödipale Ebene konzentriert.
  2. Stufe: Beide Partner haben die gleichen Reifungschancen. Dabei geht es um eine begrenzte Solidarität mit dem Partner im Konflikt Distanz/Nähe. Dies führt zu einer offenen und direkten Auseinandersetzung und kann auch die Beziehung zu Dritten (Kindern) neu regeln.
  3. Stufe: Bejahung der eigenen Autonomie und der des Partners („Ich liebe dich, wie du bist" und nicht „Ich liebe dich, weil ich dich brauche").
- Veränderung im unbewußten Zusammenspiel des Paares unter Berücksichtigung des Kollusionskonzeptes nach Willi.

Zusammenfassung

Von insgesamt 55 Paaren wurden 43 Paare mit einem sexuellen Monosymptom primär modifiziert nach Masters und Johnson behandelt, mit einer 74,4%igen Heilung, sowie weitere 12 Paare nach vorangegangener tiefenpsychologisch fundierter Paar- oder Gruppentherapie, die anschließend der modifizierten Masters-Johnson-Therapie zugeführt wurden, mit einer 100%igen Heilung. Zusammen ergibt dies einen rezidivfreien Verlauf – nach mindestens 2 Jahren Beobachtungszeit – von annähernd 80%, bei voller sexueller und emotionaler Befriedigung beider Partner, ohne manifeste Symptomwiederholung oder Symptomverschiebung. In diesem Kurzbeitrag gehe ich nicht näher ein auf die geschlechtsspezifischen Unterschiede der offenen Symptomträger, die Anteiligkeit der sexuellen Dysfunktionen, die Zuordnung zum Kollusionskonzept nach Willi, die durchschnittliche Therapiedauer und die

---

Johnson. Eigene Erfahrungen mit 25 Paaren" beim 3. Fortbildungskurs für Sexualmedizin in Frankfurt 1979 und b) „Indikation und Prognose der Paartherapie bei funktionellen sexuellen Störungen. Eigene Erfahrungen mit 88 Paaren" beim psychosomatisch-gynäkologischen Kolloquium der Frauenklinik der MHH, Arbeitsbereich Psychotherapie und gynäkologische Psychosomatik, 1985.

Therapieabbrüche (ich verweise dazu auf mein Referat 1985, vgl. Fußnote). Stattdessen sollen abschließend einige Fallbeispiele das differentialdiagnostische und therapeutische Vorgehen veranschaulichen.

Fallbeispiele

1. Primäre Behandlung nach Masters u. Johnson bei sexuellem Monosymptom

Es handelt sich um eine seit 4 Jahren bestehende Partnerschaft ohne Nebenbeziehungen, die erste Schwangerschaft ist in 2 Jahren geplant, deshalb gemeinsamer Entschluß des Paares für die Antibabypille. Nach früheren lustvollen Pettingerfahrungen beider Partner kommt es zu einer zunehmenden Algopareunie mit sekundärem Vaginismus sowie Ejaculatio praecox. Beide sehen dies als ein gemeinsames Problem an. Psychodynamisch findet sich eine offene Partnerschaft bei phallisch-ödipalem Beziehungsthema mit leicht zwanghaften Anteilen. Nach 10 Sitzungen erfolgreicher Therapieabschluß.

2. Sekundäre Behandlung nach Masters u. Johnson bei bewußter Einschränkung auf
   ein Monosymptom

Die 26jährige Patientin klagt über Vaginismus und funktionelle Sterilität bei Ambivalenzkonflikt; sie weist zwanghaft depressive Strukturmerkmale auf, ihr Mann wirkt ebenfalls depressiv zwanghaft. Nach 2 Einzelsitzungen mit der Frau, sowie 3 Paarsitzungen unter tiefenpsychologisch fundierten Aspekten wird die Konzentration auf ein relativ stabiles phallisch-ödipales Beziehungsthema erreicht, an dessen Bearbeitung die Partner wechselnd gleichermaßen progressiv und regressiv beteiligt sind, was den Einstieg in die Sekundärbehandlung nach Masters und Johnson ermöglicht. Dabei wird die Sterilität bewußt ausgeklammert und die Basaltemperaturmessung als kontrazeptive Maßnahme gewählt. Nach 15 Sitzungen sind die sexuellen Symptome verschwunden, nach einem weiteren halben Jahr tritt die Schwangerschaft spontan ein.

3. Sekundäre Behandlung nach Masters u. Johnson im Anschluß an eine
   Gruppentherapie

Nach einer 3jährigen festen Partnerschaft kommt die 24jährige Patientin wegen ständiger Algopareunie mit sekundärem Vaginismus sowie sexuellen Appetenzstörungen in die Praxis. Seit Monaten klagt sie über rezidivierende Vaginitiden und Beschwerden wegen einer Reizblase, die vornehmlich postkoital auftreten. Psychodynamisch fallen phobische Angstzustände bei zwanghaft-hysterischer Persönlichkeitsstruktur auf, wobei psychogenetisch ein ungelöster Ambivalenzkonflikt gegenüber der Mutter mit nachfolgendem plötzlichem Tod des Vaters während der Pubertät der Patientin erkennbar wird. Die unbewußte Partnerwahl erfolgte unter dem phallisch-ödipalen Leitthema. Der Ambivalenzkonflikt konnte in 13 Sitzungen einer tiefenpsychologisch fundierten Frauengruppentherapie, ergänzt durch gelegentliche Einzelsitzungen, aufgearbeitet werden. Auf Initiative der Patientin hin

(„Ich kam eigentlich wegen meines sexuellen Problems") wird eine modifizierte Paartherapie nach Masters u. Johnson angeschlossen. Nach 10 Sitzungen ist völlige Beschwerdefreiheit erreicht, mit einem rezidivfreien Verlauf über 2 Jahre.

4. Kontraindikation einer Paartherapie

Die 28jährige Patientin kommt auf Betreiben des damaligen Partners wegen sexueller Appetenzstörungen, zunehmender Algopareunie und sekundärem Vaginismus, um gemeinsam mit dem Partner an einer Sexualtherapie teilzunehmen. Es findet sich bei der Patientin eine zwanghaft-hysterische Neurose mit phobischen Strukturanteilen sowie ausgeprägten Verlust- und Versagensängsten; zur Abwehr der Angstsymptomatik benötigt sie ein steuerndes Objekt, gleichzeitig richten sich Wut- und Haßimpulse ungesteuert gegen den Partner und die eigene Person. In einer tiefenpsychologisch fundierten Einzeltherapie kann sich die Patientin allmählich von ihrem Partner lösen; der präödipale Ambivalenzkonflikt (anal-oral) wird durchgearbeitet, es kommt zu einer neuen, auch sexuell erfüllten Partnerschaft. Inzwischen ist die Patientin schwanger, das Paar freut sich auf das Kind, der Mann nimmt an den geburtsvorbereitenden Kursen teil.

Literatur

Arentewicz G, Bulla R, Schoof-Tams U, Schorsch E (1976) Verhaltenstherapie sexueller Funktionsstörungen. In: Ergebnisse zur Sexualforschung. Ullstein, Frankfurt am Main
Arentewicz G, Schmidt G (1980) Sexuell gestörte Beziehungen. Konzept und Technik der Paartherapie. Springer, Berlin Heidelberg New York
Höffken KD, Beusen L, Dmoch W, Molinski H, Nijs P (1984) Modifizierte Paartherapie – tiefenpsychologische Variante der „Masters-und-Johnson-Therapie". Sex Med 11: 501–504
Kaplan HS (1974) The new sex therapy. Brunner/Mazel, New York
Masters WH, Johnson VE (1970) Human sexual inadequacy. Churchill, London
Molinski H (1976) Die fokussierende Deskription. Praktische Hinweise für die Behandlung funktioneller Sexualstörungen aus analytischer Sicht. Sex Med 5: 712–716
Schoof-Tams U (1975) Therapie funktioneller Sexualstörungen nach Masters und Johnson. In: Sigusch V (Hrsg) Therapie sexueller Störungen. Thieme, Stuttgart
Willi J (1976) Die Zweierbeziehung. Rowohlt, Reinbek bei Hamburg
Willi J (1972) Therapie der Zweierbeziehung. Rowohlt, Reinbek bei Hamburg
Willi J (1981) Therapie von Sexualstörungen. Paartherapie oder Sexualtherapie. Familiendynamik 3: 248–259

Über das Erleben und Verhalten von Patientinnen bei der geburtshilflichen Ultraschalluntersuchung

K. Rothkopf, R. Terinde und W. Dmoch

Mit Neufassung der Mutterschaftsrichtlinien sind 1979 zur Beurteilung der Schwangerschaft im Sinne eines Screening 2 Ultraschalluntersuchungen bei der Betreuung aller Schwangeren in die kassenärztliche Versorgung eingeführt worden. Damit wurde anerkannt, daß Ultraschalluntersuchungen in der Schwangerschaft nützlich sind.

Wenn die Ultraschalluntersuchung bei der Betreuung aller Schwangeren eingesetzt wird, dann stellt sich die Frage, wie denn die Schwangeren die Ultraschalluntersuchung erleben und wie sie darauf reagieren.

Ein weiterer Anlaß für unsere Studie war die Frage nach möglichen Ursachen für besonders aggressives und vorwurfsvolles Verhalten von Schwangeren schon während der Wartezeit auf die bevorstehende Ultraschalluntersuchung in der Universitätsfrauenklinik in Düsseldorf.

Um dies herauszufinden, sprachen wir mit 104 Patientinnen und beobachteten sie während der Untersuchung. Die Gespräche wurden als halbstrukturierte Interviews von ca. 60 min Dauer geführt. Nach jedem Gespräch wurde ein Gesprächsprotokoll angefertigt. Auf Protokollnotizen während des Gespräches oder auf Tonbandaufzeichnungen wurde bewußt verzichtet.

Während der Ultraschalluntersuchung wurde den Schwangeren die Möglichkeit gegeben, den Bildschirm zu betrachten und das Bild selber zu interpretieren. Die Patientinnen wurden dazu ermutigt, jedoch nicht gezwungen. Das individuelle Informationsbedürfnis der Schwangeren wurde berücksichtigt.

Die von uns untersuchten Patientinnen bildeten aufgrund verschiedener Indikationen zur Ultraschalluntersuchung mehrere Fallgruppen. Dazu zählten Patientinnen, welche zur ersten oder wiederholten Routineuntersuchung kamen, Patientinnen, welche zur Abklärung auffälliger Befunde oder zur Amniozentese überwiesen worden waren, solche, die zur Mißbildungsdiagnostik kamen sowie Patientinnen aus der Hormonambulanz mit intensivem Kinderwunsch, bei welchen eine Darstellung und Vermessung des Follikelwachstums vorgesehen war. Bei den genannten Fallgruppen interessierte uns, welche Unterschiede im Erleben und Verhalten der Patientinnen bestanden. Die Einstellung der untersuchten Patientinnen zum Untersucher variierte in Abhängigkeit von der vorliegenden Indikation.

Eine besonders negative Reaktion gegenüber dem Untersucher zeigte sich in den Gruppen, die zur Abklärung auffälliger Befunde und zur Amniozentese überwiesen worden waren. In diesen Gruppen lag die Zahl der Unzufriedenen bei über 50%. Bei Patientinnen der genannten Gruppen sowie bei Patientinnen der Gruppe, die

zur Mißbildungsdiagnostik kam, fand sich auch eine negative Einstellung zur bevorstehenden Untersuchung. Schon während der Wartezeit verhielten sie sich häufig aggressiv und vorwurfsvoll, und sie drängten zur Untersuchung. Im Gespräch äußerten sie nicht selten Ängste, ein mißgestaltetes Kind auf die Welt zu bringen – obwohl beim überwiegenden Teil der Patientinnen keine klinischen Hinweise auf eine Mißbildung bestand. Sie wollten sich „hundertprozentig" absichern, daß mit ihrem Kind alles in Ordnung sei. Am Ultraschallbild zeigten sie Desinteresse, sie wollten ihr Kind nicht sehen. Die Ultraschalluntersuchung als medizinisch notwendige Maßnahme liefere lediglich eine Entscheidung darüber, ob eine Abtreibung aus medizinischer Indikation vorgenommen werde oder nicht. Auch die Frage nach einer möglichen Schädigung des Fetus durch Ultraschall beschäftigte mehrere Patientinnen dieser Gruppe; während der Untersuchung sahen sie meist erst nach Ermutigung durch den Untersucher, selber einmal ihr Kind anzuschauen, auf den Bildschirm. Einige Patientinnen fühlten sich durch den Ultraschallapparat irritiert und reagierten mit körperlichen Symptomen („Ziehen im Bauch" u. ä.).
Bei den Routineuntersuchungen und deren Wiederholung lag die Unzufriedenheit mit rund 45% deutlich niedriger.
Die Gruppe mit den häufigsten positiven Äußerungen *über den Untersucher* ergab sich mit 35% unzufriedenen Patientinnen in der Gruppe, die zur Mißbildungsdiagnostik überwiesen worden war. Diese Zufriedenheit war eine Reaktion auf die besondere Sorgfalt, mit der die Untersuchung auf Fehlbildungen des Fetus durchgeführt wurde.
Wir beobachteten, daß die Rolle des Untersuchers, welcher die Patientinnen mit dem Ultraschallbild konfrontiert, von besonderer Wichtigkeit ist. Dadurch, daß der Untersucher die Patientin ermutigt, das Kind selbst anzusehen und die Bilder zu interpretieren, beginnt die Patientin, ihre eigenen Erfahrungen in Verbindung mit dem visuellen Erleben zu verarbeiten. Dabei kommt auch der Einstellung der Ultraschallbilder eine große Bedeutung zu, (Darstellung der Umrisse – z. B. Gesichtsprofil – im Standbild, von dynamischen Strukturen wie Herzaktionen und Körperbewegungen oder vom Pulsieren der Nabelschnurgefäße).
Über die Erarbeitung des Ultraschallbildes gewinnt die Schwangere ein erweitertes Wissen von ihrem Kind, was auch eine veränderte affektive Einstellung bewirkt.
Fehlinterpretationen der Bilder sind der häufigste Konfliktstoff, darum sollte genügend Zeit zum Betrachten und Erkennen der Einzelheiten zur Verfügung stehen, wobei der Untersucher nicht nur das Gerät im Auge haben, sondern sich auch gezielt der Patientin zuwenden sollte.
Die Beziehung zum Kind kann tatsächlich ganz konkret ausgebaut werden. Eine ambivalente Einstellung wird nicht selten zugunsten des Embryos beeinflußt, was möglicherweise weniger Schwangerschaftsabbrüche zur Folge hat.
Nach unserem Eindruck kann das Ultraschallbild Beruhigung bewirken, es kann jedoch auch Verwirrung und Enttäuschung oder gar Ängste auslösen. Die Schwangere reflektiert über ihre Lebensgewohnheiten; sie befürchtet, durch Rauchen, Alkohol, sportliche Aktivitäten u. a. ihrem Kind geschadet zu haben; sie reflektiert über ihre bisherige Einstellung zu Konzeption und Kinderwunsch. Nach unserer Untersuchung ließ sich bei insgesamt 18 Patientinnen mit ursprünglichem Wunsch nach Abbruch der Schwangerschaft eine gewisse Änderung ihrer Einstellung beobachten.

Aus der Analyse des Verhaltens der Patientinnen in den verschiedenen Fallgruppen lassen sich Aussagen über deren Erleben machen und Folgerungen für das ärztliche Verhalten während der Ultraschalldiagnostik ableiten. Da – wie erwähnt – die Fehlinterpretation der Bilder eine Konfliktursache ist, ergibt sich daraus die Notwendigkeit, die Patientinnen anzuleiten, auch zunächst unverständliche Wahrnehmungen auf dem Monitor zu beschreiben, so daß sie sich ein zutreffendes Bild von ihrem Kind earbeiten können.

Der Untersucher sollte die Schwangeren entängstigen und ermutigen, auch wenn er dabei ein unvermeidliches Ausmaß an eigener Unsicherheit in Kauf nehmen muß.

Reaktionen auf die Ultraschalluntersuchung in der Schwangerschaft

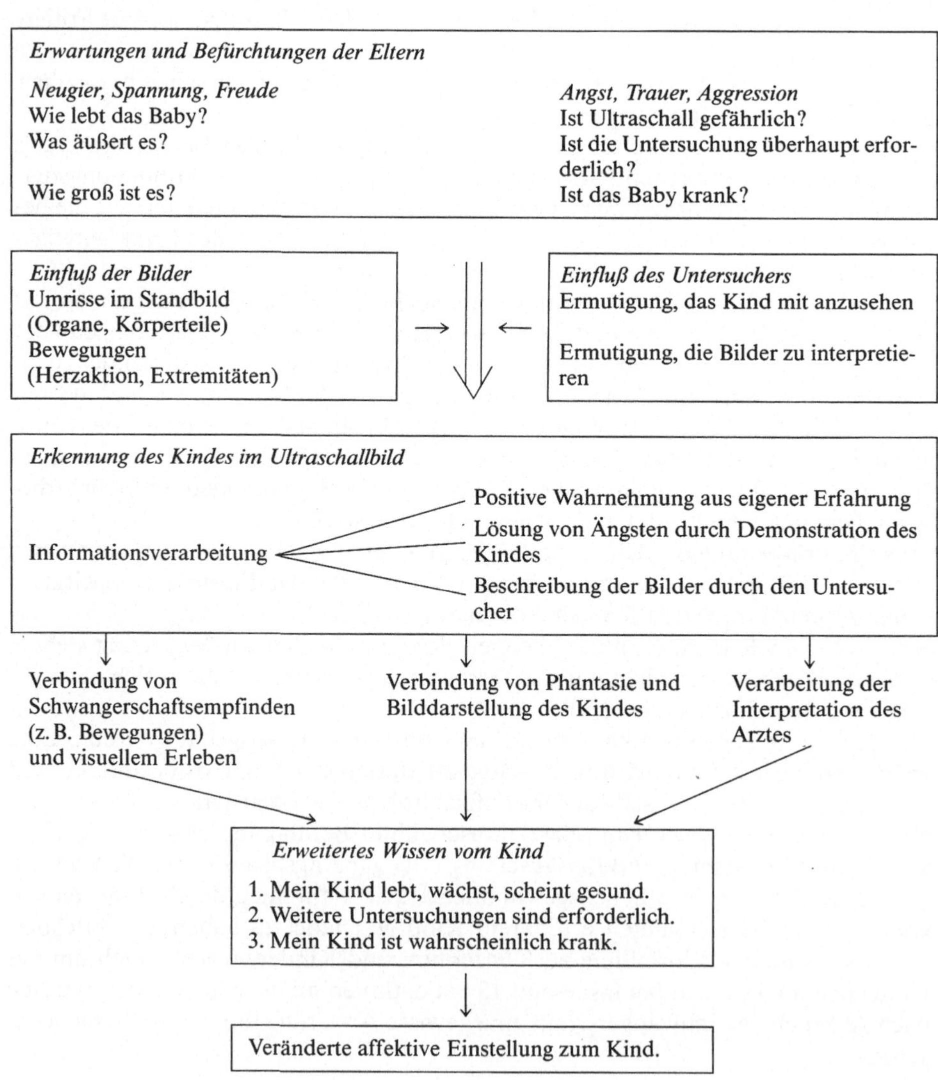

Körpererleben bei Schwangerschaft und Geburt in Südostasien

B. Tauchmann

Mit seinen Ausführungen über das Körpererleben einer Gruppe philippinischer Bergbauern möchte ich nicht etwa nur einen Schuß exotischer Würze in die Diskussion bringen, sondern dazu anregen, die hiesigen Probleme einmal aus anderer Blickrichtung zu betrachten.

Bei der Beschäftigung mit dem Körpererleben der Kankanay erscheint mir die Frage nach der Funktion des Körpers im Leben eines Naßreisfeldbauern von zentraler Bedeutung zu sein. Durch harte physische Arbeit wird der Natur alles zum Leben notwendige abgerungen, und nur das steht auch zur Verfügung, d. h. man betreibt Subsistenzwirtschaft. Das Material für den Bau von Reisterrassen oder für den Hausbau muß oft kilometerweit durch unwegsames Bergland transportiert werden. Straßen gibt es dort nicht, geschweige denn motorisierte Transportmittel.

Der Körperbau der Kankanay ist den ökologischen Erfordernissen deutlich angepaßt; ihr Kleinwuchs mit ausgeprägter Muskulatur der Extremitäten, des Rückens und des Schultergürtels befähigt sie zu wendigem Klettern in den kargen Bergen. Die Bestellung der sumpfigen Reisfelder erfordert nicht nur Kraft, sondern auch stählerne Gesundheit; d. h. die Menschen in Bakun (Ortsbezeichnung) sind zur Befriedigung ihrer Grundbedürfnisse von ihrer körperlichen Leistungsfähigkeit unmittelbar abhängig. Das sind sicher andere Voraussetzungen, als wir sie bei uns vorfinden.

Körperintegrität bedeutet daher für dieses Volk physische Leistungsfähigkeit ohne Betonung der ästhetischen Werte.

Den Vorstellungen der Kankanay entsprechend, die ein animistisches Weltbild haben und Ahnenkult betreiben, ist der Körper das Haus der Seele. Dabei stellt man sich verschiedene Seelenzustände vor, je nachdem, ob der Mensch wacht, schläft, träumt, krank oder gesund ist: Gesundheit bedeutet die stabile Vereinigung von Körper und Seele; im Krankheitsfall hat diese sich zu weit vom Körper entfernt; im Schlaf geht sie auf Wanderschaft, und im Traum verfolgt man ihre Erlebnisse; der Tod schließlich bedeutet die endgültige Trennung der beiden, wobei die Seele ihren Seinszustand ändert: sie wird nun zu einem religiös verehrten Ahnengeist und potentiellen Krankheitsverursacher. Somit entsprechen die Seelenzustände eigentlich dem Körpererleben, wobei die Bakuner ihr Empfinden in einem personifizierten Bild ausdrücken: was man fühlt, erlebt die Seele als eigenständiges Wesen.

Die Kenntnisse und Vorstellungen von Schwangerschaft und Geburt basieren, wie das gesamte Weltbild, auf der direkten Auseinandersetzung der Menschen mit ihrer Umwelt, von der sie ja auf Gedeih und Verderben abhängig sind.

So wird der Zeugungsakt in ihrer bäuerlichen Denkungsart mit der Reissaat verglichen: beim Geschlechtsakt pflanzt der Mann seinen Samen in den Körper der Frau, es vermischen sich die Körpersäfte, und die Frucht beginnt zu wachsen.

Analog zur Botanik geht auch im menschlichen Körper die Saat nicht immer auf; dann geht der unnütze, schlechte Körpersaft in Form der Menstruation verloren. Menstruierende Frauen gelten daher als unrein.

Da die Müttersterblichkeit dort relativ hoch ist, empfinden die Frauen Schwangerschaft und Geburt auch als starke Bedrohung; folglich ist man bestrebt, den Möglichkeiten entsprechend in magischer Weise, d.h. in festgelegten Verhaltensmustern, auf derartige Gefahren möglichst frühzeitig zu reagieren, zum Schutz des Gleichgewichts zwischen Körper und Seele.

Erstes Zeichen einer eingetretenen Schwangerschaft ist das Ausbleiben der Menstruation. Mit der Geburt rechnet man dann nach dem 9. Vollmond.

Die Beschreibung der Schwangerschaftssymptome erstreckt sich nun auf den Zeitraum zwischen fehlender Menstruation und den ersten Kindsbewegungen, die als beweisend gelten. Dabei erscheint dieses Erleben schon in eine viel frühere Phase verlegt zu sein, als man es unseren Lehrbüchern entnehmen kann, nämlich auf die 14./15. SSW. Aus eigener Erfahrung weiß ich, daß dieser Zeitpunkt realistisch ist.

Die beschriebenen *körperlichen* Zeichen sind einerseits sichtbare Veränderungen wie Rundung der Hüften und des Gesichts sowie Größenzunahme der Mammae, wobei hier auch subjektiv ein Spannungsgefühl beschrieben wird.

Durch die besonders geschulte Beobachtungsgabe der Naturmenschen wird die Veränderung werdender Mütter zu einem fast untrüglichen Schwangerschaftszeichen. Bei meinem Aufenthalt dort hatte dieser Augenglanz den anwesenden Frauen längst verraten, daß ich selbst in der 13. Woche schwanger war, obgleich ich mit niemandem darüber sprach und auch vorher in dem Gebiet nicht bekannt war.

Die Labilität im Verhältnis Körper/Seele, also das bedrohliche Moment einer Schwangerschaft, spiegelt sich allerdings erst im Erleben der *psychischen* Veränderung schwangerer Frauen wider. In schillernden Farben erzählten sie von stärksten Haßgefühlen, seltener von gesteigerter Zuneigung zu ihrem Partner oder zu den anderen Kindern.

Sie entwickeln Ekelgefühle vor dem Geschlechtsverkehr, was sie mit Verweigerung beantworten. Sie empfinden wechselnd Übelkeit und starke Hungergefühle, zuweilen bekommen sie abwegigen Heißhunger auf unübliche Speisen zu unüblichen Zeiten; dann wird der Mann z.B. mitten in der Nacht an den entfernten Fluß geschickt, um Krebse zu fangen, oder er muß ein Huhn schlachten o.ä. – und stets werden solche schwangerschaftstypischen Wünsche der Frauen auch erfüllt, um ja nicht ihre Seele zu gefährden, denn dies würde ja, wie erwähnt, zugleich eine physische Bedrohung bedeuten: Hat die Seele unerfüllte Bedürfnisse, so wird sie zu ihrer Befriedigung den Körper verlassen müssen!

Zum Schutze für Mutter und Kind hat man, auf Analogievorstellungen basierend, etliche Verhaltensvorschriften entwickelt. Dazu gehören Speisetabus folgender Art:

- Der Genuß von Zwillingsfrüchten führt zu Zwillingsgeburten.
- Kürbisblätter bewirken wegen ihrer rauhen Oberfläche eine affenähliche Behaarung beim Kind.
- Zuviel Fleischgenuß macht aus dem Kind einen Fleischfresser, und das Naschen

von Süßem wird wegen der starken Gewichtszunahme des Fetus die Geburt erschweren.
- Über Mißbildungen beim Kind wundert man sich in Bakun nicht, wenn die Mutter während der Tragzeit traumatische Erlebnisse wie Ekel und Abscheu, Angst oder Schrecken erleiden mußte.

In Kürze möchte ich nun vom Ablauf einer Geburt berichten:
Bis zur regelmäßigen Wehentätigkeit verrichtet die Schwangere noch Feldarbeit. Dann zieht sie sich mit möglichst wenigen Personen in ihr Haus zurück. Entbunden wird in Hockstellung. Der meist anwesende Ehemann hält sich stets im Rücken der Kreißenden auf, stützt diese und massiert ihr Kreuzbein. Eine geburtskundige Person erwartet und versorgt das Neugeborene. Abgenabelt wird erst nach der Geburt der Plazenta. Jeder körperliche Eingriff sollte vermieden werden, stattdessen bringen Verwandte vor dem Haus ein Hühneropfer zur Erleichterung der Geburt, d.h. zur Vertreibung der „pinmaing"-Geister.
Der erste Schrei des Kindes zeigt an, daß die Seele durch die Fontanelle in seinen Körper eingedrungen ist. Die Trennung von der Mutter ist vollzogen.
Als lebensspendendes Organ ist die Plazenta ein ideales Medium für todbringende schwarze Magie: es gilt diese folglich besonders zu beachten! In unmittelbarer Nähe des Hauses wird sie sorgfältig begraben und mit Schutzamuletten abgesichert.
Etwa für die nächsten 2 Monate halten sich Mutter und Kind im Hause auf. Erst nach einem reinigenden Bade darf die Frau die Feldarbeit wieder aufnehmen. Die Beschäftigung mit dem Körpererleben wirft auch die Frage auf, welche *Funktion* eine Schwangerschaft für die Bakuner hat. Unbestritten bleibt sicher der ideelle Wert von Fruchtbarkeit in bäuerlichen Kulturen, dennoch scheint mir die reale Komponente hier besonders wichtig. Während bei uns die Altersversorgung durch die Kinder gedanklich abstrakten Charakter hat, so kommt ihr in einer Subsistenzwirtschaft ganz konkrete Bedeutung zu: die Eltern werden später allein durch körperliche Leistungsfähigkeit ihrer Kinder versorgt, ihre Abhängigkeit ist direkt. Die Schwangerschaft wird somit sehr nüchtern funktionell eingeschätzt, und Fruchtbarkeit bedeutet Reichtum durch körperliche Arbeitskraft.
Über die Sexualität der Bakuner lassen sich keine Angaben machen, da sie keiner Beobachtung zugänglich ist.
Es ergibt sich folgendes Bild: Der Körper eines Kankanay hat keine „ästhetische" Bedeutung, dient nicht der Wahrnehmung froher Empfindungen bei der Freizeitgestaltung, sondern seine Integrität ist die Grundbedingung des Überlebens. Die Bedrohung des Körper-Seele-Gleichgewichts bekommt existentiellen Charakter, so auch in der Schwangerschaft, die ja eine Conditio sine qua non für die Altersversorgung darstellt. Damit ist das Bewußtsein einer gegenseitigen Abhängigkeit zwischen Eltern und Kindern stets gegenwärtig, und hierin sehe ich einen weiteren wesentlichen Unterschied zu hiesigen Verhältnissen, so Schwangerschaft häufig als Höhepunkt der Sexualität und als Beweis körperlicher Integrität zur narzißtischen Befriedigung der Partner gesehen werden muß.
Unser Ruf nach natürlicher Geburt bleibt stets ein sekundäres Sichhinwenden zu bewußter Körperlichkeit; unser Bewußtsein ist vom Sozialstaat, der die Abhängigkeitsverhältnisse verwischt hat, geprägt.
Damit unterstelle ich eine andere Grundlage auch des Körpererlebens in Schwangerschaft und Geburt bei Naturvölkern als bei uns.

Psychosomatische Geburtshilfe

Die Frau post partum – Psychologie des Wochenbetts

P. Nijs

Schwangerschaft, Geburt und Wochenbett sind für die Frau bzw. für das Paar tief eingreifende Ereignisse: die Frau wird Mutter, das Paar wird eine Familie. Durch die Entbindung finden in der Physiologie der Frau rasche Veränderungen statt, aber ebenso eingreifende Veränderungen vollziehen sich auch in den intrafamiliären Beziehungen.

Der Körper der Mutter muß sich wieder in den nichtschwangeren Zustand zurückverwandeln, wobei entscheidende hormonelle Umstellungen stattfinden. Wichtig ist v. a. die Frage, ob die Frau stillt oder nicht. Außerdem müssen sich beide Eltern an die neuen Umstände gewöhnen. Ihre Beziehungen zueinander, aber auch ihr Selbstverständnis sind nicht mehr dieselben. Sorgende und liebevolle Gefühle, die sie früher füreinander hegten, sind jetzt auch auf das Kind gerichtet.

Die Erschöpfung nach der Anstrengung und die häufig unterbrochene Nachtruhe durch einen gleichmäßigen Ernährungsrhythmus machen diese Periode selbst für ein Paar schwierig, das noch während der Schwangerschaft körperlich und seelisch eng verbunden war (Herms 1982).

Das Wochenbett (die ersten 6 Wochen post partum) stellt tatsächlich eine Periode erhöhter Anfälligkeit für psychische Schwierigkeiten bzw. Störungen dar. Die Schwangerschaft – besonders im 2. Trimenon – scheint eher eine Schutzfunktion gegenüber solchen Störungen zu haben.

Eine Häufung psychischer Störungen in den ersten Wochen nach der Entbindung ist statistisch erwiesen. Der Häufigkeitsgipfel fällt in die 1. Hälfte der 2. Woche (7.–10. Tag) – in die Zeit um den üblichen Entlassungstermin aus stationärer Behandlung (v. Zerssen 1977). Deshalb merken viele Geburtshelfer diese Störungen nicht, zumal Prodromalerscheinungen nicht selten einfach übersehen oder als harmlos verkannt werden. Voraussetzung für eine schnelle und wirksame Hilfe ist dann für die niedergelassenen Ärzte eine frühzeitige Erkennung dieser psychischen Störung. So werden in die Mutter-Kind-Abteilung in Manchester Frauen mit einer beginnenden Psychose am häufigsten während der ersten 3 Wochen nach der Niederkunft eingewiesen (Brockington u. Kumar 1982).

Postpartale psychische Störungen sind solche, die nach der Geburt eines Kindes manifest werden. Die Geburt selbst und/oder die postpartale Situation hat/haben auslösende Funktion für das Auftreten des Symptoms.

Wir beschränken uns vorwiegend auf die Problematik der Frau und nicht des Mannes (z. B. Couvadesyndrom).

Die Geburt eines Kindes stellt für viele Frauen eine wichtige Station in ihrem Leben dar, für manche ist sie das wichtigste und größte Ereignis ihrer Lebensgeschichte. Viele Frauen sind den Anforderungen, welche die Erfüllung der Mutterschaft an sie stellt, nicht immer gewachsen. Besonders wenn Schwangerschaft, Geburt und Wochenbett nicht mehr als ein natürlicher Vorgang erlebt werden, ist das Risiko für Störungen sehr groß. Und auch ein verstandesmäßig ausgetragener Kampf gegen die etablierte technische Medizin und für eine sanfte Geburt unter der Devise „Zurück zur Natur" gibt noch keineswegs die Garantie für eine gesunde natürliche Einstellung zu Schwangerschaft und Geburt.

Die zunehmende Emanzipation der Frau bringt neue Aufgaben im Beruf mit sich und erweckt viele neue Interessen. Dadurch kommt es aber auch oft zu einer Entfremdung vom eigenen Körper und/oder zu einem psychovegetativen Überlastungssyndrom. Die emotionell gelungene Entbindung ist indes ein wesentliches Moment der Selbstverwirklichung der Frau, damit zugleich ein Gradmesser weiblicher Reife (Gödtel 1979).

Die Anpassungsschwierigkeiten der Frau im Wochenbett muß man immer im Zusammenhang mit der Entfaltung der Weiblichkeit und Mütterlichkeit einerseits und den psychischen Veränderungen und Anforderungen von Geburt und erweitertem Wochenbett andererseits sehen. Molinski (1972) und Fervers-Schorre (1983) haben aufgezeigt, daß durch Schwangerschaft und Geburt bei jeder Frau eine Wiederbelebung der Entwicklungsstufen ihrer Weiblichkeit und Mütterlichkeit zu beobachten ist. Das bedeutet auch, daß Konflikte und Störungen innerhalb dieser Entwicklung, die außerhalb der Schwangerschaft möglicherweise kompensiert werden, durch diese heftige Wiederbelebung u. U. nicht länger abgewehrt werden können.

Während der Schwangerschaft und v. a. während der Entbindung erlebt die Frau eine Art „Weltuntergang" dadurch, daß die Beziehungen zur Umwelt eine Zeitlang abgebaut bzw. abgebrochen werden. Mit der narzißtischen Introversion während der Schwangerschaft verbinden sich beeindruckende Veränderungen des Leibbildes der Frau und nicht zuletzt eine zunehmende körperliche Unbeholfenheit. Die Geburt selbst bedeutet eine tiefgehende körperliche und seelische Erschütterung. Dabei wird die Geburtsangst aus mehreren Quellen gespeist, insbesondere die tiefe, unbewußte, elementare Angst, die aus dem Verlust der Einheit mit dem Kind kommt – die Trennungsangst – begleitet die Geburt von Anfang an. Zudem kann die Geburtsangst verstärkt werden durch mehrere Faktoren, die der individuellen Lebens- und Entbindungssituation der Frau entsprechen. Bei einer Geburt unter pathologischen Bedingungen wird die Angst z. B. mehr den Charakter der Realangst haben, die auch sonst einer realen Lebensgefahr entspricht. Nach einer Risikoschwangerschaft, z. B. mit unerwartetem Kaiserschnitt und/oder Totgeburt, kann diese Angst- und Verlustproblematik die Frau schwer belasten.

Eine psychisch gesunde Frau wird während der gesamten Schwangerschaft ausreichende Schutzmechanismen gegen die Geburtsangst entwickeln und die Geburt mit optimistischen Gefühlen und in freudiger Erwartung erleben.

Für eine Frau, die in ihrer Entwicklung zur Weiblichkeit und Mütterlichkeit gestört ist, kann der Geburtsakt jedoch im zuvor beschriebenen Sinne ein so dramatisierendes Erlebnis bedeuten, daß sie die Ängste nur noch durch eine Symptombildung beherrschen kann oder zu beherrschen versucht.

Und auch nach der Geburt besteht noch eine Fülle von Schwierigkeiten und Belastungen, die zu einer Desintegration der Persönlichkeit und zu Störungen führen können. Bei dieser Symptombildung handelt es sich um psychopathologische Symptome, psychoneurotische oder psychosomatische Störungen, psychiatrische Störungen, Sexualstörungen.

Auch die frühe Mutter-Kind-Beziehung kann gestört werden. Für die Frau ist die freudige Feststellung, nun wieder „wie früher" zu sein, nur ein Trugschluß. Mit der Tätigkeit der Milchdrüsen bleibt der gesamte Körper der Frau nach der Geburt zunächst noch auf die Fortpflanzungsfunktion ausgerichtet.

„Zärtlichkeit und Altruismus" bilden die seelische Atmosphäre der sich entwickelnden Mütterlichkeit. Der mütterliche Altruismus fordert nichts für sich, sondern besteht in der Bereitschaft dem Kind gegenüber, ohne Schranken und Reserven alles zu tun. Da sich diese Liebe aber sozusagen auf Kosten der Selbstliebe entwickelt, besteht für die Frau die Gefahr der Ich-Verarmung, denn das Ich der Mutter hat auch andere Interessen, die mit der Fortpflanzungsfunktion nichts zu tun haben. Solche Frauen mit gestörter Mütterlichkeit haben auch Schwierigkeiten, was die Fähigkeit des Gebens und Nehmens betrifft. Die Ansprüche der Neugeborenen bedeuten eine orale Konkurrenz zu den eigenen Risiken, im Bewußtsein aber nicht zugelassenen Ansprüchen. Diese Problematik kann bei der oral aggressiv gehemmten Frau während der Schwangerschaft zur Hyperemesis, im Wochenbett zu Schuld- und depressiven Gefühlen führen.

Vergessen wir in dieser Hinsicht auch nicht, daß die Störung primär Ausdruck eines Paarkonfliktes sein kann. Bei einem Paar mit einem sog. oralen Beziehungsthema (Oralität als die früheste Entwicklungsstufe mit dem Erleben des Versorgt- und Gehegtwerdens) geht es um Fragen wie „Inwiefern sind Liebe und Ehe darauf ausgerichtet, daß man sich nährend, pflegend und helfend umeinander kümmert? Inwiefern habe ich einen Anspruch darauf, daß der Partner mich wie eine Mutter umsorgt, ohne dafür von mir eine entsprechende Gegenleistung zu erwarten, und inwiefern kann und soll ich mich zum Retter und Helfer des Partners machen und ihm eine unerschöpflich spendende Mutter sein?"

Ein Paar, das mit seinen eigenen Wünschen nach mütterlicher Pflege nicht fertig wird, kann durch die Ansprüche eines Neugeborenen auf mütterliche Pflege als Paar dekompensieren. Weil das neugeborene Kind die Zärtlichkeit des einen Partners in Anspruch nimmt, kann der andere Partner sich plötzlich aus einer gewohnten Rolle gedrängt fühlen und Trauer, Konkurrenz- und Neidgefühle entwickeln, die ihm seinerseits den Zugang sowohl zum Kind wie zum Partner versperren. In diesem Zusammenhang (von Rache und Wut) sei erwähnt, daß ein Mann, der seine Frau schlägt, oft während der Schwangerschaft damit anfängt.

Die Anpassungsschwierigkeiten bzw. Störungen im Wochenbett lassen sich folgendermaßen unterteilen:

- hyperästhetisch-emotioneller Schwächezustand („maternity blues"),
- postpartale Depression,
- Störungen der Mutter-Kind-Bindung (bis zur Kindesmißhandlung),
- Wochenbettpsychose im engeren Sinn: körperlich begründbare Psychose.

Der Gynäkologe soll auch die Psychodynamik von Trauer nach Totgeburt verstehen und heilsam begleiten lernen. Vielleicht ist nirgendwo die Trauer so schwierig wie nach einer Totgeburt; neben der Arbeit der Geburt muß die Frau zugleich auch die Trauerarbeit wegen der Totgeburt leisten.

Hier wird die Thematik der endogenen Psychosen nicht erörtert. Ein schizophrener Schub kann auch während Schwangerschaft und Wochenbett vorkommen, ebenso kann im Wochenbett eine manische gereizte expansive Verstimmung oder eine endogene Depression mit verstärkter Suizidgefahr auftreten.

Die Probleme, die eine Frau im Wochenbett haben kann, können also in 2 Gruppen eingeteilt werden: einerseits die eher gewöhnlichen psychischen Anpassungsschwierigkeiten, die immer noch verkannt und daher sehr störend bleiben können, obwohl deren Häufigkeit anscheinend zunimmt; andererseits die ernsten psychopathologischen Störungen, die weniger verkannt, jedoch manchmal inadäquat behandelt werden.

Der hyperästhetisch-emotionelle Schwächezustand (HES)

Der HES wird oft verkannt, obwohl es vielleicht die am häufigsten vorkommende exogene psychische Anpassungsschwierigkeit ist. Es gibt keine Frau, die dies nicht mehr oder weniger deutlich während des Wochenbetts erlebt: Entlastungsstreß (Prill 1964), emotionale Insuffizienz (Benedek 1959; Kraus, zit. nach Rümke 1954).

Die Voraussetzung für diese Anpassungsschwierigkeiten sind hauptsächlich exogener, d. h. körperlicher Art. Es ist die schnell auftretende große biologische Veränderung, die auf das zentrale neurovegetative Regulationszentrum einwirkt.

Außerdem spielen auch psychogene Faktoren eine Rolle. Man kann den psychischen Zustand mit dem nach einer Examensperiode vergleichen: eine plötzliche Entspannung, die Abnahme des psychischen und physischen Druckes, das Ende des Stresses lassen ein Gefühl der Leere aufkommen. Andererseits wird die Frau von dem Erlebnis der Mutterschaft überwältigt, wodurch eines ihrer tiefsten Bedürfnisse befriedigt wird. Kraus 1954 hat dieses Bild gut beschrieben: Die Überempfindlichkeit für Eindrücke und die emotionelle Labilität, die in häufigen und plötzlichen Weinkrämpfen zum Ausdruck kommt, sind neben dem Gefühl, den Dingen nicht gewachsen zu sein, die wichtigsten Beschwerden, für die um Hilfe gebeten wird.

Eine Volksweisheit sagt, daß jede Frau sich nach der Entbindung einmal ausweinen muß, nämlich wenn die Milch kommt („Heultag"). Während des 1. Monats nach der Entbindung, vom Beginn der Milchsekretion an, befindet sich die Frau in einem physiologischen Zustand, der mit der Menopause zu vergleichen ist. Die Überempfindlichkeit der Mutter (für Licht und Geräusche) kann schwierige Kinder besonders irritieren, v. a. wenn sich die Gereiztheit häufig durch unverdiente Ohrfeigen äußert, wonach die Kinder nur noch schwieriger werden und ein Teufelskreis entsteht.

Der HES ist nicht nur oberflächlich wie z. B. bei der emotionellen Inkontinez bei Dementen; er berührt auch die kleinen, als angenehm empfundenen Dinge des Lebens: alltägliche Vorkommnisse werden plötzlich wieder wichtig, wie z. B. die Schritte des heimkommenden Mannes, seine Stimme in der Ferne, das Geräusch des Schlüssels im Schloß.

Neben diesem hyperästhetischen emotionellen Reagieren besteht eine ausgesprochene Asthenie (große Müdigkeit und Schwächegefühl), weshalb die Frau auch kleine Aufgaben gern von sich schiebt (wie z. B. das Adressenschreiben für die Geburtsanzeigen). Man kann dies als „reizbare Schwäche" bezeichnen. Wenn dieser Zustand andauert, wird die Frau ihren Haushalt vernachlässigen oder sie wird sich, falls sie von Natur aus große Anforderungen an sich selbst stellt, krampfhaft um alles bemühen, wobei das Syndrom große periodische Schwankungen aufweisen kann. Die Frau schleppt sich weiter und kämpft gegen ein deutliches Unvermögen.

Die ehelichen Beziehungen werden dann oft gefährdet. Abends ist die Frau nicht mehr fähig, um an der Entspannung, die der heimkommende Ehemann erwartet, teilzunehmen. Außerdem ist sie während der Krankheit, die oft, auch wenn sie lange dauert, von den Hausgenossen nicht bemerkt wurde, frigide geworden, weil sie zu schwach ist und die triebhaften Impulse, die zum Geschlechtsverkehr gehören, ebenfalls durch die allgemeine Schwäche gedämpft werden. Oft hat sie auch Angst vor einer neuen Schwangerschaft, die mit Recht als eine unerträgliche Belastung angesehen wird, die zum Zusammenbruch führen würde. Eine beiderseitige Abkühlung trifft sich mit zum Siedepunkt steigenden Spannungen.

Diese Beschreibung hebt besonders die Gefahr hervor, daß dieser Zustand verkannt wird. Das aktuelle Bild wird chronisch, es entsteht ein Zustand innerlichen Unbehagens mit objektiv unbegründeter Gereiztheit, wobei die Frau unter der vermehrten Hausarbeit zusehends verwelkt und ungenießbar wird. Meistens kommt es zu einer gewissen Bewußtseinsstörung. Konzentration und Denkvermögen nehmen ab. Eine leichte Depersonalisation und eine „Derealisation" machen sich bemerkbar, z. B. das Sich-befremdet-Anstarren im Spiegel („le signe du miroir") und ein Gefühl der Fremdheit beim Aufwachen im eigenen Schlafzimmer oder z. B. das Gefühl, als läge man in einem schiefstehenden Bett.
Beim Einschlafen treten Illusionen, manchmal Halluzinationen auf. Eine solche Patientin macht häufig einen ängstlichen und verschreckten Eindruck. Es besteht außerdem eine lästige neurovegetative Labilität: plötzlich starke Schweißausbrüche, verfärbte, feuchte Hände, Herzklopfen und Schwindel.
Der „Heultag" als ängstliche Verzagtheit einer Wöchnerin kann, muß aber nicht Ausdruck eines psychogenen Versagenszustands sein. Dieses jedem Geburtshelfer vertraute Phänomen weist durch seine Häufigkeit, seine meist mehrtägige Latenz zum Geburtstermin, seine Flüchtigkeit, seine Uniformität und durch seine Ähnlichkeit mit den Begleiterscheinungen körperlicher Erkrankungen auf eine vorwiegend somatische Genese hin. Die Tatsache, daß der „Heultag" gewöhnlich erst mehrere Tage nach der Entbindung stattfindet – man spricht deshalb ja auch vom „Syndrom des 3. Tages" – macht den Geburtsstreß als unmittelbare Ursache unwahrscheinlich. Diese dürfte vielmehr in der fundamentalen Umstellung des Hormonhaushalts in den ersten Tagen post partum, insbesondere im rapiden Abfall der Östrogene und des Progesterons, zu suchen sein. Die Ausstoßung der Plazenta kommt – physiologisch betrachtet – der Totalexstirpation eines endokrinen Organs ohne entsprechende Hormonsubstitution gleich. Es liegt deshalb nahe, den „Heultag" als ein durch Hormonentzug bedingtes psychisches Syndrom zu interpretieren. Erstgebärende, Frauen mit prämenstruellen Spannungszuständen bzw. solche mit starken Schwangerschaftsbeschwerden, sind besonders zur Ausbildung eines solchen Syndroms disponiert (v. Zerssen 1977).
Dies bedeutet schließlich, daß eine junge Mutter mit Anpassungsschwierigkeiten im Wochenbett nicht ipso facto als eine neurotisch-labile Frau betrachtet werden muß. Es geht um psychische Schwierigkeiten der im Grunde psychisch gesunden Frau.

In einer Studie über „maternity blues" hat Stein den Verlauf der Symptome des
HES zu beschreiben versucht. Resümierend kann gesagt werden, daß das Weinen,
das Depremiertsein, die Ruhelosigkeit, das Träumen, die Gereiztheit und die Kopfschmerzen einen Höhepunkt um den 4.–5. Tag erreichen, weil die Erschöpfung, die
Anorexia und die Konzentrationsschwäche allmählich abklingen.
Der „Heultag" wird von verschiedenen Autoren unterschiedlich angesetzt:
2.–3. Tag (Leysen 1985), 3. Tag (v. Zerssen 1977), Brockington u. Kumar 1982).

Behandlung

Eine Frau mit einem HES bedarf der Schonung. Sie braucht psychische und physische Ruhe und muß gehegt und gepflegt werden; die Schonung darf aber nicht in
erzwungenes Nichtstun ausarten. Neben einer guten Ernährung, einem Tonikum,
Eisen- und Vitaminpräparaten ist ein leichtes Sedativum oft vorübergehend nützlich und wirksam (erholsamer Schlaf, angstfreie Zeiten). Neuroleptika oder Thymo-
leptika sind meist zu stark und daher besser nicht einzusetzen. Bei andauernden Beschwerden muß festgestellt werden, ob zu Hause die nötige Ruhe gewährleistet ist
und ob die Frau ihren Beruf nicht zu schnell nach dem Schwangerschaftsurlaub
wieder aufgenommen hat. Eine psychologisch verständnisvolle und unterstützende
Haltung ist sehr wichtig, doch sollten mit der Betroffenen keine psychischen Probleme erörtert werden. Es handelt sich hier in erster Linie um eine exogene, also
körperliche Reaktion und nicht um eine Neurose. Außerdem ist die Patientin viel
zu schwach und zu müde, um mit Erfolg tiefliegende Probleme besprechen zu können.
Es geht hier lediglich um die Frage, inwieweit der Frau mit guter Ernährung, ohne
Überbelastung durch Beruf oder Familie eine entspannte Lebensführung gelingen
kann; denn ein Kind kostet Freiheit, Raum, Energie, Geld, Karriere. Selbstverständlich ist eine kontrazeptive Beratung nötig. Information über den HES ist nicht
nur für die Frau im Wochenbett notwendig; es ist ratsam, auch den Mann und dessen Familienangehörige über die vorübergehenden Schwierigkeiten der jungen
Frau und Mutter aufzuklären, damit sie in diesem hilflosen Zustand wirkliche Unterstützung, Zuwendung und Wärme bekommt. Wenn der Partner weiß, daß seine
Frau in dieser Zeit noch mehr als sonst Zärtlichkeit, Pflege und Unterstützung nötig
hat, dann wird damit eine Chance zur Verinnerlichung der partnerschaftlichen Beziehung genutzt.
Während der ersten Monate nach der Entbindung erholen sich die Geschlechtsor-
gane der Frau, zugleich vertieft sich das innige Gefühl zu dem Neugeborenen; außerdem kann sie ein großes Bedürfnis nach erotischem – nicht unbedingt sexuellem
– Kontakt haben. Die meisten Frauen erfahren übrigens schon während der
Schwangerschaft, daß ihre erotischen Empfindungen mehr auf nichtkoitale Formen des sexuellen Kontakts ausgerichtet sind. Die Tatsache, ein gesundes Kind geboren zu haben, hebt das Selbstgefühl. Auch das Verhältnis zwischen den Partnern,
die jetzt Eltern geworden sind, ändert sich, und zwar auf eine derart subtile Weise,
daß die Änderung weder von Außenstehenden noch von den Betroffenen selbst bewußt wahrgenommen wird. Die Anwesenheit eines neugeborenen Kindes bedeutet
für die Partnerschaft unter anderem eine Quelle neuer Zärtlichkeit: der zärtliche

Umgang mit dem Kind kann sich auch auf den Kontakt zwischen den Partnern übertragen.

Der HES kann die Sexualität der Frau – und damit das Verhältnis zu ihrem Mann – auch ernsthaft stören – (z. B. wenn die Gereiztheit zu Mißverständnissen Anlaß gibt). So kann der Verlust des sexuellen Begehrens als postpartale Libidostörung das einzige Anzeichen dafür sein, daß sich die Frau nicht richtig von der Entbindung erholt hat, obwohl Schlaf, Appetit und Arbeitskraft normal zu sein scheinen. Die Frau hat dann ganz zu Unrecht Schuldgefühle, und der Partner fühlt sich vernachlässigt. Diese „sexuelle Gefühllosigkeit" hat in erster Linie körperliche Gründe. Man soll nie vergessen, daß das Stillen viel Energie erfordert, mehr als die Schwangerschaft. Neben dem HES können noch andere (leichte) psychische Anpassungsschwierigkeiten auftreten.

1. Unberechenbare Stimmungsschwankungen, Dysphorie (grundlose schlechte Laune; Post-partum-Dysphorie),
   – Gereiztheit,
   – Euphorie (Ausgelassenheit),
   – schleichende (deprimierte) Gleichgültigkeit.
2. Die Fähigkeit, zielbewußt Initiative zu ergreifen oder eine Aufgabe (im Haushalt) zu erledigen, nimmt ab (Antriebsschwäche).
3. Veränderung der sog. elementaren Triebe: Ab- oder Zunahme der Eß- bzw. Trinklust, der Libido, der Schlaflust oder des Bewegungsdranges, des Wärmegefühls.
4. Eine hysterisch gefärbte Verhaltensweise: egozentrische, infantile und etwas auffallende Reaktionen bei Belastung oder unvorhergesehenen Schwierigkeiten (wohingegen früher jede Situation meisterhaft beherrscht wurde).

Die postpartale Depression

Die Depression im Wochenbett wird immer noch vom Arzt verkannt, obwohl die Häufigkeit anscheinend zunimmt (10–20%). Depression bedeutet eine niedergedrückte Stimmung (evtl. Gleichgültigkeit, mangelnde Mutterfreude, häufig Schuld-, Ohnmachts- und Minderwertigkeitsgefühl; *cave:* Suizidgefährdung) mit (psycho)motorischer Hemmung und körperlichen funktionellen Symptomen. Diese Depression wird deswegen oft verkannt, weil die körperlichen Symptome die depressive Verstimmung maskieren. Auch eine Bewußtseinstrübung oder die Wirkung von Beruhigungsmitteln können das depressive Krankheitsbild verschleiern. Schließlich kann der Arzt die Anpassungsschwierigkeiten bei jungen (erstgebärenden) Müttern so sehr nach- und mitfühlen, daß er zu deren Einschätzung nicht mehr genügend Distanz aufbringt.

Biologische Faktoren spielen eine wichtige Rolle in der Situation in der die postpartale Depression entsteht; es handelt sich um den Streß („post-partum discomfort" nach Youngs 1980, z. B. schmerzhafter Dammschnitt mit Schlaflosigkeit) bis zur Erschöpfung. Schwangerschaft, Geburt und die Zeit direkt danach stellen aber auch eine psychische Belastung für die Frau dar, und zwar besonders dann, wenn ihr Organismus hormonalen Gleichgewichtsverschiebungen ausgesetzt ist, die prinzipiell die psychische Tragfähigkeit herabsetzten.

Ein Kind kostet Geld, Zeit, Anstrengung, Freiheit, Karriere. Wenn die Frau stillt, kann sie das Gefühl haben, Tag und Nacht, wochen- und monatelang zu Hause eingesperrt zu sein. Unter solchen monotonen, isolierten Umständen ist eine freie Entwicklung zur Mutterschaft schwierig, niemals frei von Angst, Ambivalenz und Ärger, nicht ohne Enttäuschung und Depression.

Vorbereitungskurse für Schwangere sind als präventive Maßnahme sehr wichtig, damit die Frau rechtzeitig lernt, Ambivalenz, Ängste und Ärger zu steuern. Die Frau soll auch nicht bis zum letzten Tag (bis die Arbeit der Geburt schon angefangen hat!) dem Streß der Berufsarbeit ausgesetzt werden. Überwachung, Behandlung und taktvolle Begleitung bei der Entbindung (mit angemessener Schmerzbekämpfung) reduzieren den Streß erheblich. Vor allem muß auch die Qualifikation der Säuglingsschwestern beachtet werden (Müller 1983).

Selbsthilfegruppen für junge Mütter mit Depressionen nach der Geburt können eine reintegrative Rolle spielen, v. a. für ledige, isolierte Frauen, die keine Unterstützung vom Partner oder von der Großfamilie zu erwarten haben.

Ernste psychopathologische Erkrankungen im Wochenbett

Wochenbettpsychosen

Meistens geht diesen Psychosen ein deutlich zu erkennendes HES voraus (allerdings mit einem akuten exogenen Reaktionstyp); sie erfordern eine stationäre Aufnahme mit intensiver Versorgung und sicherer Bewachung. In einer gynäkologischen Klinik sind psychiatrische Behandlung und Beratung in vielen Fällen unerläßlich.

Nach v. Zerssen (1977) ist die Möglichkeit einer Wochenbettpsychose in Betracht zu ziehen, wenn die Verstimmung sehr ausgeprägt ist und mit schwerer Schlaflosigkeit, Umtriebigkeit oder psychomotorischer Erstarrung einhergeht und nicht innerhalb von 1–2 Tagen abklingt. Vor der Klinikentlassung sollte auf jeden Fall sichergestellt sein, daß bei der Wöchnerin keine ernsthafte Verstimmung mehr besteht. Starke innere und äußere Unruhe bzw. scheinbare Abstumpfung (infolge depressiver Hemmung) sowie schwere Schlaflosigkeit sollten immer den Verdacht auf eine gravierende psychische Störung lenken; denn diese Erscheinungen gehören zu den häufigsten, wenn auch ganz unspezifischen Frühsymptomen einer Wochenbettpsychose.

Charakteristisch für die Wochenbettpsychosen sind die atypischen Krankheitsbilder, im Unterschied zu den endogenen Psychosen (manisch-depressive Psychose oder Schizophrenie). Der Verlauf ist wesentlich wechselvoller als bei den endogenen Psychosen. In plötzlich auftretende Stimmungsschwankungen kann sich ein katatones Bild einschieben (vom katatonen Stupor bis zum Bewegungssturm). Die Motorik kann eigenartig unnatürlich und bizarr sein, womöglich geradezu automatenhaft wie bei einer katatonen Schizophrenie (v. Zerssen 1977).

Außer einem raschen Syndromwandel stellt man bei postpartalen Psychosen häufig ebenso abrupt erscheinende Änderungen des Schweregrades der klinischen Symptomatik fest. Die Krankheitserscheinungen können plötzlich wie ein Spuk verschwinden und ebenso plötzlich – evtl. in anderer Form – wieder hervortreten. Bei der klinischen Visite kann daher eine solche Patientin ganz unauffällig erscheinen,

obwohl sie kurz vorher und auch kurze Zeit später psychotisch war bzw. ist. Der
Verlauf ist also sehr wechselhaft und entsprechend schwer vorhersagbar, außer hinsichtlich der Dauer; es kommt fast immer innerhalb von einigen Wochen oder läng-
stens Monaten zur völligen Remission (v. Zerssen 1977). So kann die Frau nach der
psychotischen Desintegration einen Reifeschritt gemacht haben. Im Wochenbett
kann sich das Bewußtsein leicht eintrüben; sie erscheint benommen; ist zerstreut
oder „nicht ganz da."
Bei leichtem Bewußtseinsschwund nimmt auch die psychische Aktivität (Denken,
Fühlen) ab. Hinterher hat die Patientin eine lakunäre Amnesie. Die Erinnerung
fehlt, weil die Bilder sich nicht genug eingeprägt haben.

Bewußtseinsveränderung

Hierbei handelt es sich nicht so sehr darum, daß das helle Licht (d. h. die Aufmerksamkeit), welches das Bewußtseinsfeld belichtet, schwächer wird, sondern um eine
Änderung der „Belichtung".

Dämmerzustand, Traumzustand – amentielle Syndrome

Die Frau träumt mit offenen Augen, und zwar so, wie ein gesunder Mensch nur
während des Schlafes träumt. Das Bewußtseinsfeld ist eingeengt, aber gut organi-
siert. Es herrscht ein Dämmerzustand, als ob das Verhalten nicht mehr klar (d. h. ra-
tional) gesteuert, sondern teilweise durch Gefühle von Angst und Aggression wie
von farbigen Scheinwerfern beeinträchtigt wird. Daraus entstehen meistens Illusionen und Halluzinationen. Eine Frau im Dämmerzustand ist – wegen ihres gefühls-
geladenen Verhaltens – eine Gefahr für sich selbst und für das Kind und ihre Umgebung, obwohl man ihr äußerlich nicht viel davon anmerkt und der Zustand
verkannt wird. Solche Traumzustände fangen plötzlich an und nehmen gewöhnlich
ein abruptes Ende, und die Patientin erinnert sich nur an Fetzen dieses Traums oder
Alptraums.
Je ausgeprägter die Bewußtseinsstörung während einer Wochenbettpsychose ist,
desto mehr muß man an eine rein exogen entstandene Psychose denken. Sie weist
auf eine primär körperliche Erkrankung hin, die in Zusammenhang mit der Geburt
(Blutverlust) oder dem Wochenbett (Puerperalsepsis, fieberhafte Mastitis) steht,
kann allerdings auch durch eine Überdosierung von Psychopharmaka hervorgerufen sein, die evtl. wegen einer andersartigen psychischen Störung verabreicht wurden. Eine Drogenentzugs- oder Alkoholentzugsdelirium bei bis dahin womöglich
verkanntem Alkoholismus sollte nie vergessen werden (v. Zerssen 1977).

Vorsorgemaßnahmen. Wenn die Gefahr eines Dämmerzustands vermutet wird,
muß die Patientin permanent durch gut ausgeruhtes Personal bewacht werden
(Angst kann nämlich ansteckend wirken!). Deshalb benötigt jede Entbindungs-
anstalt einige sichere Zimmer, entsprechende Fenster, Türen Mobiliar), so daß die
Überweisung in eine psychiatrische Klinik ohne große Risiken vermieden werden
kann. Die Familie muß darüber aufgeklärt werden, daß eine Behandlung zu Hause

ein großes Risiko bedeuten würde (Gefährdung des Neugeborenen, Suizidgefährdung der Mutter). Eine psychiatrische Untersuchung und Behandlung von einem
Liaisonpsychiater ist angezeigt (sedierende Mittel: Neuroleptika und Tranquilizer
in hohen Dosierungen). Der körperliche Zustand muß genau kontrolliert werden
(Leberfunktion? Diabetes? Infektion? Anämie?) und eine bedeutsame Pflege ist erforderlich.

Verwirrtheit, Konfusion

Das Bewußtsein ist so verändert, daß das Bewußtseinsfeld zersplittert ist wie das
Bild in einem zerbrochenen Spiegel. Der Zusammenhang zwischen den psychischen Funktionen fehlt: Wahrnehmen, Denken und Tun verlaufen unzusammenhängend. Die Patientin fühlt sich räumlich und zeitlich verloren. Meist ist sie erregt
und den Affektäußerungen (Angst und Aggression, selten Ektase) ausgeliefert.
Wahnideen und Halluzinationen kommen vor. Die Patientin kann in ihrer Erregung nicht mehr allein essen oder trinken, oder sie weigert sich, dies zu tun. Verbunden mit Schlaflosigkeit führt dieser Zustand zu körperlicher Erschöpfung.
Bei ungünstigem Verlauf treten neben erhöhtem Puls Schweißausbrüche, Fieber
und primitive Erregungszustände (z.B. Schneuzbewegungen) auf. Die scheinbare
Besserung nach dem Abklingen einer großen Erregung führt zum Koma. Neben
einer Behandlung des Allgemeinbefindens muß stets eine psychiatrische Behandlung (Neuroleptika) erfolgen. Einige Elektroschocks können hier das Leben retten.
Progesterontherapie bei Wochenbettpsychosen hat sich bis heute nicht eindeutig als
effektiv bewiesen.
Die stationäre Behandlung der psychotischen Wöchnerin zusammen mit ihrem
Kinde in einer psychiatrischen Mutter-und-Kind-Spezialabteilung verspricht gute
Resultate.

Schizophrenie

Der erste Schub einer Schizophrenie tritt häufig zum ersten Mal im Wochenbett
auf. Ein relativ gutes Gleichgewicht wird plötzlich durch die Konfrontation mit
einer der großen Prüfungen des Lebens gestört. Um dann einer ernsten psychopathologischen Störung zuvorzukommen, sollte nicht automatisch an eine Sterilisation gedacht werden (und sicher nicht vorgenommen werden), auch nicht an einem
Schwangerschaftsabbruch. Die Differenzialdiagnose kann erst anhand der Evolution gestellt werden. Ein Konsilium zwischen Hausarzt, Gynäkologen und Psychiater ist auch hier unbedingt erforderlich.

Trauer nach Totgeburt

Eine Totgeburt kann ein so katastrophales Ereignis sein, daß für die Betroffenen
möglicherweise lebenslange emotionelle Störungen zurückbleiben. Man kann ja oft
Patientinnen beobachten, bei denen anläßlich eines späten Verlustes (z.B. eines

Partners oder Elternteils) der nicht verarbeitete Verlust eines totgeborenen Kindes reaktiviert wird. Dieser spezifische Trauerprozeß ist in der Tat ein schwieriger Weg mit eigenen Hindernissen und Risiken:

- Meistens tritt der Verlust plötzlich und unerwartet ein; er durchbricht abrupt die lange gehegte Hoffnung auf ein Kind und die damit verbundenen Wünsche und Phantasien der Eltern; wo Leben geschenkt werden sollte, stellt sich der Tod ein.
- Man muß trauern, aber nicht über den Verlust eines Realobjekts, das konkrete Form und Gestalt hat, sondern über den Verlust von etwas, das hauptsächlich in der Vorstellung Platz hatte.
- Bei Mißbildung oder Verstümmelung der Frucht kann die Mutter eine tiefe persönliche Verletzung (eine narzißtische Kränkung) erfahren („Ich bin eine Mutter, die kein gesundes Kind gebären kann"), die die Schuld-Aggressions-Dynamik verstärkt.

Begleitung und Beratung

Die Risiken verlangen geplante Gegenmaßnahmen, die von allen Beteiligten abzusprechen sind. Wir heben folgende Punkte besonders hervor:

1. Beide Eltern werden über den Tod der Leibesfrucht informiert, so daß der Ehemann bei der Entbindung anwesend sein und seine Frau unterstützen kann. Man sollte unter keinen Umständen Angst haben, die Betroffenen klar und unmißverständlich über das Ereignis zu unterrichten, damit die notwendige emotionale Verarbeitung nicht zu spät einsetzt.
2. Es ist wichtig, daß die Entbindung mit Würde stattfindet, ebenso wie bei einem lebenden Kind. Wenn man dies versäumt, ist es sehr wahrscheinlich, daß die Phantasie die Realität verzerrt und den Schmerz vergrößert. Man sollte die Eltern in diesem Moment der persönlichen Trauer einen Augenblick allein lassen; danach sollte die Säuglingsschwester das Totgeborene versorgen und ankleiden und es den Eltern noch einmal zeigen.
3. Die Wöchnerin soll in der Klinik ein Privatzimmer mit Übernachtungsmöglichkeit für den Partner bekommen. Man wird den Kontakt mit anderen Müttern nicht ausschließen, evtl. nachdem man diese (im Einverständnis mit der Patientin) unterrichtet hat.
4. Man wird versuchen, die Mutter bei den Überlegungen in bezug auf die Postmortem-Untersuchung, die Begräbniszeremonie und die Wahl der letzten Ruhestätte einbeziehen.
5. Regeln der Gesprächsbegleitung:
   - Vermeide den Kontakt mit der Patientin nicht, sondern versuche, Zeit und Raum für ein ehrliches Gespräch zu gewinnen.
   - Versuche beim Sprechen über das Kind, seinen Namen zu verwenden, rede zumindest von „Ihr Baby" und vermeide die Worte „es" oder „Fetus". Dies hat den schon genannten Zweck, das Kind als Realität darzustellen, dessen Verlust durch Tod man sich so besser bewußt machen und besser verarbeiten kann.

– Vermeide grundsätzlich oberflächliche Bemerkungen wie:
„Es ist ja besser, daß es tot ist; Sie werden das schnell verschmerzt haben."
6. Bei der postpartalen Nachsorge, z.B. nach 6 Wochen, nach 6 Monaten und nach dem 1.Jahrestag, sollte man auf verschiedene wichtige gynäkologische, soziale und psychiatrische Momente achtgeben. Wir erwähnen jeweils 3 davon:
   – Im gynäkologischen Bereich:
   a) das Abstillen,
   b) die erste Menstruation,
   c) der erste Koitus.
Durch Erinnerung an das schmerzhafte Ereignis können heftige Gefühlsreaktionen hervorgerufen werden; eine entsprechende Vorwarnung kann hilfreich sein.
–   Im sozialen Bereich:
   a) die erste Begegnung mit der Familie und den Freunden, wenn man ‚mit leeren Händen nach Hause kommt'.
   Der Arzt soll versuchen, sich zu informieren, wie der Verlust innerhalb der Familie verarbeitet wurde. Bei den kleinen Brüdern und Schwestern können Phantasien entstehen („Mutter hat das neue Kind versteckt oder getötet" u.ä.). Man kann sich auch nach den enttäuschten Großeltern erkundigen;
   b) der Umgang mit der vorbereiteten Babyaussteuer;
   c) die Kontakte mit Schwangeren, Säuglingen und kleinen Kindern.
   Das Nachprüfen dieses 3.Items macht oft die spätere Entwicklung des Trauerprozesses deutlich, da jene Kontakte meistens lange Zeit schwierig bleiben.
   – Im psychiatrischen Bereich; hier differenzieren wir wie folgt:
   Normaler Trauerprozeß:
   a) Vorübergehende Verkennung des Verlustes.
   b) Tiefe, mehr oder weniger gezeigte emotionelle Reaktion.
   c) Aggressivität: dem Verstorbenen (und der Umgebung gegenüber).
   d) Soziale Isolierung und reduzierte Aktivität.
   Pathologische Trauer:
   a) Beharrliche und zahlreiche Verneinungsmechanismen.
   b) Abwesenheit eines emotionellen Momentes oder einer „Krise": Apathie, emotionelle Steifheit oder Krampf.
   c) Disproportionierte Aggressivität (innerlich nach außen).
   d) Starke Regression.
7. Schließlich sollen noch einige schematische Bemerkungen über die 3 Nachsorgeberatungen und ihre psychischen Schwerpunkte gemacht werden:
Ziel der *1. Beratung:*
– Mitteilung der Ergebnisse in klarer, verständlicher Sprache, Mitteilen der Postmortem-Untersuchung, wenn nötig mit einem Hinweis auf genetische Beratung.
– Unterstützung der Motivation für Antikonzeption, die für diese Paare eine schwierige Aufgabe sein kann; manchmal drängt sich als „Lösung" für den „nutzlosen Kummer" die hastige Suche nach einem Ersatzkind auf. Eine prospektive Untersuchung von Vogel u. Knox (1975) bestätigte das Bestehen dieses Phänomenes von „reproduktivem Ausgleich" in einer Periode von 5 Jahren nach postnatalem und neonatalem Tod (bzw. dem 1.Jahr nach dem Ereignis).

– Effektive und akzeptable Antikonzeption ist hier nicht immer einfach; es kann manchmal nützlich sein, die Mittel zu verwenden, die eine weniger aktive und andauernde Partizipation verlangen als die Pille, z. B. ein Intrauterinpessar.
– Nachprüfen, ob der Trauerprozeß mit seinen affektiven Komponenten wirklich angefangen hat. Man soll besonders auf andauernde Zustände von Abwesenheit und „Derealisation", inkongruenter Gleichgültigkeit oder Aufregung und Ruhelosigkeit ohne deutlichen Grund achten.

Bei der *2. Beratung* muß sich aus einer kurzen Bilanz der Entwicklung während der ersten Monate ergeben, ob der Schwerpunkt der Trauer vorüber ist. Deshalb erkundigt man sich am besten nach den körperlichen Erscheinungen und dem Aggressionsverhalten.
Der *3. Kontakt* ermöglicht es, die Verjährungsreaktion zu beurteilen und Zukunftsprojekte zu besprechen.

Schlußbemerkungen

Die Frau im Wochenbett befindet sich in einem Zustand der Überempfindlichkeit, der sie zugleich außerordentlich fähig zum innigen Kontakt mit dem Neugeborenen macht.
„Tender loving care" – so nennt die angloamerikanische Fachliteratur die psychosomatische Grundeinstellung – bedeutet persönliche Zuwendung, mitmenschliche Wärme, Suggestion von Sicherheit und Geborgenheit; die Frau im Wochenbett ist dafür besonders empfänglich. Voraussetzung für eine solche Grundeinstellung ist eine gute fachliche Qualifikation; Sentimentalität wäre völlig fehl am Platze.
Ein guter Arzt ist ein Mensch, der die Menschen liebt, ein guter Psychosomatiker ist ein Arzt, der sich auch darüber freut, daß Menschen einander lieben und neues Leben hervorbringen; jedes neugeborene Kind verkörpert das „Prinzip Hoffnung".

Literatur

Benedek T (1959) Sexual functions in women. In: Arieti S (ed) American handbook of psychiatry. Basic Books, New York, pp 727–748
Brockington I, Kmuar R (eds) (1982) Motherhood and mental illness. Academic Press, London
Fervers-Schorre B (1983) Postpartale Sexualstörungen. Sexualmedizin 12: 232–237
Gödtel R (1979) Seelische Störungen im Wochenbett. Fischer, Stuttgart
Herms V (1982) Postpartale Sexualstörungen aus gynäkologischer Sicht. In: Fischer W, Herms V, Vogt HJ (Hrsg) Praktische Sexualmedizin. Medical Tribune, Wiesbaden
Leysen B, Buytaert P (1985) Maternity blues. A prospective study of postpartum women. In: Nijs P (ed) Research in psychosomatic obstetrics and gynecology. Acco, Leuven/Belgium
Molinski H (1972) Die unbewußte Angst vor dem Kind. Kindler, München
Müller P (1983) Organisation des Wochenbetts aus psychosomatischer Sicht. In: Richter D, Stauber M (Hrsg) Psychosomatische Probleme in Geburtshilfe und Gynäkologie. Kehrer, Freiburg
Prill JH (1964) Psychosomatische Gynäkologie. Urban & Schwarzenberg, München Berlin

Vogel HP, Knox EG (1975) Reproductive patterns after stillbirth and early infant death. J Biosoc Sci 7: 103–111
Youngs D, Lucas M (1980) Postpartum depression: Hormonal versus alternative perspectives. In: Youngs D, Erhardt A (eds) Psychosomatic obstetrics and gynecology. Appleton, New York, pp 29–38
Zerssen D von (1977) Psychische Störungen im Wochenbett. In: Zander Y, Goebel R (Hrsg) Psychologie und Sozialmedizin in der Frauenheilkunde. Springer, Berlin Heidelberg New York, S 87–110

Die frühe Mutter-Kind-Beziehung

W. E. Freud

Einleitung

Mein Beitrag müßte eigentlich von einer Mutter, zumindest von einer Frau, wenn nicht von einem Kleinkind oder Säugling vorgetragen werden, denn diese sind die Erfahreneren; trotz jahrelanger Beschäftigung mit der Mutter-Kleinkind-Beziehung (W. E. Freud 1967, 1971, 1976, 1980; W. E. Freud u. L. Freud 1974) scheint mir nämlich, daß sich das Wichtigste kaum ins Begriffliche übertragen läßt. Ein Blick auf eine Mutter mit ihrem Kind vermittelt mehr eine wortreiche Darstellung. Im Vergleich mit Erleben ist Sprache ein karges Instrument.

Aber es geht um mehr als nur Beschreibung, nämlich um Wissen. Ich fand mich deshalb bei meinem Versuch, das Wichtigste über die frühe Mutter-Kind-Beziehung (FMKB) herauszuarbeiten, erleichtert, daß einer der ersten Wiener Psychoanalytiker der spätere Mitbegründer des Yale Child Study Center, Ernst Kris, schon 1951 in seinem Aufsatz über psychoanalytische Kinderpsychologie schrieb: „Je mehr wir in Erfahrung bringen, desto weniger glauben wir, das Wesentliche erfaßt zu haben" („The more we know, the less we feel we know the essential").

Das Thema rührt ja zugleich auch an die heutzutage brennende Frage: *Wie früh* soll man im Rahmen der Diskussionen über extrakorporale Befruchtung, Retortenbaby und Schwangerschaftsabbruch die FMKB ansetzen? Ich schicke voraus, daß ich mich im folgenden aus der ethisch moralischen Kontroverse heraushalten und mich auf das Gebiet des durch Entwicklungs- und Tiefenpsychologie Ermittelten beschränken werde.

Zur Vorgeschichte

Mein Leitmotiv ist, daß die FMKB nicht erst im Kreißsaal, sondern bereits (spätestens!) in der Kinderstube der Mutter beginnt.

Psychoanalytisch-entwicklungsgeschichtlich gesehen, beschäftigt sich ein nicht unerheblicher Teil kindlicher Neugier und kindlichen Interesses mit der Frage, wo Babys herkommen und wie sie „gemacht" werden (S. Freud 1908). Das ist kein Zufall, sondern Vorbereitung zum Erwachsen- und Elternwerden. Wir befinden uns hier im faszinierenden Bereich der kindlichen Fantasien, Vorstellungen, Wünsche und der fast zauberhaften „Allmacht der Gedanken" (S. Freud 1913): alles ist möglich, alles kann verwirklicht, aber auch nach Bedarf sofort wieder geändert werden. Wer einmal ein Kind mit einem Ballen Knetgummi beobachtet, weiß, was ich meine.

Aus der Psychoanalyse von Erwachsenen und Kindern sowie durch Kinderbeobachtung wissen wir, daß nicht nur kleine Mädchen, sondern auch Jungen gern mit Puppen spielen möchten und sich sehnlichst ein Kind wünschen (die Mädchen meist vom Vater; vgl. Brunswick 1940). Die Vorstellungsmöglichkeiten sind durch das jeweilige emotionelle Entwicklungsstadium des Kindes bedingt (was auch erklärt, warum vorzeitige sexuelle Aufklärungsversuche der Erwachsenen Zeitverschwendung sind). Die kindliche Fantasie bestimmt das Spielen und spiegelt die jeweiligen emotionellen Investitionen („cathexis" nach S. Freud). Die kindliche Neugier erstreckt sich natürlich auch auf den Unterschied der Geschlechter und findet ihren Ausdruck unter dem Deckmantel des „Doktorspiels" (Simmel 1926). Selbstverständlich tragen die Umwelteinflüsse das ihrige zu den eigenen Erinnerungen und Gefühlen bei. So kann vieles beim sehr unterschiedlich motivierten Kinderwunsch der Erwachsenen zusammenkommen, wobei gewiß auch das Vorbild (Modell) der eigenen Eltern eine große Rolle spielt; wir wissen ja, wie sehr es die Elternrolle erleichtert, wenn man selber gut bemuttert und gut „bevatert" worden ist.

Mutter

Was ist nun eigentlich mit „Mutter" gemeint? Zweifellos nicht nur die mit leicht erhöhtem Blutdruck in der Sprechstunde oder in der Well-Baby-Klinik vor uns sitzende Frau, sondern in ihr „aufgehoben" zugleiche eine Vielfalt von Persönlichkeiten, alle geprägt von vorhergegangenen innerlichen und äußerlichen Eindrücken und Erlebnissen. Schon als Kind wünschte sich die Mutter so-und-so-viele Kinder und hatte zu jenem Zeitpunkt ganz bestimmte Vorstellungen davon, wie diese erzogen werden sollten. Als Heranwachsende hegte sie in Gedanken wohl schon lange vor ihrer Schwangerschaft die „Hoffnung" auf Nachkommen. Neben der „guten Hoffnung" regen sich aber gewöhnlich auch Befürchtungen.

Pränatale Dimension

Gefühle um Kind und Geburt sind ambivalent und die bewußte oder weniger bewußte emotionelle Besetzung einer Schwangerschaft kann zu wirklicher Fahrlässigkeit bezüglich Ernährung, Rauchen, Trinken, Drogenkonsum oder zu einer sonstigen störenden Lebensweise führen. Eine extrem ablehnende Haltung – Hau spricht von „intrauterinem Hospitalismus" – kann dazu beitragen, daß sich der Fetus nicht mehr wohl genug fühlt, sich nicht länger „halten" kann und vorzeitig Abschied nimmt. Die zugrundeliegenden Kausalzusammenhänge sind wissenschaftlich auf neuroendokrinologischer Ebene überzeugender darstellbar (Fedor-Freybergh 1983) als auf psychologischer Ebene, wo unser Schwerpunkt liegt.
Jedenfalls kann ein Einblick in die lebhafte Fantasiebeziehung äußerst aufschlußreich sein. „Halbwegs gesunde Mütter sprechen mit ihrem Kind und wissen sehr wohl, daß es auf sie reagiert" (Dmoch 1985, persönliche Mitteilung); wenn sie uns hinreichend vertrauen, können wir mehr darüber erfahren. Die folgenden Beispiele verdanke ich H. v. Lüpke (1980, persönliche Mitteilung).

Eine Schwangere, deren 1. Kind mit Nabelschnurumwicklung geboren wurde, glaubte eine Wiederholung beim 2. Kind durch Auf-der-Seite-Liegen vermeiden zu können. Die Sichheitsmaßnahme bewährte sich auch. Ob ein kausaler Zusammenhang bestand ist für uns nur unter dem Aspekt der „inneren" Realität, d.h. der Überzeugung der Mutter, relevant.
Eine andere Schwangere meint, daß ihr „Kind" (wie sie es nannte) sich beleidigt fühle, wenn der Vater es zu grob anfasse, daß es sich hingegen freue, wenn sein Kopf gestreichelt werden. Der Pädiater wußte, daß die Frau selbst Angst davor hatte, berührt zu werden.

Mütter erwähnen manchmal, daß der Fetus protestiert, wenn er laute Popmusik hört, andere dagegen sagen einem, daß er dabei vor Freude strampelt. Auch wenn man in ihren Berichten eindeutige Projektionen und Identifikationen zu erkennen meint, darf es nicht an Respekt vor den Gefühlen der Mutter fehlen: wenn sie glaubt, daß Popmusik dem Fetus schadet bzw. guttut, mag sich das ja durch die Stärke ihrer Überzeugung auch wirklich übertragen. Sollte man sich vielleicht häufiger und eingehender nach dem Wohlbefinden des Fetus (oder Embryos) erkundigen und überhaupt den Äußerungen der Mutter – etwa nach psychoanalytischem Modell – mehr Aufmerksamkeit schenken? Geburtsvorbereitung findet in England manchmal in Klassen statt, die Frauen in allen Stadien der Schwangerschaft besuchen. Eine Kollegin, die selbst an diesen Kursen teilnahm, erinnerte sich, daß sie eigentlich immer nur dann voll interessiert war, wenn ihr jeweiliger Zustand besprochen wurde. Spezifische Ängste entwickeln sich laufend im Zusammenhang mit dem Fortschritt der Schwangerschaft und werfen Fragen auf, die beantwortet werden wollen. Die Frau muß nun warten, bis das ihr am Herzen liegende Thema in der Klasse behandelt wird. Bis dahin ist sie aber schon mit neuen Fragen ganz woanders. Sollte man Geburtsvorbereitungskurse umgestalten?
Was trägt nun der Fetus zur FMKB bei, außer daß er seiner Mutter viel zu denken gibt? Nach Liley (1972) ist er eine recht aktive Persönlichkeit, die nicht nur die Schwangerschaft kommandiert, ihren endokrinen Erfolg garantiert, sondern auch viele Änderungen in der mütterlichen Physiologie verursacht, um die Mutter zu einer geeigneten Wirtin zu machen. *Er* bestimmt die Dauer der Schwangerschaft, entscheidet wie er liegen will und in welcher Lage er gehoben wird.
Mütter berichten immer wieder, wie unterschiedlich sich jedes Kind im Mutterleib verhielt, und sie beziehen sich dabei gewöhnlich auf die fetalen Bewegungen. Nach Truby (1971) kann der Fetus seine Bewegungen mit der Stimme der Mutter synchronisieren, ähnlich wie Condon u. Sander (1974) es für das Neugeborene in Schrift und Film überzeugend dargestellt haben. Wir könnten auch mit Bühler von „Funktionslust" sprechen, wenn der Fetus sich im Mutterleib tummelt. Jedenfalls gibt es Anzeichen dafür, daß er angenehme von unangenehmen Geschehnissen unterscheiden kann. Er drückt es durch Überaktivität oder Stille aus, und es scheint auch ein Zusammenhang mit den Gefühlsqualitäten der Mutter zu bestehen. Ich denke hier an die Ultraschallbeobachtungen von Ianniruberto u. Tajani (1981) während des Erdbebens im Jahre 1980 in Italien und an die Versuche Veldmans (1982) der den Fetus durch Handauflegen auf den Mutterleib dazu verlockt, sich (tiefer) ins Becken zu begeben oder sich von einer Seite der Mutter zur anderen „schaukeln läßt. Wie schon Aristoteles erwähnt, ist Bewegung für den Fetus wichtig. Der schwedische Pädiater John Lind meinte (1981, persönliche Mitteilung), daß der Fetus Unterbrechung von Bewegung als Entbehrung erlebe. Lind u. Hardgrove (1978) empfahlen, daß Mütter dem Fetus Wiegenlieder vorsingen sollten. Inzwischen sind

auch andere Förderungsweisen für die pränatale Mutter-Kind-Beziehung entdeckt worden (Kestenberg 1980; Carter-Jessop 1981; Spence u. De Casper 1982). Es ist eine interessante Frage, inwieweit sich der Fetus an Konkretes (d. h. an das, womit er in Berührung ist, wie Nabelschnur, Fruchtwasser, Gebärmutterwand usw.) oder an Abstraktes, wie z. B. Rhythmus (Clauser 1971), Kontinuität und Stimulierung, „binden" kann (W. E. Freud, im Druck).

Geburt

Wie steht es um die Mutter-Kind-Beziehung während der Geburt? Je weniger sich die Mutter während der Geburt ängstigt und je mehr sie sich – im weitesten Sinne – zu Hause fühlt, desto besser können Mutter und Fetus während des Geburtsvorgangs zusammenarbeiten. Ich denke an „Kooperation" und sehe den Fetus als wichtigen Partner. Groddecks Bericht (1926) hat mich nachdenklich gemacht. Er berschrieb die Steißlage eines Fetus, bei der es durch analytische Deutung und ohne weiteren Eingriff zu einer Wendung des Kindes und einer natürlichen Entbindung kam; offenbar war der Fetus kooperativ, weil die Mutter kooperativ war, und sie konnte kooperativ sein, weil Grodeckk ihr die Ängste nahm. Dieser Vorrang erinnert an die Berichte von schreienden Babys, die sich erst dann beruhigen können, wenn man die Ängste ihrer Mütter reduziert. Eine Mutter-Kind-Beziehung kann sich auf diese Weise dramatisch ändern, aber uns fehlt wohl noch die beste Technik zur praktischen Anwendung.
Die Angst der Mutter kann auch durch die Anwesenheit ihres Partners verschwinden, aber dazu muß er bei der Geburt zugelassen werden, was ja heute auch meistens geschieht. Nur werden Väter immer noch aus dem Kreißsaal geschickt, wenn Komplikationen auftreten, also gerade zu der Zeit wenn die Mutter ihn höchstwahrscheinlich am meisten braucht, weil Komplikationen angsterregend sind. Zumindest sollte man dem Prinzip folgen, beide entscheiden zu lassen, wenn sie dazu in der Lage sind. Im Grunde handelt es sich also um eine Dreierbeziehung: auch der Partner kann den Fetus durch seine Beziehung zur Mutter beeinflussen.
Ganz allgemein ist – wie Sosa et al. (1980) bewiesen – schon die Anwesenheit einer unterstützenden, wohlwollenden Begleitperson („Doula") während der Wehenzeit und Geburt für die Mutter beruhigend; die Ängste der Gebärenden verringern sich erheblich, die Wehenzeit verkürzt sich und obstetrische Komplikationen treten seltener auf.
Es wäre schön wenn allein die Anwesenheit des Geburtshelfers der Mutter auf ähnliche Weise die Ängste nehmen und dadurch die Bedingungen für eine optimale Zusammenarbeit von Fetus und Mutter schaffen könnte. Wo der Geburtshelfer vorwiegend als vertrauter Freund und Verbündeter erlebt wird, geschieht das ja auch. Für die Mütter, die sich nach Leboyer (1975) eine „sanfte" Geburt wählen, gibt es einen idealisierten gütigen Geburtshelfer-Vater. (Odent 1978, 1980), der die Mütter großzügig auf von diesen selbstgewählte Weise entbinden läßt, kennen die Mütter schon vorher gut als verläßlichen Freund – durch gemeinsames Singen und Tanzen. Auch der Fetus ist durch die Musik und Bewegung miteinbezogen. In anderen Worten: Wenn der Geburtshelfer aus seiner traditionellen Rolle als allmächtiger Operierender, der jederzeit mit allen ihm zur Verfügung stehenden – in der Fantasie der

Gebärenden schmerzbereitenden – Mitteln eingreifen kann, erfolgreich „aussteigt",
hört er auf, Angst zu erregen und wird ein wirklich hilfreicher Partner.
Psychologisch gesehen ist unsere heutige Geburtsmedizin ein ungemütliches Gebiet. Die Kreißsaalsituation und die dazugehörigen Vorbereitungen reaktivieren in
der Gebärenden intensive, z.T. unbewußte Kindheitsgefühle aus Zeiten der Rein-
lichkeitserziehung. Damals mußte sie „Richtiges" auf Befehl willkürlicher elterli-
cher Kontrolle produzieren. Zudem ist es eine höchst persönliche intime Situation,
die sie sich wünscht, und da wirkt die „öffentliche" Umwelt des Kreißsaals leicht
hemmend und bedrückend. Je weniger der Geburtsraum einer Klinik ähnelt desto
weniger fühlt sich die Gebärende bedroht, was Odent auch gleich erkannt und seine
Abteilung entsprechend eingerichtet hat.

Klinikpersonaldynamik und frühe Mutter-Kind-Beziehung

Die Tiefenpsychologie ermöglicht uns, die Einstellung der Frauenärzte in anderem
Licht zu sehen und sie besser zu verstehen. Es ist wohl kein Zufall, daß die Geburtshilfe in unserer Gesellschaft vorwiegend in Händen von Männern ist. Ich würde
diese Tatsache mit den schon erwähnten unerfüllten Kinderwünschen der kleinen
Jungen verbinden. Im Unbewußten kommt man als Mann nicht leicht um die Tatsache herum, daß sich nur Frauen ein Kind im Leib wachsen lassen, gebären und
stillen können. Es gibt aber einen einfachen Ausweg: man schafft sich ein Monopol
für Babys (engl.: „one corners the market"); Männer beherrschen den „Markt"
nach der Devise: Babys vor der Geburt gehören dem Geburtshelfer, Babys nach der
Geburt gehören dem Pädiater.
Was die Pflegerinnen (Kinderkrankenschwestern und Hebammen) anbetrifft birgt
ihre Rolle als „Ersatzmütter" andere Probleme; diese können sich besonders in ihrem
Eifer, Mütter und Babies – meist sofort nach der Geburt – radikal voneinander zu
trennen sowie in der Beschränkung der Stillmöglichkeiten zeigen. Speziell in ameri-
kanischen Entbindungsanstalten verbrachten Babys die meiste Zeit ihres Klinikauf-
enthalts in zentralen Kinderzimmern, und die Mütter bekamen sie kaum zu sehen
(Kitzinger 1983). Mütter berichten auch immer wieder, wie sich eine ausgesprochen
gute Beziehung zum Pflegepersonal schlagartig ändern kann, wenn es zum Stillen
kommt: „They just could not take it!" („Die – die Krankenschwestern – konnten es
einfach nicht aushalten!"). Auf bewußter Ebene sind sie die aufopfernsten Pflegerinnen, während sie auf unbewußter Ebene zeitweilig noch sehr im Wettbewerb mit
den jungen Müttern stehen. Das kann auch häufig mit Kindheitserinnerungen an
die Geburt eines nicht so willkommenen Geschwisters verbunden sein (das Neugeborene symbolisiert nun das jüngere Geschwister aus der eigenen Kindheit).
Stanton u. Schwartz (1954) dachten bei ihrer Arbeit in Chestnut Lodge, einem
psychiatrischen Hospital in den USA, an eine Parallele zwischen Personaldynamik
des Hospitals und familiären Strukturen. Wenn die Eltern in Harmonie leben, gedeiht das Kind. Wenn Arzt und Krankenschwester in Einklang sind, gedeiht der Patient. Umgekehrt wirken sich Spannungen im Klinikpersonal auf die Patienten aus
(in unserem Fall Beeinflussung der FMKB).
Im Cassel Hospital, einer Klinik für funktionelle neurotische Störungen in Rich-
mond, England, stellte man überhaupt die traditionelle Rolle der Krankenschwe-

ster durch Untersuchung einer Reihe von Pflegeversagern in Frage (Main 1968) und kam zu dem Schluß, daß die Krankenschwesterrolle, wie wir sie kennen, auch grundsätzlich anders aufgefaßt werden kann. Das führte zu einer neuen Orientierung in der Krankenhauspflege (Barnes 1968). Eine derartige Umkrempelung eingefahrener Funktionsweisen bedarf natürlich laufender interdisziplinärer Konsultationen.

Die sensible Phase

Klaus u. Kennell (1976, 1982, 1983) beschäftigten sich eingehend mit der FMKB gleich nach der Geburt und meinen, daß die Bedeutsamkeit dieser Phase eine ganz wesentliche Rolle für die weitere Entwicklung des Kindes spielt. Anders als einige ihrer Kritiker waren sie sich sehr bewußt, wieviel Unruhe und Angst der Mutter durch ein enges körperliches Zusammensein mit ihrem Neugeborenen erspart werden kann. Abgesehen von ihrem Stolz, etwas so ganz Einzigartiges „produziert" zu haben, ist es für die gesunde Mutter ein instinktives Bedürfnis ihr Baby zu herzen (ansehen, berühren, streicheln, halten, wiegen, riechen usw.) und zu liebkosen. Immer wieder möchte sie sich seiner Gegenwart vergewissern und ihm den „Eintritt in eine neue Welt" (Schindler 1982) erleichtern.

Das „verblüffende Neugeborene" („the amazing newborn") ist seinerseits bereit, wenn nicht programmiert, seine pränatale Beziehung zur Mutter (Verny u. Kelly 1982) ohne weiteres fortzusetzen. Sein Interaktionsrepertoire ist erstaunlich und kann sofort nach der Geburt eingesetzt werden (Brazelton 1973). Die mannigfachen Aspekte der wechselseitigen Beziehung sind von vielen Seiten erhellt worden [ich denke hier an die Arbeiten von Spitz (1963, 1964) über den Dialog und an Louis Sanders Arbeiten über die „synchrony" zwischen Mutter und Baby]. Ob das nun – wie von Sameroff u. Chandler (1976) – als transaktionales Modell (wonach das Kind seine Umgebung verändert und durch die verwandelte Welt, die es geschaffen hat, selbst wieder verändert wird), als Reziprozität (Brazelton et al. 1975) oder sonstwie beschrieben wird, ist nicht so wichtig. Was wichtig ist, ist daß die FMKB auf Gegenseitigkeit beruht, daß die Fürsorge nicht nur auf das Baby zukommt, sondern daß, wie von Anderson (1977) so ausdrücklich dargestellt, auch eine Fürsorge für die Mutter von seiten des Babys zum Tragen kommt („mutual caregiving"). Mutter und Baby lernen sich kennen.

Baby und Kleinkind

Mütter haben es hier gewöhnlich leichter als Väter. Ein junger Mann gestand mir einmal, daß er, bevor er Vater wurde, immer dachte, alle Babys seien gleich („wie Spatzen"). Das ist nicht so verwunderlich, denn in unserer Gesellschaft haben Eltern in ihrer Kindheit kaum Gelegenheit gehabt, wie bei Naturvölkern mit Großfamilien, selbst Kinder zu betreuen. Wenn man mit Babys und Kleinkindern vertraut ist, weiß man, wie grundverschieden jedes von jedem anderen ist, und zudem ändern sie sich noch im Riesentempo.

Der analytische Begriff der Entwicklungsphasen (oral, anal, phallisch-ödipal) erweckt den Eindruck von scharf gegeneinander abgegrenzten Entwicklungsstufen, obwohl schon Sigmund Freud wiederholt betonte, daß es sich um eine Serie von Entwicklungsstadien handelt, bei denen jede Manifestation Bedeutung als Übergang hat. In der frühen Kindheit lohnt es sich, eher an „Mini-" oder „Mikrophasen" zu denken. Jede Miniphase kann als Vorbereitung für die nächste angesehen werden und beeinflußt die Beziehung zur Umwelt. In der Hampstead-Well-Baby-Klinik (W. E. Freud u. I. Freud 1974) gingen wir aufgrund psychoanalytischer Beobachtungen und Erfahrungen von der Annahme aus, daß es wichtig sei, der Mutter zu helfen, dem Kind in jeder Entwicklungsphase ein Maximum an Lust („pleasure") zuzugestehen und ihm gleichzeitig auch zu helfen, sich auf die nächste „Entwicklungsstufe" zu begeben. So kann man keineswegs von Gefahren der sog. „Verwöhnung" sprechen. Volles „Ausgenießen" jeder Entwicklungsphase sollte es ermöglichen, emotionell besser ausgerüstet in die jeweils nächste einzutreten.

Die Mutter als Hilfs-Ich

Obwohl das Neugeborene so gut für Wahrnehmungen ausgerüstet ist, beginnt es seine abhängige Existenz als Lust- und Körper-Ich. Es ist ein Bündel von Partialtrieben (S. Freud 1905), die alle nach Befriedigung streben. Das Baby drückt seine Gefühle somatisch durch die verschiedenen Körpersysteme aus (A. Freud 1974), und das Kleinkind kann seine Gefühle wegen der noch unvollkommenen Ich-Struktur häufig nur schwer kontrollieren. Ambivalenz ist normal und an der Tagesordnung. Spitz (1950) glaubte, durch psychologische Beobachtungen experimentell bewiesen zu haben, daß die affektive Wahrnehmung im 1. Lebensjahr bahnbrechend für alle anderen Aspekte der Entwicklung ist. Übrigens hat unsere Erfahrung mit Kinderanalysen an der Hampstead Child Therapy Clinic dies vollauf bestätigt: immer wieder fanden wir, daß, wenn einmal das emotionelle Gleichgewicht, – (wie z. B. bei Verhaltens- und Lernstörungen) – wiederhergestellt worden war, sich sowohl das allgemeine Verhalten wie auch Leistung und Intelligenzquotient oft dramatisch verbesserten.
Das Baby braucht ein Hilfs-Ich, das seine Bedürfnisse befriedigt und es vor Gefahren schützt. Ein Baby, das seine Bedürfnisse eindeutig signalisieren kann, und eine Mutter, die seine Signale leicht versteht, haben es leichter miteinander; ein Baby, das unklare Zeichen gibt, und eine Mutter, der es nicht liegt, ihr Baby leicht zu verstehen, haben es schwerer.
Nun ist eine Mutter (Väter und andere nicht ausgenommen) trotz aller guten bewußten Absichten immer auch von ihrem Unbewußten und von der Art und Weise ihrer eigenen emotionellen Entwicklungsbewältigung ihrer Kindheit abhängig. Somit kann man Marianne Kris (1957) gut verstehen, wenn sie meint, daß folgende Merkmale der Mutter einer optimalen Befriedigung der Kleinkindbedürfnisse im Wege ständen (W. E. Freud 1967). In aufsteigender Reihenfolge ihrer Wichtigkeit sind es Abwehrmechanismen, Fixierungspunkte, ungelöste Konflikte und Ängste. Aus unserer Erfahrung spielt auch die Überidentifizierung mit dem Kind eine wesentliche Rolle; sie ist ein beliebter Abwehrmechanismus. Die „perfekte frühe Mutter", die ihrem Baby jeden Wunsch – fast schon bevor er sich regen kann – von den Augen abliest und erfüllt, kann ihr Baby, wenn es etwas unabhängiger werden will

dadurch in seiner Entwicklung unbewußt zurückhalten, denn ein wenig Frustration und aktive Teilnahme des Kindes sind ja als Anreiz für eine normale Entwicklung notwendig.

Im allgemeinen kommt es darauf an, daß Mutter und Baby „in tune" (auf derselben Wellenlänge, im Einklang) sind und sich leicht aufeinander einstellen und einspielen können. Es geht darum, daß die Mutter den jeweiligen Bedürfnissen des Babys – ganz wörtlich – „folgen" kann. Vergleichsweise wissen wir [durch Studien an Frühgeborenen (Field 1979)], daß wenn man Säuglinge imitiert, sie sich zu Beziehungen öffnen und entfalten, während wenn man sie gegen ihre Bedürfnisse stimuliert, sie sich abwenden und verschließen.

Von grundsätzlicher Bedeutung für das Mutter-Kind-Verhältnis ist die Bedingung, daß jeder „move" (Schritt, Zuwendung) von seiten des Kindes wie von seiten der Mutter einer Rückkopplung bedarf, um die Beziehung aufrechtzuerhalten. Wir wissen von Kaspar Hauser, von Spitz (1945, 1946), vom Experiment Friedrichs II. (Montagu 1978) und von Tronicks Versuchen mit dem „still-face" (Tronick u. Adamson 1980), daß sich Beziehungen ohne Rückkopplung nicht entwickeln können.

Literatur

Anderson GC (1977) The mother and her newborn: Mutual caregivers. JOGN Nursing (Sept/Oct): 50–57

Barnes E (1968) Psychosocial nursing. Tavistock, London

Brazelton TB (1973) Neonatal behavioral assessment scale (Spastics Internat. Medical Publications, Heinemann, London

Brazelton TB, Tronick E et al. (1975) Early mother-infant reciprocity. Ciba Found Symp 33: 137–154)

Brunswick RM (1940) The preoedipal phase of the libido development. In: Fliess R (ed) The psychoanalytic reader. Hogarth, London, pp 261–283

Carter-Jessop L (1981) Promoting maternal attachment through parental intervention. Am J Matern Child Nurs 6 2: 107–112

Clauser G (1971) Die vorgeburtliche Entstehung der Sprache als anthropologisches Problem: Der Rhythmus als Organisator der menschlichen Entwicklung. Enke, Stuttgart

Condon W, Sander LW (1974) Neonate movement is synchronized with adult speeach: Interactional participation and language acquisition. Science 183: 99–101

Fedor-Freybergh P (1983) Psychophysische Gegebenheiten der Perinatalzeit als Umwelt des Kindes. In: Schindler S, Zimprich H (Hrsg) Ökologie der Perinatalzeit. Hippokrates, Stuttgart, S 24–49

Field TM (1979) Interaction patterns of pre-term and term-infants. In: Spectrum Publications (ed) Infants born at risk. Sp. Medical & Scientific Books, New York London, pp 333–356

Freud A (1974) A psychoanalytic view of developmental psychopathology. J Philadelphia Assoc Psychoanal 1 1: 7–17

Freud S (1905) Drei Abhandlungen zur Sexualtheorie. Imago, London. (Gesammelte Werke, Bd V, S 27–145)

Freud S (1908) Über infantile Sexualtheorien. Imago, London (Gesammelte Werke, Bd VII, S 171–188)

Freud S (1913) Totem und Tabu. Imago, London (Gesammelte Werke, Bd IX)

Freud W. E. (1967) Assessment of early infancy – Problems and considerations. Psychoanal Study 22: 216–238

Freud WE (1971) The baby profile, part II. Psychoanal Study Child 26: 172–194

Freud WE (1976) Die Beobachtung der frühkindlichen Entwicklung im Rahmen der psychoanalytischen Ausbildung. Psyche 8/30: 723–743

Freud WE (1980) Notes on some psychological aspects of neonatal intensive care. In: Greenspan SJ, Pollock GH (eds) The course of life: Psychoanalytic contributions toward understanding personality development, I: Infancy and early childhood. U.S. Government Printing Office, NIMH, Adelphi, pp 257/ 269

Freud WE (in press) Preatal attachment and bonding. In: The birth of a new science – Selected papers from the 2st Internat. Congress on Pre- and Peri-Natal Psychology, Toronto

Freud WE, Freud I (1974) Die Well-Baby-Klinik. In: Biermann G (Hrsg) Jahrbuch der Psychohygiene, Bd 2 Reinhardt, München Basel, S 119–137

Groddeck G (1926) Das Buch vom Es – Psychoanalytische Briefe an eine Freundin. (Internat. Psychoanal. Verlag, Leipzig Wien Zürich, S 42–44

Ianniruberto A, Tajani E (1981) Ultrasonographic study of fetal movements. Semin Perinatol 5/2: 175–181

Kestenberg J (1980) Pregnancy as a developmental phase. J Biol Exp 3/part 1: 58–66

Kitzinger S (1983) Frauen als Mütter. Deutscher Taschenbuch Verlag, München

Klaus MH, Kennell JH (1976) Maternal-infant bonding: The impact of early separation or loss on family development. Mosby, St. Louis

Klaus MH, Kennell JH (1982) Parent-infant bonding. Mosby, St. Louis

Klaus MH, Kennell JH (1983) Bonding: The beginnings of parent-infant attachment. Mosby, St. Louis

Kris E (1951) Opening remarks on psychoanalytic child psychology. Psychoanal Study Child 6: 9–17

Kris M (1957) The use of prediction in a longitudinal study. Psychoanal Study Child 12: 175–189

Leboyer F (1975) Birth without violence. Wildwood House, London

Liley AW (1972) The foetus as a personality. Aust NZ J Psychiatry 6: 99–105

Lind H, Hardgrove CB (1978) Lullaby bonding. J Hum Nurtur 3/3: 184–190

Main T (1968) The ailment. In: Barnes E (ed) Psychosocial nursing, Tavistock, London

Montagu A (1978) Touching: The human significance of the skin, 2nd edn. Harper & Row, 81

Odent M (1978) Die sanfte Geburt: Die Leboyer-Methode in der Praxis. Kösel, München

Odent M (1980) Die Geburt des Menschen: Für eine ökologische Wende in der Geburtshilfe. Kösel, München

Sameroff AJ, Chandler MJ (1976) Reproductive risk and the continuum of caretaking casualty. Rev Child Dev Res 4: 187–244

Schindler S (1982) Geburt: Eintritt in eine neue Welt. Hogrefe, Göttingen

Simmel E (1926) The ‚doctor game‘, illness and the profession of medicine. In: Fliess R (ed) The psycho-analytic reader. Hogarth, London pp 259–272

Sosa R, Kennell JH, et al. (1980) The effect of a supportive companion on perinatal problems, length of labor, and mother-infant interaction. N Engl J Med 303: 597–600

Spence M, De Casper A (1982) Human fetuses perceive maternal speech. Paper read at the 1982 International Conference on Infant Studies. Austin/Texas

Spitz RA (1945) Hospitalism: An inquiry into the genesis of psychiatric conditions in early childhoos. Psychoanal Study Child 1: 53–74

Spitz RA (1946) Hospitalism: A follow-up report. Psychoanal study Child 2: 113–117

Spitz RA (1950) Relevancy of direct infant observation. Psychoanal Study Child 5: 66–73

Spitz RA (1963) The evolution of the dialogue. In: Schur M (ed) Drives, affects, behavior, vol 2. Internat. Univ. Press, New York pp 170–190

Spitz RA (1964) The derailment of dialogue: Stimulus overload, action cycles and the completion gradient. J Am Psychoanal Assoc 12: 752–775

Stanton AH, Schwartz M (1954) The mental hospital – Study of institutional participation in psychiatric illness and treatment. Basic Books, New York

Tronick E, Adamson L (1980) Babies as people: New findings on our social beginnings. Collier, New York

Truby HM (1971) Prenatal and neonatal speech, ‚pre-speech‘, and an infantile-speech lexicon. Word 27: 57–101

Veldman F (1982) Life welcomed and affirmed. St. Cloud Visitor, Newspaper of the Catholic Diocese of St. Cloud, Minnesota 71/24

Verny T, Kelly (1982) The secret life of the unborn child: A remarkable and controversial look at life before birth. Sphere, London

Vom freudigen Ereignis zum ehelichen Unglück –
Die Zeit nach der Geburt als familiäre Reifungskrise

C. Buddeberg

„Wir freuen uns über die Geburt unserer Tochter" oder: „Froh teilen wir mit, wir sind jetzt zu dritt". – Diese und ähnliche Texte von Geburtsanzeigen sind uns bekannt und geläufig. Sie kennzeichnen die Geburt eines Kindes als ein freudiges Ereignis. Wie würden Sie reagieren, wenn Sie z. B. eine Geburtsanzeige mit folgendem Text erhalten würden: „Leider war es uns aus Altersgründen nicht möglich, unseren Kinderwunsch noch länger vor uns herzuschieben" oder: „Wir bedauern es, daß in unsere Zweierbeziehung ein Störenfried eingedrungen ist."
Wahrscheinlich wären wir erstaunt, vielleicht sogar entrüstet über solche oder ähnliche Mitteilungen. Daß die Geburt eines Kindes in der Regel bei den Eltern Freude und Erleichterung auslöst, soll nicht in Frage gestellt werden. Es scheint jedoch, daß wir dazu neigen, die Schattenseiten einer Schwangerschaft und die Zeit nach der Geburt eines Kindes zu wenig ernst zu nehmen. Die Schwierigkeiten der Erweiterung einer Zweierbeziehung zur familiären Dreierbeziehung werden von vielen Eltern und Ärzten unterschätzt. Nicht selten stellen Ehepartner viele Jahre später im Rückblick auf Enttäuschungen und Frustrationen in ihrer Beziehung fest, daß sich damals mit der Geburt eines Kindes etwas Entscheidendes in ihrer Ehe verändert hat.

In der Psychotherapie sieht man recht häufig, daß Paar- und Familienkonflikte ihren Ursprung in der Zeit vor und nach der Geburt eines Kindes haben. Ehen werden häufig unter der Vorstellung geschlossen, sie seien ein Gebilde, welches mehr oder weniger gleich bleibe und gleich bleiben müsse. *In Wirklichkeit ist die Ehe aber nicht ein Zustand, sondern ein Prozeß.* Viele Paarkonflikte entstehen dadurch, daß die Partner zögern oder nicht in der Lage sind, sich auf einen Entwicklungsprozeß einzulassen. Sie klammern sich an die Ausgangskonstellation ihrer Beziehung und wagen nicht, diese in Frage zu stellen und zu verändern. Eine Ehe erfordert den Mut, sich mit kritischen Phasen und Krisen auseinanderzusetzen. Eheliche Reifungskrisen können potentiell zu jedem Zeitpunkt einer Ehe auftreten; sie sind durch folgende Merkmale gekennzeichnet:

- Sie sind sog. „points of no return", d. h. der vorangegangene Zustand ist nicht wiederherstellbar.
- Sie stellen eine vergleichsweise plötzliche Konfrontation mit einer neuen Situation dar.
- Für beide Partner besteht die Notwendigkeit, zu handeln und Stellung zu beziehen.

– Einschränkungen und Verzichte müssen akzeptiert werden.
– Es besteht die Notwendigkeit zu Kompromissen und gemeinsamen Entscheidungen, d. h. das Problemlösungsverhalten zweier Partner spielt in der ehelichen Paardynamik eine zentrale Rolle.
– Häufig erhalten beide Partner für ihre Anstrengungen keine unmittelbare Anerkennung, weder wechselseitig noch von außen.

Schwangerschaft und die Zeit nach der Geburt eines Kindes erfüllen in hohem Maße die Merkmale einer solchen Reifungskrise (Buddeberg 1978). Sie sind für eine Paarbeziehung eine Phase, welche durch grundlegende Veränderungen und Belastungen gekennzeichnet ist.

Diskrepanz zwischen Eheideal und Familienrealität

Die Zahl derjenigen Paare, welche einer Familiengründung kritisch gegenüberstehen, hat in den letzten Jahren zugenommen. Besonders in Ehen, in welchen zwischen Mann und Frau in bezug auf ihre Ausbildung und berufliche Qualifikation keine Unterschiede bestehen, findet man heute in zunehmender Zahl gewollt kinderlose Ehen oder ein Hinauszögern der Kinderfrage bis in die mittleren Lebensjahre.
Der Konflikt zwischen Kinderwunsch und Angst vor dem Kind (Molinski 1972) kann sowohl intrapsychisch bei einem oder beiden Partnern als auch interpersonell zwischen beiden Partnern vorhanden sein. Auf der interpersonellen Ebene kann die Familiengründung auf dem Boden früherer Erfahrungen oder im Hinblick auf Zukunftsvorstellungen beider Partner zum Konflikt werden. Im folgenden soll v. a. auf Konflikte eingegangen werden, welche sich aus einer Diskrepanz zwischen Eheideal und Familienrealität entwickeln können.
Die Idealvorstellungen von Mann und Frau hinsichtlich einer Paarbeziehung betreffen in erster Linie die Hoffnung auf eine intensive emotionale Bindung und die Erwartung, sich mit Unterstützung des Partners entfalten und verwirklichen zu können. Eine Ehe soll einerseits Sicherheit und Geborgenheit, andererseits jedoch auch Abwechslung und Anregung bieten. Nicht selten sind die Erwartungen, welche Mann und Frau an eine Paarbeziehung haben, übersteigert und unrealisierbar. Die Grenzen der individuellen Entfaltungsmöglichkeit und der emotionalen Zweisamkeit werden während der Schwangerschaft und nach der Geburt eines Kindes besonders deutlich. Das Spannungsfeld, in welches jedes Paar nach der Geburt eines Kindes in unterschiedlichem Maße gerät, könnte man mit den Stichworten Wertekonflikt und Rollenkonflikt umschreiben.
Ein *Wertekonflikt* entsteht v. a. zwischen Leistungsdenken einerseits und Lebensqualitätsdenken andererseits. Während die Männer heute noch häufig einem Arbeitsmythos mit Leistung, Karriere und materiellen Lebensstandard huldigen, fühlen sich die Frauen eher einem Lebensstil verpflichtet, in dem die sinnvolle Gestaltung und Freizeit Priorität vor der Arbeit hat. Dabei werden Lebensfreude, Lebensgenuß und Offenheit wichtiger eingeschätzt als Leistung und Besitz. Wertekonflikte finden sich überwiegend bei traditioneller Ehestruktur, d. h. wenn zwischen Mann und Frau hinsichtlich Ausbildung und Beruf Unterschiede bestehen.

In einen *Rollenkonflikt* geraten v.a. Paare mit einer egalitären Beziehungsstruktur, von der man spricht, wenn zwischen Mann und Frau hinsichtlich Ausbildungsniveau und Beruf keine oder nur geringe Unterschiede bestehen. In diesem Fall stellt sich beiden Partnern die Aufgabe, insbesondere ihre beruflichen Lebensziele und ihr Eheleitbild aufeinander abzustimmen und sich allenfalls auf einen Kompromiß zu einigen.

Sowohl bei Wertekonflikten wie bei Rollenkonflikten weichen viele Paare einer Klärung aus oder schließen faule Kompromisse. Diese Versäumnisse machen sich dann im weiteren Verlauf einer Ehe früher oder später bemerkbar.

Während der Schwangerschaft und in den ersten Monaten nach der Geburt eines Kindes können sowohl bei der Frau wie auch beim Mann psychische und psychosomatische Symptombildungen auf das Vorhandensein solcher Konflikte hinweisen. Häufige Symptombildungen *bei der Frau* sind Schlafstörungen, Verhaltensstörungen wie übermäßiges Essen bzw. Essensverweigerung oder übermäßiger Genuß von Nikotin und Alkohol, eine Hyperemesis gravidarum, vorzeitige Wehen oder sexuelle Störungen mit der Symptomatik eines Libidomangels oder einer sexuellen Aversion (Buddeberg 1983). *Beim Mann* gehören sexuelle Funktionsstörungen zu den häufigsten psychosomatischen Symptombildungen während der Phase der Familiengründung.

Ein kurzes *Fallbeispiel* soll dies verdeutlichen:

Ein 28jähriger Bankangestellter suchte gemeinsam mit seiner 3 Jahre jüngeren Frau unsere sexualmedizinische Sprechstunde auf. Er litt unter einer seit 4 Monaten bestehenden Erektionsstörung, die ihn stark beunruhigte. Die somatische Abklärung hatte keinen pathologischen Befund ergeben, worauf der behandelnde Gynäkologe der Frau die Konsultation in unserer sexualmedizinischen Sprechstunde empfohlen hatte.

Im Anamnesegespräch mit beiden Partnern ergab sich, daß der Mann seit einem halben Jahr einen berufsbegleitenden zweijährigen Weiterbildungskurs besuchte, durch den er in seiner Freizeit stark beansprucht wurde. Die Frau hatte ebenfalls vor einem halben Jahr die Pille abgesetzt, da sich beide Partner ein Kind wünschten. Das Auftreten der sexuellen Funktionsstörung hatten beide Partner zunächst in Zusammenhang mit dem starken beruflichen Engagement des Mannes gebracht. Wie sich in zwei Beratungsgesprächen zeigte, war jedoch ein Wertekonflikt zwischen den Partnern der Auslöser für die sexuelle Symptombildung. Der Mann hatte hohe berufliche Karrierepläne, während seine Frau von ihrer Tätigkeit als Sekretärin schon seit längerer Zeit unbefriedigt war. Mit der Schwangerschaft hofften beide, ihrer Beziehung einen neuen Inhalt geben zu können. Auf seiten des Mannes zeigte sich jedoch, daß hinter seinem Kinderwunsch die Angst stand, seine Vaterpflichten könnten ihn in seinem beruflichen Fortkommen behindern. Auch bei der Frau war der Wunsch nach einem Kind nicht ungeteilt. Sie fürchtete nämlich, daß sich ihr Mann nach der Geburt eines Kindes zum Lernen in ein ruhiges Zimmer im Haus seiner Eltern zurückziehen und sie die Abende und Wochenenden mehr oder weniger allein mit ihrem Kind verbringen würde. Nachdem beiden Partnern in den Beratungsgesprächen klar geworden war, daß eine Schwangerschaft zum gegenwärtigen Zeitpunkt eher ungünstig wäre, entschloß sich die Frau, wieder die Pille zu nehmen. Kurze Zeit danach war ihr Mann wieder potent. Ein Katamnesegespräch nach einem halben Jahr zeigte bei beiden Partnern keine sexuellen oder sonstigen psychosomatischen Symptome.

Wesentlich häufiger als akute Symptombildungen während der Schwangerschaft und in den ersten Monaten nach der Geburt eines Kindes sind nach meiner Erfahrung jedoch Paarkonflikte, welche sich nach der Familiengründung langsam über mehrere Jahre hinweg entwickeln. Oft wird die Paar- oder Familienkrise erst in den mittleren Lebensjahren manifest. Diese Konflikte hängen mit der Veränderung in der Familienstruktur nach der Geburt eines Kindes zusammen.

Veränderungen in der Familienstruktur nach der Geburt eines Kindes

Die Geburt eines Kindes konfrontiert ein Elternpaar mit folgenden Veränderungen:

- Im Haushalt, im Beruf und in der Familie müssen neue Aufgaben verteilt werden. Je nach vorhandenen Ressourcen müssen bisherige Gewohnheiten, v. a. in der Freizeitgestaltung aufgegeben werden.
- Die außerfamiliären Beziehungen zu Nachbarn, Bekannten und Freunden sowie die Kontakte mit Schwiegereltern und anderen Familienangehörigen müssen neu gestaltet werden.
- Die emotionale Beziehung zwischen den Ehepartnern wird immer wieder durch die Frage bedroht: Wer hat Vorrang, Kind oder Partner?

Nach meinen Erfahrungen haben viele Ehekonflikte ihren Ursprung darin, daß beiden Partnern der Übergang von der Ehe zur Familie nicht oder nur teilweise glückt. Ein häufiges Phänomen in der Phase der Familiengründung ist eine *emotionale Distanzierung zwischen den Partnern* mit wechselseitiger Vernachlässigung. Die Frau wendet sich den Kindern zu, der Mann dem Beruf. Charakteristisch für solche Ehepaare ist von seiten der Frau ein weitgehendes sexuelles Desinteresse nach der Familiengründung und von seiten des Mannes eine zunehmende Genitalisierung der Sexualität.

Die erwähnten Veränderungen werden von vielen Paaren zwar wahrgenommen, das Gespräch über diese Veränderungen und damit möglicherweise zusammenhängende Enttäuschungen findet jedoch nur selten statt. Erst Jahre oder Jahrzehnte später stellen beide Partner fest, daß der Trott des familiären Alltags sie mehr frustriert als befriedigt. In einer solchen Situation wird die Schuld für die eheliche Krise meist beim Partner gesucht.

Die Veränderungen in der Beziehungsstruktur zwischen Mann und Frau ergeben sich aus der Tatsache, daß Familiengründung für die Mehrzahl der Frauen einen Ausstieg aus dem Berufsleben und eine Beschränkung auf die Mutter- und Hausfrauenrolle bedeutet. Wie eine vor kurzem durchgeführte repräsentative Untersuchung an Schweizer Familien zeigte (Ryffel-Gericke 1983; Hoffmann-Nowotny et al. 1984), sind bei kinderlosen Paaren 75% der Frauen berufstätig, nach der Geburt eines Kindes jedoch nur 25%. Dies bedeutet, daß die Mehrzahl der Familien mit Kindern eine traditionelle Familienstruktur aufweisen, d. h. daß die Frau nicht berufstätig ist und der Unterhalt der Familie allein vom Mann verdient wird.

Bei einer *traditionellen Familienstruktur* stellt sich die Situation von Frau und Mann recht unterschiedlich dar:

Die *Frau* wird für ihre Arbeit im Haushalt nicht entsprechend ihrer Leistung, sondern je nach Einkommen und Einstellung des Ehemannes sehr knapp oder auch sehr üppig honoriert. Sie muß den Sinn und die Bedeutung ihrer Arbeit v. a. aus dem Inhalt ihrer Tätigkeit ableiten und ist besonders stark auf emotionale Belohnungen angewiesen. Solange die Kinder klein sind, ist ihr Aufgabenbereich vielfältig und zeitlich sehr anspruchsvoll. Ihre Aufgaben schrumpfen jedoch mit steigendem Alter der Kinder. Die Legitimationsbasis, daheim zu bleiben, wird so mit der Zeit immer schmaler, wobei aber gleichzeitig die Voraussetzungen für eine Veränderung der Rolle durch Berufstätigkeit zunehmend brüchiger werden. In der Regel sind nach dem Weggang der Kinder ihre früher erlernten beruflichen Qualifikationen veraltet. Die Frau steht vor der Wahl, den mühevollen Weg einer Weiterbildung mit ungewissem Erfolg auf sich zu nehmen oder sich mit der Ausübung eines weniger qualifizierten Berufes zu begnügen. Ein großer Teil der Frauen bleibt auch nach der Ablösung der Kinder ökonomisch weiterhin völlig vom Mann abhängig.

Der *Mann* konzentriert sich relativ unbehelligt von den Mühen des familiären Alltags auf seine berufliche Tätigkeit, auf Möglichkeiten des Aufstiegs, Prestigegewinns und der Weiterbildung. Im Normalfall wird für ihn gewaschen, gekocht, eingekauft, seine Kinder weiß er in guten Händen. Mit jedem Jahr, in dem er die Verantwortung für den materiellen Unterhalt der Familie allein trägt, zementiert sich jedoch seine Situation als Alleinverdiener. Die Bedürfnisse der Familienmitglieder passen sich seinem langsam wachsenden Verdienst an, so daß sein Freiraum, berufliche Veränderungen oder gar Arbeitszeitverkürzung mit dem Risiko finanzieller Einbußen auf sich zu nehmen, immer enger wird. Bei den meisten Männern besteht eine starke physische und psychische Beanspruchung durch die berufliche Arbeit. Für sie ist die Familie die Stätte der Erholung und der Harmonie. Da jedoch lebendige soziale Beziehungen niemals konfliktfrei sind, sondern viel Zeit und z. T. auch psychische Energien brauchen, besteht eine relativ große Gefahr, daß dem Mann genau das zerbricht, wofür er gemeint hat zu leben und zu arbeiten: die Familie.

Bei der traditionellen Familienstruktur sind die gegenseitigen Erwartungen von Mann und Frau vergleichsweise klar umrissen. Ihr Verhalten kann sich an Vorbildern – am Verhalten der eigenen Eltern – ausrichten, so daß keine eigenen Normen geschaffen werden müssen. Diese Art der Familienorganisation bietet auf den ersten Blick ein hohes Maß an Sicherheit. Geht man jedoch davon aus, daß sich Menschen im Verlauf ihres Lebens verändern, daß Wertsetzungen wechseln und Prioritäten sich verschieben, so erweist sich die Struktur der traditionellen Familienorganisation als recht starr, um ohne tiefgreifende Krise oder gar einen Bruch den veränderten Bedürfnissen ihrer Mitglieder angepaßt werden zu können. Nach meinen Erfahrungen sind Paarbeziehungen bei einer traditionellen Familienstruktur in den ersten Jahren nach der Familiengründung vergleichsweise konfliktarm. Das Konfliktpotential nimmt jedoch in den mittleren Lebensjahren zu und führt dann nicht selten zu Ehekrisen, die mit Trennung oder Scheidung enden.

Anders ist die Situation in Familien, in welchen die Frau zusätzlich neben ihrer Rolle als Hausfrau und Mutter einer beruflichen Arbeit nachgeht. In der Soziologie spricht man in diesem Fall von einer *egalitären Familienstruktur.*

Hier steht die *Frau* infolge ihrer inner- und außerfamiliären Arbeit unter starker Beanspruchung. Sie ist anfällig für Streßerscheinungen und hat gegen latente Gefühle des Ungenügens im häuslichen wie im beruflichen Bereich zu kämpfen. Während in traditionellen Familien oft Streß durch Unterforderung entsteht, entsteht hier v. a. für die Frau Streß durch Überforderung. Nur ein Teil der Frauen ist finanziell in der Lage, innerhäusliche Aufgaben an Fachkräfte zu delegieren. Durch ihren Verdienst hat die Frau ein legitimiertes Mitspracherecht bei finanziellen Entscheidungen. Schwere Identitätskrisen sind bei dieser Struktur seltener.

Der *Mann* hat bei einer egalitären Familienkonstellation innerhalb der Familie eine geringere Autorität und weniger Verantwortung. Dieser Verlust kann von Männern sowohl positiv als auch negativ erlebt werden.

Ehepaare mit egalitärer Familienstruktur stehen insbesondere in den ersten Jahren nach der Familiengründung unter erhöhten Belastungen, da die Aufgabenverteilung zwischen beiden Partnern nicht klar geregelt ist, sondern immer wieder neu ausgehandelt werden muß. Vor allem solange die Kinder klein sind, werden beide Partner in ihren Erwartungen häufig enttäuscht, sich in der Familie erholen und regenerieren zu können. Es ist deshalb nicht überraschend, daß bei diesen Paaren die Scheidungsrate in den ersten Ehejahren deutlich höher liegt als bei Familien mit traditioneller Familienstruktur. Längerfristig sind diese Ehen jedoch unproblematischer, da sie in ihrer Struktur weniger rigide und beide Partner weniger voneinander abhängig sind.

Das Gleichheitsideal und die Ungleichheit der Geschlechter

Wie wir gesehen haben, entstehen durch die Geburt eines Kindes sowohl bei traditioneller wie bei egalitärer Familienstruktur für beide Partner Belastungen. Diese unterscheiden sich jedoch inhaltlich wie auch in ihrer zeitlichen Abfolge deutlich. Während die *traditionelle Familienstruktur* – bildlich gesprochen – den beiden Partnern häufig einen sonnigen, unbeschwerten Frühling und einen stürmischen Herbst beschert, ist bei der *egalitären Familienstruktur* der Frühling häufig gewitterhaft und der Herbst eher mild und warm. Beide Formen der Paarbeziehung haben sowohl Vor- als auch Nachteile. Traditionelle Familien bieten ein höheres Erholungspotential für die einzelnen Familienmitglieder, sind aber anfälliger für Ablösungs- und Identitätskonflikte. Egalitäre Familien haben weniger Reserven zur Bewältigung zusätzlicher Belastungen, bieten aber dem einzelnen mehr individuelle Entfaltungsmöglichkeiten. Enttäuschungen bleiben Mann und Frau in beiden Beziehungsformen nicht erspart.

Die Enttäuschung läßt sich nach meinen Erfahrungen jedoch dann in Grenzen halten, wenn beide Partner bereit sind anzuerkennen, daß Kinder für ihre Eltern nicht nur Freudenbringer, sondern ebenso Störenfriede sind. Eltern, welche die Einschränkung ihrer individuellen Freiheiten und Erlebensmöglichkeiten bagatellisieren oder verleugnen, verlieren früher oder später die Freude an ihren Kindern. Wer in der Beziehung zum Kind nur die Sonnenseiten sieht, für den rückt der Ehepartner immer mehr in den Schatten. Die Auseinandersetzung mit den Nachteilen und Frustrationen einer Elternschaft und das Zulassen ärgerlicher Gefühle dem Kind gegenüber sind Voraussetzungen für die Zufriedenheit und Entwicklungsfähigkeit in einer Ehe. Eltern, die sich im Hinblick auf das Störpotential ihrer Kinder einig sind, haben es leichter, diese Störungen zu bewältigen und sich genügend Raum für ihre Zweierbeziehung zu schaffen. Uneinigkeit über die Belastungen und Einschränkungen durch ein Kind fördern dagegen eine emotionale Distanzierung zwischen den Ehepartnern.

Wir als Ärzte sollten die Klagen von Eltern über ihre Kinder positiver sehen. Allzuoft reagieren wir im Sinn einer Schuldzuweisung an die Mutter, den Vater oder das Kind. Wir sehen zu wenig, daß uns die Klage über ein Kind oder einen Ehepartner die Möglichkeit bietet, Familien frühzeitig in der Bewältigung familiärer Reifungskrisen zu unterstützen. Diese präventive Aufgabe sollten wir ernster nehmen.

Mir scheint, daß der Zwiespalt zwischen dem Gleichheitsideal von Mann und Frau und der Ungleichheit der Geschlechter, welche mit Schwangerschaft und Geburt Realität wird, bei vielen Eltern eine Enttäuschung auslöst, welche sie sich vielleicht nicht eingestehen mögen oder die ihnen zunächst nicht bewußt wird. Fragt man ältere Ehepaare, welche Erfahrungen für den Verlauf ihrer Ehe am wichtigsten gewesen seien, so schildern sie häufig Reifungskrisen im Zusammenhang mit der Erweiterung oder Verkleinerung der Familie. Vielleicht sollten wir uns als Ärzte und Psychotherapeuten nicht nur darum kümmern, wie wir manifeste Symptome und Konflikte lösen und behandeln können, sondern uns in vermehrtem Maße Gedanken darüber machen, wie wir Ehepaare und Familien bei der Bewältigung von familiären Reifungskrisen beraten und unterstützen können.

Literatur

Buddeberg C (1978) Die Schwangerschaft: Reifungskrise für Frau und Mann. Praxis 67: 996–1002
Buddeberg C (1983) Sexualberatung – Eine Einführung für Ärzte Psychotherapeuten und Familienberater. Enke, Stuttgart
Hoffmann-Nowotny H, Höpflinger JF, Kühne F, Ryffel C, Erni D (1984) Planspiel Familie – Familie, Kinderwunsch und Familienplanung in der Schweiz. Rüegger, Diessenhofen
Molinski H (1972) Die unbewußte Angst vor dem Kind. Kindler, München
Ryffel-Gericke C (1983) Männer in Familie und Beruf. Rüegger, Diessenhofen

Psychosomatische Probleme in der Gynäkologie und Geburtshilfe

Herausgeber: **V. Frick-Bruder, P. Platz**
1984. 26 Abbildungen, 12 Tabellen. XI, 207 Seiten
Broschiert DM 52,-. ISBN 3-540-13227-9

„Im wesentlichen handelt es sich um die Wiedergabe des
12. Fortbildungsseminars von 1983 in Hamburg. Es werden 23
Beiträge in 5 Themenkreisen dargestellt, die sich vor allem an
die niedergelassenen Gynäkologen wenden. Das ist praxisbe-
zogen gelungen. Auch für Kollegen an gynäkologisch-geburts-
hilflichen Abteilungen ist der Seminarband nützlich, wenn sie
beraterisches Interesse an folgender Thematik haben: 1. Zum
Umgang mit psychosomatischen Problemen in der gynäkologischen Praxis. 2. Beratung bei sexuellen Problemen, hier wird
fast nur unter psychoanalytischen Aspekten skizziert.
3. Probleme bei der kontrazeptiven Beratung. 4. Psychosoziale
Faktoren bei der Sterilitätsbehandlung. 5. Erleben der Schwangerschaft im Frühstadium, bei vorzeitigen Wehen und am Ende
der fertilen Phase. Am beeindruckendsten ist der letzte Beitrag
über entwicklungspsychobiologische Studien zu den Anfängen
der Eltern-Kind-Beziehung." *(Berichte Gynäkologie – Geburtshilfe)*

Psychosomatische Probleme in der Gynäkologie und Geburtshilfe 1984

Herausgeber: **O. Jürgensen, D. Richter**
1985. 32 Abbildungen, 9 Tabellen. XV, 211 Seiten
Broschiert DM 58,-. ISBN 3-540-15301-7

Inhaltsübersicht: Frauen in Grenzsituationen. – Psychosomatik
der gynäkologischen Urologie. – Aus Forschung und Praxis. –
Psychosomatik der gynäkologischen Endokrinologie. – Psychosomatische Geburtshilfe.

Dieses Buch enthält die Vorträge des XIII. Seminarkongresses
1984 für psychosomatische Gynäkologie und Geburtshilfe.
Die Beiträge behandeln unter anderem das Thema Frauen in
Grenzsituationen, das über den gynäkologischen Bereich hinaus
in Extrembereiche menschlicher bzw. weiblicher Existenz
reicht, mit denen auch der psychosomatisch tätige Gynäkologe
immer wieder konfrontiert wird, die Psychosomatik der gynäkologischen Urologie sowie der Endokrinologie, speziell mit der In-
vitro-Fertilisation. Die Darstellung neuer psychosomatischer For-
schungsergebnisse ergänzt die Hauptthemen.

Springer-Verlag
Berlin Heidelberg
New York Tokyo

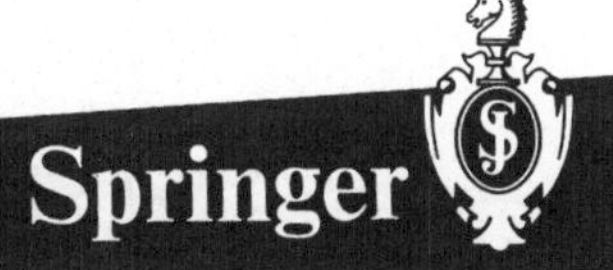